臨床薬学
テキストシリーズ

Clinical Pharmacy and Therapeutics

薬学倫理・医薬品開発・臨床研究・医療統計学

監　修　**乾　賢一** 京都薬科大学
担当編集　**安原眞人** 帝京大学薬学部
ゲスト編集　**佐藤俊哉** 京都大学大学院医学研究科
　　　　　平山佳伸 立命館大学薬学部

中山書店

● **監修**

乾　賢一　　京都薬科大学

● **担当編集**

安原　眞人　　帝京大学薬学部

● **ゲスト編集**（50音順）

佐藤　俊哉　　京都大学大学院医学研究科
平山　佳伸　　立命館大学薬学部

● **執筆者**（執筆順）

安原　眞人　　帝京大学薬学部
平山　佳伸　　立命館大学薬学部
千葉　敏行　　BM総研，同志社大学理工学部
北村　　智　　中小企業基盤整備機構神戸健康産業開発センター
伊吹リン太　　立命館大学大学院生命科学研究科
宇山　佳明　　医薬品医療機器総合機構医療情報活用推進室
永井　尚美　　医薬品医療機器総合機構
小野寺博志　　医薬品医療機器総合機構
橋田　　充　　京都大学大学院薬学研究科
栗林　亮佑　　医薬品医療機器総合機構ジェネリック医薬品等審査部
佐藤　恵子　　京都大学医学部附属病院臨床研究総合センター
嘉田　晃子　　名古屋医療センター臨床研究センター
佐藤　嗣道　　東京理科大学薬学部
浜田知久馬　　東京理科大学工学部
佐藤　俊哉　　京都大学大学院医学研究科
寒水　孝司　　東京理科大学工学部
大森　　崇　　神戸大学大学院医学研究科
田中佐智子　　滋賀医科大学
田中　司朗　　京都大学大学院医学研究科

刊行にあたって

2006年4月からスタートした6年制薬学教育では,「モノ」中心から「ヒト」指向へと大きく変革した.その後,文部科学省主導でモデル・コアカリキュラムの見直しに関する議論が重ねられ,2015年4月から改訂薬学教育モデル・コアカリキュラムに基づく教育が行われている.改訂版では,大学の教育と病院・薬局での実務実習とを体系的に関連づけ,基礎から臨床までの総合的な6年間の学習を求めている.そして,学習成果基盤型教育(outcome-based education)に力点を置き,「薬剤師として求められる基本的な資質」10項目が明示され,卒業時に必要とされる学習成果として位置づけられている.

このような新しい薬学教育を推進するためには,優れた教科書が不可欠といえる.しかし臨床薬学の領域は,基礎薬学に比べてまだ歴史が浅く,実践的な臨床能力を有する薬剤師養成のためには,医師と薬剤師との連携による薬物治療の最前線を反映した,適切な教科書の刊行が望まれる.このような状況に鑑み,このたび臨床薬学のエキスパートを養成する全国薬系大学の教科書として,《臨床薬学テキストシリーズ》全10巻の刊行を企画した.

本シリーズの編集方針は,以下の5点を主な特徴としている.

1) 薬学と医学のコラボレーションにより,構成内容を精選するとともに,従来の教科書にない医療・臨床的な視点,記述を充実させる.
2) 各巻の編集にあたっては,担当編集者(責任編集者)に加えて,薬学と医学からゲスト編集者を招き,内容の充実を図る.
3) 改訂薬学教育モデル・コアカリキュラムに準拠した内容とし,必要に応じて最新の知識を盛り込む.
4) 冒頭に項目ごとのSummary(ポイント)を明示し,また用語解説,コラム,トピックスなどを適宜組み入れ,理解の促進を図る.
5) 学習内容,理解度を知るために,国家試験問題の出題傾向をもとに作成した確認問題を掲載する.

このような新しい編集方針のもとで刊行された本テキストシリーズが,臨床薬学を学ぶ薬学生の必携の書として,また医療現場で活躍する薬剤師の座右の書として,広く活用されることを願っている.

2016年11月

乾 賢一

序文

現在の6年制薬学教育においては,「薬剤師として求められる基本的な資質」を次のように定義している.「豊かな人間性と医療人としての高い使命感を有し,生命の尊さを深く認識し,生涯にわたって薬の専門家としての責任を持ち,人の命と健康な生活を守ることを通して社会に貢献する」(薬学教育モデル・コアカリキュラム,平成25年度改訂版).そして,6年卒業時に必要とされる資質として,①薬剤師としての心構え,②患者・生活者本位の視点,③コミュニケーション能力,④チーム医療への参画,⑤基礎的な科学力,⑥薬物療法における実践的能力,⑦地域の保健・医療における実践的能力,⑧研究能力,⑨自己研鑽,⑩教育能力の10項目をあげている.

上記の「①薬剤師としての心構え」とは,医療の担い手として,豊かな人間性と,生命の尊厳についての深い認識をもち,薬剤師の義務および法令を遵守するとともに,人の命と健康な生活を守る使命感,責任感および倫理観を有することであり,6年間の全学年を通してヒューマニズムについて学ぶことが求められている.さらに,「④チーム医療への参画」では,医療機関や地域における医療チームへの積極的な参加が求められている.チーム医療とは,医療に従事する多種多様な医療スタッフが,各々の高い専門性を前提に,目的と情報を共有し,業務を分担しつつも互いに連携・補完し合い,患者の状況に的確に対応した医療を提供することである.従って,チーム医療に参画するためには,薬剤師としての高い専門性を有していなければならない.

『臨床薬学テキストシリーズ』では,薬学教育モデル・コアカリキュラムに準じて各種疾患に対する薬物治療が解説される.本書は,全巻に共通して基礎となる薬学と倫理,医薬品開発とレギュラトリーサイエンス,臨床研究,医療統計学を一冊に配した.薬剤師として知っておかなければならない医薬品の開発,承認,製造販売後の安全対策という一連のプロセスが製薬企業と規制当局の観点も交えて解説されている.また,薬の評価に必要不可欠な人を対象とする臨床研究について,倫理性と科学性の両面からそのあり方と試験デザインを学ぶことができる.さらに,試験結果の解釈に必要な医療統計学は,ともすれば数式に翻弄されて難しいとされるが,本書では数学的な詳細には立ち入らずに,事例を用いてわかりやすく医療統計学の基本的な考え方が説明されている.

薬剤師を目指して学ぶ6年間を通して,薬の専門家に求められるエッセンシャルな知識の習得と確認に,本書が活用されることを願うものである.

2017年3月

安原眞人

CONTENTS

第1章 薬学と倫理

① 医療と生命倫理　　　　　安原眞人　2

1 はじめに　2
2 医療の目的と役割　2
3 倫理の役割　4
3.1 倫理と社会　4
3.2 科学技術の進歩と倫理　4
3.3 生命倫理の原則　5

② 研究倫理　　　　　安原眞人　6

1 アメリカにおける研究不正の対応策　6
2 日本における科学者の倫理規範　7
2.1 「研究活動における不正行為への対応等に関するガイドライン」　7
2.2 CITI JAPAN　8
3 人を対象とする研究　8
3.1 ニュルンベルク綱領　8
3.2 ヘルシンキ宣言　8
3.3 タスキギー研究　9
3.4 国家研究法　9
4 ベルモント・レポート　9
5 利益相反　10
5.1 ゲルシンガー事件　10
5.2 日本の利益相反に関するガイドライン　11
6 日本における人を対象とする研究への対応　11

③ 職業倫理（医の倫理，薬の倫理）　　　　　安原眞人　13

1 医の倫理とインフォームドコンセント　13
1.1 ヒポクラテスの誓い　13
1.2 ジュネーブ宣言　13
1.3 インフォームドコンセントと患者の権利　14
1.4 インフォームドコンセントとは　14
1.5 日本におけるインフォームドコンセントの位置づけ　15
2 薬の倫理　15
3 個人情報保護　16

第2章 医薬品開発とレギュラトリーサイエンス

① レギュラトリーサイエンスと法規制　　　　　平山佳伸　20

1 レギュラトリーサイエンスとは　20
2 医薬品とレギュラトリーサイエンス　20
3 医薬品開発と薬事規制の変遷　21
4 非臨床試験および臨床試験の実施基準　21
5 ガイドラインとICH　25
5.1 ICHの組織　25
5.2 ICHの調和プロセス　26
5.3 ICHガイドライン　26
6 ICH以外のガイドライン　26

② 探索研究　　　　　　　　　　　　　　　　　　　　千葉敏行　28

- **1** 探索研究とは …………………………………… 28
- **2** 疾患ターゲットの選択 ………………………… 29
  - 2.1 十数年先の医療環境の予測が必要 ……… 29
  - 2.2 疾患ターゲットを決める要件 …………… 29
  - 2.3 疾患ターゲットの決定 …………………… 30
- **3** 創薬シーズの選択 ……………………………… 30
  - 3.1 一次スクリーニング ……………………… 31
  - 3.2 二次スクリーニング ……………………… 32
- **4** 探索研究成果の特許出願 ……………………… 32
- **5** 薬学生に必要な特許権の基礎知識 …………… 32
  - 5.1 特許権が与えられる条件 ………………… 32
  - 5.2 特許がもつ権利と義務 …………………… 33
  - 5.3 特許出願・特許権維持にかかる費用 …… 33
  - 5.4 外国への特許出願 ………………………… 35
- 5.5 後発医薬品と特許の関係 ………………… 35
- **6** 創薬シーズ探索の実際 ………………………… 35
  - 6.1 天然物からの創薬シーズ探索 …………… 36
  - 6.2 生物科学の研究成果からの創薬シーズ探索 …………………………………………… 36
  - 6.3 疾患の原因となるタンパク質の研究成果からタンパク質自体を創薬シーズとする … 37
  - 6.4 疾患の原因となる遺伝子の研究成果からの創薬シーズ探索 …………………………… 37
  - 6.5 ランダム・スクリーニングによる創薬シーズ探索 ………………………………………… 38
- **7** バックアップ化合物の用意 …………………… 39
- **8** 薬物の作用メカニズム，代謝経路研究 ……… 39
- **9** まとめ …………………………………………… 39

③ 品質試験と製剤設計

3-1 品質試験（規格試験方法，安定性試験）　　　　　　　　　北村　智　40

- **1** はじめに ………………………………………… 40
- **2** 薬局方一般試験法 ……………………………… 40
- **3** 開発段階における品質試験 …………………… 41
- **4** 規格に設定すべき試験方法と判定基準 ……… 41
- **5** 分析法バリデーションに関する実施項目 …… 42
- **6** 安定性試験 ……………………………………… 42
  - 6.1 原薬の安定性試験 ………………………… 43
  - 6.2 苛酷試験 …………………………………… 44
  - 6.3 原薬の長期保存試験および加速試験 …… 45
  - 6.4 製剤の安定性試験 ………………………… 46
- **7** 規格の妥当性の立証 …………………………… 46
- **8** 新技術の導入 …………………………………… 46

3-2 製剤設計　　　　　　　　　　　　　　　　　　　　　　　伊吹リン太　48

- **1** 製剤設計の基本 ………………………………… 48
- **2** 開発段階と製剤設計 …………………………… 49
- **3** 製剤設計方針確立のための検討 ……………… 49
  - 3.1 プレフォーミュレーション研究 ………… 49
  - 3.2 動物における経口吸収性の評価 ………… 50
- **4** さまざまな機能を有する錠剤の処方と製造法の検討 …………………………………………… 51
  - 4.1 速溶性錠剤の処方と製造法 ……………… 51
  - 4.2 難水溶性薬物に対する錠剤の処方と製造法 …………………………………………… 53
  - 4.3 腸溶錠の処方と製造法 …………………… 54
  - 4.4 徐放性錠の処方と製造法 ………………… 54
  - 4.5 口腔内崩壊錠（OD錠）の処方と製造法 … 54
- **5** 錠剤の包装設計検討 …………………………… 55

④ 非臨床試験

4-1 薬理試験　　　　　　　　　　　　　　　　　　　　　　　宇山佳明　56

- **1** はじめに：医薬品と化学物質 ………………… 56
- **2** 承認に必要な薬理試験とその種類 …………… 57

2.1　薬理試験の要素 …………………… 57	4.1　一般的な留意事項 ………………… 60
2.2　薬理試験に関するガイドライン …… 58	4.2　CTDにおける薬理試験の記載項目 …… 61
３ 安全性薬理試験 ……………………………… 58	５ 医薬品の作用機序と効能・効果 ……………… 62
3.1　安全性薬理試験ガイドライン ……… 58	5.1　オマリグリプチン ………………… 62
3.2　薬理試験の信頼性 ………………… 60	5.2　ニボルマブ（遺伝子組換え） ……… 64
４ 承認申請資料に記載すべき薬理試験 ……… 60	６ まとめ …………………………………………… 67

4-2 吸収・分布・代謝・排泄

永井尚美　69

１ はじめに ……………………………………… 69	3.4　検討項目 …………………………… 74
２ 医薬品開発において実施される薬物動態試験 …… 70	3.5　各論 ………………………………… 75
３ 非臨床薬物動態試験 ………………………… 70	3.6　トキシコキネティクス …………… 78
3.1　非臨床で薬物動態を検討する意義 … 70	４ 医薬品開発の流れと非臨床薬物動態試験に
3.2　非臨床薬物動態試験の実施と結果の評価	について ……………………………………… 79
にかかわるガイドライン・指針 …… 71	５ おわりに ……………………………………… 80
3.3　試験方法 …………………………… 72	

4-3 非臨床安全性試験（GLP）

小野寺博志　82

１ 医薬品の安全性を考えるうえでの毒 ……… 82	験） ………………………………… 86
２ 毒物と毒性 …………………………………… 82	3.3　遺伝毒性試験 ……………………… 89
2.1　毒性学と毒性試験の始まり ……… 82	3.4　がん原性試験 ……………………… 93
2.2　医薬品における毒性評価 ………… 83	3.5　生殖発生毒性試験 ………………… 95
2.3　GLPとは ………………………… 83	3.6　局所刺激性試験 …………………… 97
３ 毒性試験 ……………………………………… 85	3.7　その他の毒性試験（光毒性） …… 97
3.1　単回投与毒性試験（急性毒性試験） …… 85	４ まとめ …………………………………………… 98
3.2　反復投与毒性試験（亜急性・慢性毒性試	

⑤ 治験（GCP）

平山佳伸　100

１ 治験の種類 …………………………………… 100	2.3　GCP省令の概要 ………………… 103
２ 臨床試験の実施の基準に関する省令	３ 治験時の安全対策 …………………………… 105
（GCP省令） ………………………………… 100	3.1　治験依頼者の安全対策
2.1　GCPの歴史 ……………………… 102	（GCP省令第20条） ……………… 105
2.2　ヘルシンキ宣言とGCP ………… 102	3.2　規制当局の安全対策 ……………… 106

⑥ 承認審査，薬価基準収載

平山佳伸　109

１ 承認拒否事由 ………………………………… 109	2.2　製造販売承認の種類 ……………… 110
２ 審査体制と審査方法 ………………………… 109	2.3　審査方法 …………………………… 111
2.1　審査機関 …………………………… 109	３ 薬価基準収載 ………………………………… 113

⑦ 製造販売（GMP，GVP，GQP）と流通　平山佳伸　115
- **1** 医薬品専用の流通経路 …………… 115

⑧ 安全対策と医薬品リスク管理計画（RMP）　平山佳伸　117
- **1** 製造販売後安全対策の必要性 …… 117
- **2** 製造販売後安全対策 ……………… 118
  - 2.1 製造販売後安全管理業務 …… 118
  - 2.2 医薬品リスク管理計画（RMP）
    （GMP 省令第 9 条の 2）………… 119
  - 2.3 市販直後調査（GVP 省令第 10 条）… 119
  - 2.4 副作用・感染症報告制度 …… 119
  - 2.5 安全性情報の提供 …………… 120

⑨ 再審査，再評価（GPSP）　平山佳伸　122
- **1** 再審査（薬機法第 14 条の 4）…… 122
  - 1.1 製造販売後調査等 …………… 122
  - 1.2 再審査 ………………………… 123
- **2** 再評価（薬機法第 14 条の 6）…… 123

⑩ DDS（新剤形医薬品開発）　橋田　充　125
- **1** DDS とは …………………………… 125
- **2** DDS 開発の目的と方法論 ………… 126
  - 2.1 DDS 開発の目的 ……………… 126
  - 2.2 DDS 開発の方法論 …………… 128
- **3** 対象疾患と薬物，治療の最適化 … 129
- **4** 新剤形医薬品としての DDS の開発 … 130
- **5** おわりに …………………………… 132

⑪ 生物学的同等性（後発医薬品）　栗林亮佑　133
- **1** 後発医薬品とは …………………… 133
- **2** 後発医薬品の開発 ………………… 134
- **3** 生物学的同等性試験 ……………… 135
  - 3.1 概念 …………………………… 135
  - 3.2 種類 …………………………… 135
  - 3.3 試験デザインの詳細 ………… 136
- **4** まとめ ……………………………… 138

第3章　臨床研究

① 倫理性と科学性　佐藤恵子　140
- **1** 新しい薬を世に出すために必要なこと … 140
- **2** 臨床試験の歴史 …………………… 141
  - 2.1 方法論の発展 ………………… 141
  - 2.2 臨床試験のルールの発展 …… 142
  - 2.3 日本における研究の規制 …… 143
- **3** 臨床試験を実施するための条件 … 144
  - 3.1 医学的・科学的な意義があること … 144
  - 3.2 適切な方法が用いられていること … 145
  - 3.3 対象者の選択が適正であること … 146
  - 3.4 リスクと利益が比較考量され，リスクが最低限になっていること … 147
  - 3.5 インフォームドコンセントを得ること … 147
  - 3.6 独立した第三者機関（研究倫理審査委員会）の審査・承認を受けること … 149
  - 3.7 研究実施をモニターすること … 150
  - 3.8 結果を公表すること ………… 150
- **4** 新たに対処が必要な問題 ………… 151
  - 4.1 ゲルシンガー事件とそれが意味するもの

	 151
4.2	新たなルールの策定：利益相反のマネジメント 152

| 5 | 市販後の医薬品がもつ問題 .... 153 |
| 6 | 臨床試験にかかわる人の役割と責任 .... 153 |

② 臨床試験のデザイン

嘉田晃子　156

| 1 デザインの構成要素 .... 156 |
| 1.1 研究目的とデザインの構成要素 .... 156 |
| 1.2 臨床試験で起こるバイアス（偏り） .... 158 |
| 1.3 ランダム化（無作為化） .... 159 |
| 1.4 盲検化（マスク化） .... 160 |
| 1.5 コントロール .... 161 |
| 1.6 実施可能性 .... 162 |
| 2 同時対照群を設定しない試験 .... 162 |
| 2.1 単一群介入試験 .... 162 |

| 2.2 希少疾病 .... 163 |
| 3 比較試験 .... 163 |
| 3.1 並行群間比較試験 .... 163 |
| 3.2 クロスオーバー試験 .... 164 |
| 4 中間解析を伴うデザイン .... 165 |
| 4.1 中間解析とは .... 165 |
| 4.2 群逐次デザイン .... 166 |
| 4.3 独立データモニタリング委員会（IDMC） .... 166 |

③ 観察研究のデザイン

佐藤嗣道　168

| 1 はじめに：観察研究の必要性 .... 168 |
| 2 コホート研究 .... 169 |
| 2.1 発生割合 .... 170 |
| 2.2 発生率 .... 170 |
| 3 ケース・コントロール研究 .... 171 |
| 3.1 目的と方法 .... 171 |
| 3.2 利点と欠点 .... 173 |
| 4 その他の研究デザイン .... 173 |

| 4.1 症例報告 .... 173 |
| 4.2 症例集積 .... 174 |
| 4.3 傾向分析 .... 174 |
| 4.4 断面研究（横断研究） .... 175 |
| 4.5 ネステッド・ケース・コントロール研究 .... 175 |
| 4.6 ケース・コホート研究 .... 176 |

④ メタアナリシス

浜田知久馬　178

| 1 メタアナリシスの歴史と現状 .... 178 |
| 1.1 システマティックレビューとメタアナリシス .... 178 |
| 1.2 医学分野へのメタアナリシスの応用 .... 178 |
| 2 医学研究の3つの目標とメタアナリシス .... 180 |
| 2.1 精度の確保 .... 180 |
| 2.2 比較可能性の保証 .... 181 |
| 2.3 一般化可能性の検討 .... 181 |
| 2.4 メタアナリシスの精度，比較可能性，一般化可能性 .... 182 |

| 3 メタアナリシスの数理 .... 184 |
| 3.1 固定効果モデル .... 184 |
| 3.2 変量効果モデル .... 185 |
| 4 公表バイアス .... 186 |
| 5 UFTのメタアナリシス .... 187 |
| 5.1 目的 .... 187 |
| 5.2 方法 .... 187 |
| 5.3 結果 .... 188 |
| 5.4 まとめ .... 190 |

第4章 医療統計学

① EBHCと医療統計学
佐藤俊哉　194

- **1** EBM，EBHC ……………………… 194
- **2** 医療統計学の役割 ………………… 195
  - 2.1 医療統計学とは ……………… 195
  - 2.2 医療統計学に対する誤解 …… 195
  - 2.3 基本となる考え方の理解が必要 … 196

② 検定の考え方
佐藤俊哉　197

- **1** 検定の手順：肝がんの臨床研究を例に ……… 197
  - 1.1 仮説を立てる ………………… 198
  - 1.2 仮説が正しいと仮定して分布を調べる … 198
  - 1.3 片側 P 値を求める …………… 199
  - 1.4 P 値が非常に小さければ，仮説を疑う ………………………… 199
  - 1.5 P 値が大きければ判断は保留 … 200
- **2** 検定はわかりにくい ……………… 201
  - 2.1 第1の点：なぜ否定するための帰無仮説などというものをわざわざ設定しないといけないのか ……………………… 201
  - 2.2 第2の点：検定の結果が統計的に有意であった場合は「帰無仮説が間違っている」と判断できるのに，有意でなかった場合はなぜ「帰無仮説が正しい」と判断できないのか ……………………………… 202
- **3** 検定の誤解と誤用：ASA声明 …… 203
- **4** すべてを報告する透明性 ………… 204
- **5** 多重性の調整と仮説の構造 ……… 206
  - 5.1 多重性の調整 ………………… 206
  - 5.2 仮説の構造 …………………… 207

③ 医薬品の有効性の推定
寒水孝司　208

- **1** 臨床試験における有効性の評価の例 … 208
- **2** 主要評価項目の設定 ……………… 209
  - 2.1 主要評価項目と副次評価項目 … 209
  - 2.2 ICH統計ガイドラインに従った主要変数の設定 ……………………………… 209
- **3** 代替変数 …………………………… 211
- **4** 効果の指標 ………………………… 211
  - 4.1 割合の差（リスク差）………… 212
  - 4.2 割合の比（リスク比）………… 213
  - 4.3 オッズ比 ……………………… 214
  - 4.4 治療必要数 …………………… 215
  - 4.5 相対リスク …………………… 216
- **5** 効果の指標の計算例 ……………… 216
  - 5.1 割合の差 ……………………… 217
  - 5.2 割合の比 ……………………… 217
  - 5.3 オッズ比 ……………………… 217
  - 5.4 治療必要数 …………………… 217
- **6** 効果の指標の選択 ………………… 217
  - 6.1 イベントの発生確率 ………… 218
  - 6.2 Berksonのパラドックス …… 218
  - 6.3 CONSORT声明 ……………… 218

④ 優越性・非劣性・同等性
佐藤俊哉　220

- **1** 同じであることを示すには ……… 220
  - 1.1 有効性の証明の必要性 ……… 220
  - 1.2 帰無仮説が正しいことは結論できない … 221
- **2** 非劣性試験 ………………………… 221
  - 2.1 非劣性試験の例：リウマチ治療薬のACR20％改善割合 ……………… 221

- 2.2 帰無仮説の設定 …………………… 222
- 2.3 検定と信頼区間の関係 …………… 222
- **3** 同等性試験 …………………………… 224
- **4** 非劣性試験の問題点：分析感度 …… 225
  - 4.1 サンプルの問題 …………………… 225
- 4.2 対照治療の有効性の問題 ………… 226
- 4.3 分析感度の問題を克服するための4つのポイント …………………………… 226
- **5** アクテムラ®皮下注射の非劣性試験 …… 227
- **6** 非劣性試験の問題点：バイオクリープ …… 229

⑤ 評価項目と解析

大森　崇　231

- **1** 評価項目とは ………………………… 231
  - 1.1 エンドポイントとアウトカム …… 231
  - 1.2 主要評価項目と副次評価項目 …… 232
- **2** 評価項目として測定されるデータの型 …… 232
  - 2.1 連続値 ……………………………… 232
  - 2.2 二値 ………………………………… 232
  - 2.3 イベント発生までの時間 ………… 233
- **3** 事例 …………………………………… 233
  - 3.1 事例1：評価項目が連続値の場合 …… 233
  - 3.2 事例2：評価項目が二値の場合 …… 233
  - 3.3 事例3：評価項目がイベント発生までの時間の場合 ……………………… 234
- **4** 3つの型のデータの記述と図示 …… 234
  - 4.1 事例1の評価項目の要約と図示 …… 234
  - 4.2 事例2の評価項目の要約と図示 …… 235
- 4.3 事例3の評価項目の要約と図示 …… 235
- **5** 効果や影響を測る指標 ……………… 237
  - 5.1 3つのデータの型に対応する効果を測る指標 ……………………………… 237
  - 5.2 ハザードとハザード比 …………… 237
- **6** 統計的推測 …………………………… 238
  - 6.1 統計的推測の考え方 ……………… 238
  - 6.2 統計的推定 ………………………… 238
  - 6.3 統計的検定 ………………………… 239
- **7** データの型と効果を表す指標の推定と検定のまとめ ……………………………… 241
- **8** 具体的な計算式と例 ………………… 242
  - 8.1 平均値の差 ………………………… 242
  - 8.2 ハザード比とその95%信頼区間 …… 243

⑥ 交絡の調整

田中佐智子，田中司朗　245

- **1** 交絡 …………………………………… 245
  - 1.1 交絡の事例 ………………………… 245
  - 1.2 交絡要因の必要条件 ……………… 246
- **2** 交絡の制御 …………………………… 247
  - 2.1 ランダム化 ………………………… 247
  - 2.2 限定とマッチング ………………… 248
- **3** 層別解析 ……………………………… 249
  - 3.1 層別解析の例 ……………………… 249
  - 3.2 層別解析の問題点 ………………… 251
- **4** 回帰モデル …………………………… 251
  - 4.1 臨床研究における回帰モデルの例 …… 252
  - 4.2 結果変数と説明変数のデータの型 …… 253
  - 4.3 交絡要因の調整 …………………… 254
  - 4.4 回帰モデルの注意点 ……………… 255
- **5** 傾向スコアを用いた解析 …………… 255
  - 5.1 傾向スコアを用いた研究の事例 …… 256
  - 5.2 傾向スコアの解析方法 …………… 256
  - 5.3 傾向スコアの問題点 ……………… 256
  - 5.4 妥当な傾向スコアとするための必要条件 ……………………………… 257

確認問題
安原眞人，平山佳伸，佐藤俊哉　260

付録
安原眞人　268

- ①ニュルンベルク綱領 …………………… 268
- ②ヘルシンキ宣言 ………………………… 269
- ③ジュネーブ宣言 ………………………… 274
- ④リスボン宣言 …………………………… 275
- ⑤医の倫理綱領 …………………………… 278
- ⑥薬剤師倫理規定 ………………………… 279

索引 …………………………………………………………………………………………………… 281

おことわり

- 本書で「薬機法」と示されているものはすべて「医薬品，医療機器等の品質，有効性及び安全性の確保等に関する法律」のことである．
- 通知については，改正の年月日は省略している．

/ 第1章

薬学と倫理

① 医療と生命倫理

Summary
- 医療の目的は，患者の治療と，人々の健康の維持もしくは増進にある．
- 医療は患者を中心とする人間関係のうえに成り立つものであることから，すべての医療の担い手は高い倫理性が求められる．
- 倫理とは，社会において人々が繰り返し行動することで共有されることになった社会的な習慣，価値である．
- 生命倫理は，人間が生物的な存在であると同時に社会的な存在でもあるという二面性をもつことから，人の生命に影響するすべての事項が対象となる．
- 生命倫理の問題に対処するための原則として，自律尊重，無危害，善行，正義の4原則があげられる．

Keywords▶ 医療，生命倫理，自律尊重，無危害，善行，正義

1 はじめに

　薬学は，医薬品の創製，生産，適正な使用により，人々の健康を守り，医療に貢献することを目標とする総合科学である．疾病の治癒，健康の増進をもたらす医薬品・医療機器の開発・提供を目指すとともに，基礎研究から臨床での薬物治療の最適化まですべての分野で医療に貢献することが薬学の使命である．

　新規医薬品が臨床使用されること，あるいは薬剤師が調剤した薬を患者が指示どおりに服薬すること，これらのことは至極当たり前のことと思われるかもしれない．しかし，研究データを捏造したり，副作用報告の届け出を怠ったりする製薬企業の製品を安心して利用できるであろうか．また，注意散漫でミスを繰り返す薬剤師やほかの患者の噂話をペラペラと話す薬剤師に調剤を任せようと思うであろうか．患者の立場からすれば，社会における人間行動を内面から義務づける倫理と外面から規制する法とが重なり合って，薬剤師や製薬企業に対する信任関係が成り立っていると解釈されよう．臨床薬学テキストシリーズの巻頭にあたる本章では，薬学にかかわる人間の行動を内面から支える倫理について学ぶ．

2 医療の目的と役割

　医療（health care）の目的は，患者の治療と，人々の健康の維持もしくは増進（病気の予防を含む）にある．人の生命・健康は何ものにも替え難い最高不可侵

のものであり，日本国憲法第13条と第25条にその根拠を求めることができる．

> **日本国憲法**
> 第13条　すべて国民は，個人として尊重される．生命，自由及び幸福追求に対する国民の権利については，公共の福祉に反しない限り，立法その他の国政の上で，最大の尊重を必要とする．
> 第25条　すべて国民は，健康で文化的な最低限度の生活を営む権利を有する．
> 　2　国は，すべての生活部面について，社会福祉，社会保障及び公衆衛生の向上及び増進に努めなければならない．

　第25条で定める生存権は，国民が人間に値する生活を営めるように，国家の積極的な配慮を求めることのできる権利である．第1項は健康で文化的な最低限度の生活を営む権利を保障している．これは，国民にこのような生活を保障することが国の義務であり，国はそのために必要な措置をとる責任を負うことを意味している．そこで第2項では，国はすべての生活部面について，社会福祉，社会保障及び公衆衛生の向上及び増進など各種の施策に努めるべきことを定めている．憲法のこの条文を受けて，薬剤師法や医師法が成り立っている．

> **薬剤師法**
> 第1条　薬剤師は，調剤，医薬品の供給その他薬事衛生をつかさどることによって，公衆衛生の向上及び増進に寄与し，もつて国民の健康な生活を確保するものとする．
>
> **医師法**
> 第1条　医師は，医療及び保健指導を掌ることによつて公衆衛生の向上及び増進に寄与し，もつて国民の健康な生活を確保するものとする．

　これら2つの法律の第1条を比較すると，共通の目的のために，薬剤師と医師が任務を分掌していることがよくわかる．さらに，1992年の医療法改正では，薬剤師が医療の担い手として明記されるとともに，医療提供の理念が患者中心の医療にあると位置づけられた．

> **医療法**
> 第1条の2　医療は，生命の尊重と個人の尊厳の保持を旨とし，医師，歯科医師，薬剤師，看護師その他の医療の担い手と医療を受ける者との信頼関係に基づき，及び医療を受ける者の心身の状況に応じて行われるとともに，その内容は，単に治療のみならず，疾病の予防のための措置及びリハビリテーションを含む良質かつ適切なものでなければならない．
> 第1条の4　医師，歯科医師，薬剤師，看護師その他の医療の担い手は，第1条の

> 2に規定する理念に基づき，医療を受ける者に対し，良質かつ適切な医療を行うよう努めなければならない．
> 2 医師，歯科医師，薬剤師，看護師その他の医療の担い手は，医療を提供するに当たり，適切な説明を行い，医療を受ける者の理解を得るよう努めなければならない．

3 倫理の役割

3.1 倫理と社会

医療は患者を中心とする人間関係のうえに成り立つものであることから，すべての医療の担い手は高い倫理性が求められる．倫理（ethics）はギリシャ語のethosを語源とし，この語は習慣により形成される道徳的気風，品性，品位を意味する．哲学辞典によると，倫理とは「ある社会において人々が繰り返し行動することによって共有されることになった社会的な習慣，価値」とされている．したがって，倫理は人々が属する社会集団の長い歴史の中で醸成されるものであり，必ずしも一定不変ではなく，人々のもつ文化や宗教，国家のイデオロギーなどの影響を受け，時代や社会の変化に伴い変わりうるものととらえられる．たとえば，第二次世界大戦後の日本における生活様式や家族関係の変化は，家族，性などに対する倫理観の変革を促すこととなった．また，かつての地理的，経済的，政治的な社会集団の制約は科学技術の進歩や社会制度の変遷に伴い次第に解消され，地域から国家，さらには地球規模のより大きな社会集団へと取り込まれていく傾向にある．このことは過去にあった小さな社会集団に由来する習慣，道徳といわれたものがグローバル化を通じて次第にその強制力を失いつつあり，新しいより普遍的な習慣への模索が続いているということもできる．

3.2 科学技術の進歩と倫理

一方，生命科学と医療技術の進歩は体外受精，胎児診断，遺伝子治療，臓器移植，さらにはクローン動物の作製などを可能とし，社会に大きなインパクトを与え，新たな倫理観の形成を促すこととなった．一般の習慣がまだ形成されていない新しい医療行為の適用に際しては，まず実行者と当事者の同意から始まる．そして，この行為が社会的な害につながらないことが第三者を含めて確認できれば，法的にこれを抑圧しないこと，そしてその行為を自然の選択の前に投げ出すこと，これが新しい習慣，すなわち新しい倫理の形成を育成する態度といえる．その中で医療に携わる者は，自らの行為が社会の中でどのような倫理的意味をもつのかを常に緊張感をもって自己に問いかけ続けていかなければならない．

3.3 生命倫理の原則

生命倫理（bioethics）という用語は，生命（bio）と倫理（ethics）の複合語である．生命倫理の問題の背景には，人間が生物的な存在であると同時に社会的な存在でもあるという二面性がある．生命科学や医療の分野における遺伝子治療や臓器移植といった先端医療の問題，人を対象とする臨床研究にかかわる問題，さらに告知の問題や医療経済の問題など，人の生命に影響するすべての事項が対象となる．

このような問題に対処するための原則として，ビーチャム（T. Beauchamp）とチルドレス（J. Childress）は，自律尊重（respect for autonomy），無危害（nonmaleficence），善行（beneficence），正義（justice）の4原則をあげている[1]．

自律尊重原則は自律的な患者の意思決定を尊重することであり，医療者は患者を支配するのではなく，患者の意思決定を支える立場にある．単に患者に決定の自由を委ねるのではなく，患者が治療上の決定を下すために必要な情報を提供し，自己決定を助けることも含まれる．

無危害原則は患者に危害を及ぼすのを避けることであり，医療者が患者の死期を早めたり苦痛を増悪させたりしないことを求めている．

善行原則は患者に利益をもたらすことであり，患者に対するリスクとベネフィットを比較考量して最善の結果をもたらすことが求められる．善行原則と密接にかかわる医療の指標としてQOL（quality of life）がある．

正義原則は社会的な利益と負担を公平に配分することである．2人以上の個人が平等な扱いに値するために何が等しくなければならないかを特定する原則であり，数量の限られた医薬品，移植用の臓器，治療用のベッドなどを配分する際の公正，公平性が求められる．さらに，広く社会的見地からの医療費の配分や保険医療制度にかかわる原則でもある．

以上の4原則は，医療の現場で判断の指標として広く活用されている．しかしながら，原則が対立して両立しない事例も現実には起こる．そのような場合，対立する原則の相対的な重みと強さについて熟慮し，どちらの原則が現実の状況でより重要であるのかを判断することとなる．

（安原眞人）

豆知識 QOL

「生活の質」もしくは「生命の質」と訳されるが，本人の幸福感，満足度といった主観的な側面と，日常生活における身体と精神の機能や能力といった客観的な側面がある．

● 引用文献
1) Beauchamp TL, Childress JF. PRINCIPLES OF BIOMEDICAL ETHICS. FIFTH EDITION. Oxford University Press；2001.

● 参考資料
1. 赤林　朗編．入門・医療倫理I．勁草書房；2005.
2. 日本薬学会編．スタンダード薬学シリーズII 薬学総論I．薬剤師としての基本事項．東京化学同人；2015.
3. 伏木信次ほか編．生命倫理と医療倫理．改訂3版．金芳堂；2014.
4. 森岡恭彦．医の倫理と法．改訂第2版．南江堂；2010.
5. 安原眞人．医療と生命倫理．瀬崎　仁ほか編．薬剤学II．第3版．廣川書店；2001. p.2-13.

2 研究倫理

Summary
- 科学研究の実施は社会からの信頼と負託のうえに成り立っており，研究不正は科学研究そのものがよって立つ基盤を崩すことになることを研究に携わる者は自覚しなければならない．
- ヘルシンキ宣言は，人を対象とする医学的研究に関する世界的な倫理規範とされており，被験者の権利と利益が優先すること（第8条），被験者の生命，健康，尊厳，全体性，自己決定権，プライバシーおよび個人情報を守ること（第9条），被験者が内容を確認したうえで，医師は被験者の自由意思によるインフォームドコンセントを，望ましくは文書で得なければならないこと（第26条）を定めている．
- 利益相反とは，金銭そのほかの関係によって，研究成果の発表に際し，研究者の専門的判断が損なわれるようにみられる状況であり，利益相反マネジメントが重要である．

Keywords ▶ 研究不正，ヘルシンキ宣言，ベルモント・レポート，人を対象とする医学系研究に関する倫理指針，利益相反

1 アメリカにおける研究不正の対応策

アメリカでは，1980年代に研究不正（scientific misconduct）が社会問題化したのを受け，1992年には研究公正局（Office of Research Integrity）が設置され，研究不正の探知・捜査および防止に向けた施策の立案や研究助成金を受けた団体・学内研究プログラムなどにおける研究不正調査についての審査やモニタリングなどを行っている．

研究公正局の設立にもかかわったSteneckは，過去の研究者の責任に欠ける行為を分類し，図1に示すような3群に大別した[1]．すなわち，故意による不正行為である「捏造・改ざん・盗用（fabrication, falsification, plagiarism：FFP）」，「不審な研究行動（questionable conduct of research：QCR）」，そして「責任ある研究行動（responsible conduct of research：RCR）」の3群である．FFPはしてはいけない最悪な研究行動であり，RCRはすべての研究者や組織が目指すべき理想的な規範である．QCRは両者の中間に位置する行動である．Steneckはさらに，RCRを考えるうえですべてを研究者の倫理の問題ととらえるのではなく，IRB（Institutional Review Board；研究倫理審査委員会）の対象となるような研究倫理（research ethics）と研究公正（research integrity）に分けて考えることの有用性を指摘している．ここで研究公正とは，学会や研究所，

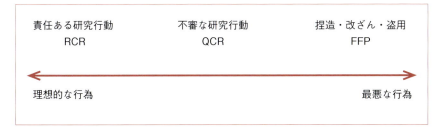

図1 研究行動の定義に向けた枠組み
(Steneck NH. Fostering integrity in research : Definitions, current knowledge, and future directions. Sci Eng Ethics 2006 ; 12 (1) : 53-74[1] より)

大学あるいは行政などによって定める専門職規範やガイドラインを保持しかつ遵守していることである．現在では，アメリカの多くの大学や研究所には研究公正を担当する部局がおかれている．

2 日本における科学者の倫理規範

日本学術会議では，責任ある科学・技術研究のためにすべての科学者が自発的に遵守すべき倫理規範として「科学者の行動規範」を2006年に公表した．その後，データの捏造や論文盗用といった研究活動における不正行為の事案が発生したことや，東日本大震災を契機として科学者の責任の問題がクローズアップされたことなどを受けて，2013年に改訂がなされ，社会的期待に応える研究，科学研究の利用の両義性，公正な研究，社会の中の科学，法令の遵守に関する記述が加筆された．

2.1 「研究活動における不正行為への対応等に関するガイドライン」

さらに，2014年には文部科学省が「研究活動における不正行為への対応等に関するガイドライン」を策定した．「科学研究における不正行為は，真実の探求を積み重ね，新たな知を創造していく営みである科学の本質に反するものであり，人々の科学への信頼を揺るがし，科学の発展を妨げ，冒瀆するものであって，許すことのできないものである．このような科学に対する背信行為は，研究者の存在意義を自ら否定することを意味し，科学コミュニティとしての信頼を失わせるものである．科学研究の実施は社会からの信頼と負託の上に成り立っており，もし，こうした信頼や負託が薄れたり失われたりすれば，科学研究そのものがよって立つ基盤が崩れることになることを研究に携わる者は自覚しなければならない」[2]としている．

本ガイドラインでは，研究活動における不正行為への対応は，研究者自身の規律や科学コミュニティの自律に基づく自浄作用によるべきものであることを基本としながらも，研究機関が責任をもって不正行為の防止にかかわることにより，対応の強化を図ることが基本的な方針として示された．また，故意または研究者

表1 対象とする不正行為

①捏造	存在しないデータ，研究結果等を作成すること
②改ざん	研究資料・機器・過程を変更する操作を行い，データ，研究活動によって得られた結果等を真正でないものに加工すること
③盗用	他の研究者のアイディア，分析・解析方法，データ，研究結果，論文又は用語を当該研究者の了解又は適切な表示なく流用すること

(研究活動における不正行為への対応等に関するガイドライン．平成26年8月26日．文部科学大臣決定．p.10. http://www.mext.go.jp/b_menu/houdou/26/08/__icsFiles/afieldfile/2014/08/26/1351568_02_1.pdf[2]）を表として作成）

としてわきまえるべき基本的な注意義務を著しく怠ったことによる，投稿論文など発表された研究成果の中に示されたデータや調査結果等の捏造，改ざん，盗用が特定不正行為に指定された（**表1**）[2]．

2.2 CITI JAPAN

このような研究者による不正行為を防止するために，アメリカでは2000年に，「Collaborative Institutional Training Initiative (CITI)」が結成され，臨床研究者の倫理学習用にe-learning教材を作成し配信している．日本では，2012年からCITI Japanプログラムが開始され，アメリカのCITIと共同開発したe-learningプログラムによる倫理教育カリキュラムを提供している．

3 人を対象とする研究

3.1 ニュルンベルク綱領

第二次世界大戦中にドイツのナチスが行った非人道的な人体実験がニュルンベルグで行われた戦争犯罪裁判で裁かれ，1947年には医学研究における患者や被験者の人権擁護を訴えた「ニュルンベルク綱領（The Nuremberg Code）」が作成された．10項目から成る綱領の第1番目には「被験者の自発的同意が本質的に絶対に必要である」と記され，研究におけるインフォームドコンセント（informed consent）を定義している．

語句 ニュルンベルク綱領
⇒「付録1」(p.268) 参照．

3.2 ヘルシンキ宣言

さらに1964年に世界医師会は，人を対象とする生物学的医学的研究において医師が守るべきガイドラインとして「ヘルシンキ宣言（Declaration of Helsinki）」を採択した．この宣言はその後も改訂が重ねられ，広く世界各国で医学研究の倫理規範とされている．ヘルシンキ宣言では，人を対象とするすべての研究において，被験者の権利と利益が優先すること（第8条），被験者の生命，健康，尊厳，全体性，自己決定権，プライバシーおよび個人情報を守ること（第9条），被験

ヘルシンキ宣言
⇒「付録2」(p.269) 参照．

者が内容を確認したうえで，医師は被験者の自由意思によるインフォームドコンセントを，望ましくは文書で得なければならないこと（第26条）を定めている．

3.3 タスキギー研究

アメリカでは1960年代から1970年代にかけて，いくつもの非倫理的な人体実験が行われていたことが明らかとなった．なかでもタスキギー（Tuskegee）研究が有名である．この研究は未治療の梅毒の自然経過を調べる目的で，1932〜1972年にかけてアメリカ・アラバマ州タスキギーで600人の黒人男性（梅毒患者399人，非罹患者201人）を対象に，アメリカ公衆衛生局の研究資金提供によって行われた．被験者となった人たちは貧しく，自らの病気についてもよく理解しておらず，実施されている研究の内容も知らされずに研究に参加していた．この研究は，ペニシリンの梅毒治療への有効性が確認され容易に入手可能となった後も継続され，被験者が十分な治療を受けることはなかった．1972年にマスメディアによる報道により研究は中止された．

> **語句 タスキギー研究**
> ⇒3章「1 倫理性と科学性」(p.140) 参照．

3.4 国家研究法

上記の事件などを契機に，1974年にアメリカでは国家研究法（National Research Act）が制定され，国からの助成を受ける研究機関にはIRBをおくことが義務づけられた．国家研究法の制定に伴い，「生物医学・行動研究における被検者保護のための国家委員会」が設置され，生命倫理に関するさまざまな問題が審議され，いくつもの報告書が出された．そのなかでも，現在に至るまで重要な位置を占めるのが1979年の「ベルモント・レポート：研究における被験者保護のための倫理原則とガイドライン（The Belmont Report）」である．

> **ベルモント・レポート**
> ⇒3章1の一口メモ(p.143) 参照．

4 ベルモント・レポート

ベルモント・レポートはA「診療と研究の境界」，B「基本的倫理原則」，C「適用」の3部から成る[3]．

A部では，被験者を保護するために審査すべき行為が何かを知るためには，診療と研究を区別することが重要であるとして，両者を厳密に定義した．多くの場合，「診療」とは，個々の患者または診療を受ける人の福利を高めるためにのみ企図され，しかるべく成功の見込みをもつ介入を意味する．医学や行動科学に基づく診療の目的は，特定の個人に対して診断，予防もしくは治療を施すことである．一方，「研究」とは，仮説を検証し，結論を導き出せるようにし，そこから一般化された知見（たとえば，理論，原則や関係性の表明）を展開する，あるいはそれに役立つように企図された行為を称する．研究は，通常，その目的や目的を達成するために考案された一連の手順が一定形式の研究計画書に記述される．このように診療と研究を定義することにより，治療を兼ねた研究は「診療」では

なく「研究」に分類されることが明確になった．

ベルモント・レポートのB部では，人を対象とする研究における倫理原則にふさわしい基本原則として，人格の尊重，善行，正義の3原則が提示された．

さらに，最終C部ではこれらの原則を研究の実施に適用するうえでの具体的な手続きとして，インフォームドコンセント，リスク・ベネフィット評価，被験者選抜があげられている．

人格の尊重の原則においては，被験者が自らの身に起こるべきことと起こるべきでないことを選択する機会が与えられなければならず，インフォームドコンセントについての適切な基準（情報，理解，自発性）が満たされなければならない．適切なリスク・ベネフィット評価に基づいて研究を正当化しなければならないことは，善行の原則と深く関係している．リスク・ベネフィット評価を行うことは，研究者にとっては自らの研究が適切にデザインされているかを吟味する手段となり，IRBにとっては被験者に課せられるリスクが正当化しうるものかを判断する方法となり，被験者となるかもしれない人にとっては，参加するかどうかを決める手助けとなる．正義の原則においては被験者を選択する手順と結果における公平性が道義的な要求事項となる．不正義の顕著な例は，弱者が被験者となることである．人種的マイノリティ，経済的弱者，重病患者，施設に収容された人々などは，依存的な立場にあり同意についての自由をしばしば妥協せざるをえない弱みがあるからこそ，管理運営上の都合だけから，あるいはその人たちの病や社会経済的立場のため操作しやすいという理由によって研究対象とされる危険性から，保護されなければならない．

5 利益相反

利益相反（conflict of interest：COI）とは，アメリカ医科系大学連盟の定義によれば，「金銭その他の関係によって，研究成果の発表に際し，研究者の専門的判断を損なう，あるいは損なわれるようにみられる状況」とされている．アメリカでは，学術機関と企業との産学連携を推進するために，1980年にバイ・ドール法（Bayh-Dole Act）が制定された．その結果，ベンチャー企業育成，研究成果の商品化が加速され，新しい医薬品や診断・治療法の開発が進むとともに，産学連携は地域の経済成長や学術機関の財政的な基盤形成にも役立っている．しかし，産学連携による臨床研究が活発になればなるほど，公的な存在である大学，研究機関，学術団体などが特定の企業活動に深く関与することとなり，学術機関に所属する研究者としての責務と，産学連携活動に伴い生じる個人的利害関係とが衝突・相反する状態が生ずる．

5.1 ゲルシンガー事件

とくに1999年に起こったゲルシンガー事件では，ペンシルベニア大学で遺伝

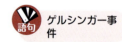

語句 ゲルシンガー事件

⇒3章「1 倫理性と科学性」(p.140)参照．

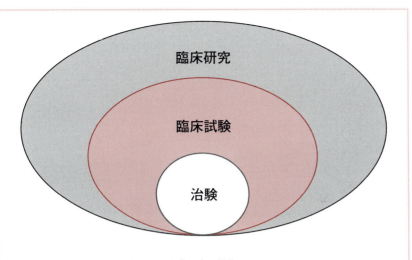

図2 治験，臨床試験，臨床研究の関係

子治療に参加した18歳の青年（Jesse Gelsinger）が多臓器不全で死亡し，倫理指針遵守違反だけでなくCOI開示違反が発覚したことから，COIマネジメントのあり方が大きく注目されることとなった．そして，研究者のCOI状態が深刻化した場合，国民や患者の利益を損なう可能性が明らかとなったために，COIに対する適切かつ迅速な対応（COIマネジメント）がより厳しく求められるようになった．

5.2 日本の利益相反に関するガイドライン

日本でもアメリカにやや遅れて，利益相反に対する取り組みが始まり，「臨床研究の利益相反ポリシー策定に関するガイドライン」（文部科学省，2006年），「厚生労働科学研究における利益相反の管理に関する指針」（厚生労働省，2008年）が示され，2011年には日本医学会から「医学研究のCOIマネージメントに関するガイドライン」が公表された．

6 日本における人を対象とする研究への対応

日本における人を対象とする研究の倫理指針の策定は，厚生労働大臣の承認に必要な医薬品の臨床試験である治験の領域から始まり，第2章以下に詳述するような「医薬品の臨床試験の実施の基準に関する省令」（新GCP）が1997年に定められ，翌年から全面施行されている．治験，臨床試験，臨床研究の関係を図2

に示す.

　2000年に厚生省から「遺伝子解析研究に付随する倫理問題等に対応するための指針」が出され,2001年には「ヒトゲノム・遺伝子解析研究に関する倫理指針」,2002年に「遺伝子治療臨床研究に関する指針」と「疫学研究に関する倫理指針」,2003年には「臨床研究に関する倫理指針」が出された.疫学研究と臨床研究に関する倫理指針は2015年に「人を対象とする医学系研究に関する倫理指針」に統合された.本指針では,ヒトに対する研究のみならず,ヒトから得られた試料や情報を用いる研究も含めて,研究における侵襲の強度や介入の有無により,インフォームドコンセントの取り扱いを詳細に定めている.

　2013年に社会問題化した降圧薬の医師主導臨床研究不正事件を契機に,治験以外の臨床研究データの信頼性確保の重要性が認識され,本指針には,研究のモニタリングや監査の規定が設けられた.

〈安原眞人〉

● 引用文献

1) Steneck NH. Fostering integrity in research : Definitions, current knowledge, and future directions. Sci Eng Ethics 2006 ; 12 (1) : 53-74.
2) 研究活動における不正行為への対応等に関するガイドライン.平成26年8月26日.文部科学大臣決定.p.1, p.10, http://www.mext.go.jp/b_menu/houdou/26/08/__icsFiles/afieldfile/2014/08/26/1351568_02_1.pdf
3) 津谷喜一郎ほか訳.ベルモント・レポート.臨床評価 2001 ; 28 (3) : 559-568.

● 参考資料

1. 赤林　朗編.入門・医療倫理I.勁草書房;2005.
2. 田代志門.研究倫理とは何か.勁草書房;2011.
3. 日本薬学会編.スタンダード薬学シリーズII 薬学総論I.薬剤師としての基本事項.東京化学同人;2015.
4. 伏木信次ほか編.生命倫理と医療倫理.改訂3版.金芳堂;2014.
5. 森岡恭彦.医の倫理と法.改訂第2版.南江堂;2010.
6. 日本学術会議.声明　科学者の行動規範.改訂版.平成25年(2013年)1月25日.http://www.scj.go.jp/ja/info/kohyo/pdf/kohyo-22-s168-1.pdf
7. 文部科学省,厚生労働省.人を対象とする医学系研究に関する倫理指針.平成26年12月22日.http://www.lifescience.mext.go.jp/files/pdf/n1443_01.pdf

3 職業倫理（医の倫理，薬の倫理）

Summary
- 世界医師会によるジュネーブ宣言は，ナチスが犯した医療犯罪を憂慮した，医療における人道的目標に向けた医師の奉仕的宣言である．
- リスボン宣言では，患者の自己決定や情報に関する権利が明記され，医師および医療従事者または医療組織は，患者の権利を認識・擁護していくうえで共同責任を担うとされている．
- インフォームドコンセントは，患者の基本的人権の尊重を基礎に，患者の自己決定権を認めるものであり，①医療従事者による正しい説明，②患者が説明を十分に理解すること，③患者の主体性や自主性，④患者による選択（同意，拒否），という4つの要素から成り立つ．
- 医師，薬剤師らの守秘義務は刑法第134条によって定められている．

Keywords ▶ ジュネーブ宣言，リスボン宣言，インフォームドコンセント，薬剤師倫理規定，個人情報保護

1 医の倫理とインフォームドコンセント

1.1 ヒポクラテスの誓い

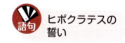

語句 ヒポクラテスの誓い
⇒3章1の一口メモ(p.147)参照．

　紀元前5世紀にギリシャで生まれたヒポクラテスは，科学に基づく医学の基礎をつくったことで「医学の祖」と称されている．彼の弟子たちが編纂したヒポクラテス全集に収められた「ヒポクラテスの誓い」は，医の倫理として世界中の西洋医学教育の中で継承されてきた．ヒポクラテスの誓いでは，医師は，「能力と判断の限り，患者の利益となる養生法をとり，悪くて有害な方法を決してとらない」としており，善行・無危害の原則に該当する．一方，ここでは患者の利益となるのが何かを決めるのは医師であり，患者の能力と判断ではないことから，現代ではパターナリズム（paternalism〈父権主義〉）を示すとみなされている．

1.2 ジュネーブ宣言

　世界医師会は，ドイツのナチスが犯した医療犯罪を憂慮して，医療における人道的目標に向けての医師の奉仕的宣言として1948年に「ジュネーブ宣言（Declaration of Geneva）」を採択した．ジュネーブ宣言は，もはや現状にそぐわなくなった「ヒポクラテスの誓い」を時代に沿うようにしたもので，その後も修正が重

責務を負っている．1997年に施行された薬剤師法の改正では，情報開示の流れを受けて，調剤した薬品に関する情報の患者への提供が義務づけられた．さらに，2014年に施行された改正では，情報提供に加えて患者に対する必要な薬学的知見に基づく指導を行うことが義務づけられた．

> 薬剤師法
>
> （情報の提供及び指導）
>
> 第25条の2　薬剤師は，調剤した薬剤の適正な使用のため，販売又は授与の目的で調剤したときは，患者又は現にその看護に当たつている者に対し，必要な情報を提供し，及び必要な薬学的知見に基づく指導を行わなければならない．

医療と医薬品に関する社会的な関心の高まりの中で，1996年，日本薬剤師会は薬剤師倫理規定の見直しのための特別委員会を発足させ，翌年全面改訂した薬剤師倫理規定を公布した（⇒「付録6」〈p.279〉参照）．

サリドマイド，キノホルム，ソリブジンと抗がん剤の相互作用，血液凝固製剤によるHIV（human immunodeficiency virus；ヒト免疫不全ウイルス）感染（薬害エイズ）などの薬害事件は，医薬品のもつ危険性を示し，医薬品の開発から臨床使用まで，各段階にかかわる薬剤師の役割を問うものである．さらに，医薬品にかかわる医療事故を防ぎ医療の安全性を確保するために，薬剤師に課された責任は重大である．いずれの問題においても，インフォームドコンセントの基本である医療の透明性と説明責任を果たすことが求められ，医療人，薬剤師としての科学（science），技術（art），人間性（humanity）が必要とされる．

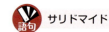

サリドマイド

⇒3章1のColumn（p.143）参照．

ソリブジン

⇒3章1のColumn（p.148）参照．

3 個人情報保護

ヒポクラテスの誓いにはじまって，ヘルシンキ宣言，そして薬剤師倫理規定のいずれにも，職務上知りえた秘密を漏らさない守秘義務が述べられている．加えて日本の法律では，刑法に薬剤師の守秘義務が定められている．

> 刑法
>
> （秘密漏示）
>
> 第134条　医師，薬剤師，医薬品販売業者，助産師，弁護士，弁護人，公証人又はこれらの職にあった者が，正当な理由がないのに，その業務上取り扱ったことについて知り得た人の秘密を漏らしたときは，六月以下の懲役又は十万円以下の罰金に処する．

2005年（平成17年）に施行された「個人情報の保護に関する法律（個人情報保護法）」により，医療機関は個人情報取扱事業者に位置づけられており，個人情

報の管理上の義務を負っている．人を対象とする医学系研究に関する倫理指針においても，個人情報の保護，管理，開示について規定を設けている．

（安原眞人）

● 引用文献
1) インフォームド・コンセントの在り方に関する検討会報告書．平成7年6月22日．http://www.umin.ac.jp/inf-consent.htm

● 参考資料
1. 赤林　朗編．入門・医療倫理I．勁草書房；2005．
2. 日本薬学会編．スタンダード薬学シリーズII 薬学総論I．薬剤師としての基本事項．東京化学同人；2015．
3. 伏木信次ほか編．生命倫理と医療倫理．改訂3版．金芳堂；2014．
4. 森岡恭彦．医の倫理と法．改訂第2版．南江堂；2010．
5. 安原眞人．医療と生命倫理．瀬崎　仁ほか編．薬剤学II．第3版．廣川書店；2001．p.2-13．

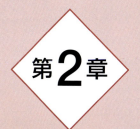

医薬品開発とレギュラトリーサイエンス

① レギュラトリーサイエンスと法規制

Summary

- レギュラトリーサイエンスとは，科学技術の実用化に際して，ヒトに対して発生する可能性のあるリスクを事前に予測して，評価し，最適な使用状況に調整する科学であり，医薬品の開発過程にはレギュラトリーサイエンスの考えが反映されている．
- 医薬品の製造販売承認申請に必要な添付資料が法的に規定されており，実施する品質，有効性および安全性を予測評価するための各種の試験の多くにはガイドラインが作成されている．
- 添付資料のうち，重要でデータの信頼性を確保する必要がある安全性に関する非臨床試験および臨床試験にはそれぞれ GLP，GCP による実施基準が適用される．
- ICH では，日・米・EU の各種のガイドラインなどの調和が図られ，共通の添付資料で各規制当局に申請することが可能になっている．

Keywords ▶ レギュラトリーサイエンス，添付資料，ガイドライン，ICH

1 レギュラトリーサイエンスとは

レギュラトリーサイエンス（regulatory science）は，1987年に当時の国立衛生試験所（現国立医薬品食品衛生研究所）副所長の内山　充博士が初めて提唱した概念である．疑問に答え，機序・本質と法則性を解明する基礎科学，人の願望を実現し，技術や産物を創出する応用科学とは別に，「科学技術の成果を人と社会に役立てることを目的に，根拠に基づく的確な予測，評価，判断を行い，科学技術の成果を人と社会との調和の上で最も望ましい姿に調整する（regulate）ための科学」[1] が必要である，と提言されたのである[2]．その後，科学技術の著しい発展に従い，その実用化が強調される状況に対応し，レギュラトリーサイエンスは必要不可欠な研究であると認識されるようになっている．

2 医薬品とレギュラトリーサイエンス

医薬品は，疾患の予防・診断・治療を目的に開発されるものであり，人間にとって必要不可欠で有用なものである．と同時に，副作用の発生などのリスクももっている．そこで，この有用性とリスクのバランスを考えて，使用の可否や使用方法が決定されてきた歴史がある．医薬品は，生命に直結するものであるがために，最も切実にレギュラトリーサイエンスの適用が求められている分野である．

一口メモ: レギュラトリーサイエンスの必要性

第4期科学技術基本計画（http://www8.cao.go.jp/cstp/kihonkeikaku/4honbun.pdf）p.15「II. 将来にわたる持続的な成長と社会の発展の実現　4. ライフイノベーションの推進　(3) ライフイノベーション推進のためのシステム改革」[1] を参照してほしい．

語句: 第4期科学技術基本計画

科学技術基本法により政府が策定する基本計画．計画に従って科学技術政策が推進される．第4期は2011～2015年（平成23～27年）である．

すなわち，現在の薬事規制においては，医薬品という科学技術の成果が広く医療現場で使用されるにようになるまでに，種々の試験を行い，その結果により医療現場で発生するであろうリスクを予測し，評価し，適正な使用方法が決定され，その使用方法の遵守を条件に承認される体制になっている．

3 医薬品開発と薬事規制の変遷

医薬品開発に対する薬事規制は，多くの副作用被害が発生した薬害事件を教訓に改定が繰り返され，整備されてきた．医薬品が有するリスクを経験した後に，そのリスクが発生した要因やそのリスクをいかに早期に予測して対応するかが検討され，必要な薬事規制の改定が行われたのである．表1に薬害事件とその後にとられた薬事規制の改定内容をまとめた．

現在，医薬品の製造販売承認申請に必要とされている添付資料を表2に示した．表中のロ，ハが品質試験で，試験結果から医薬品の品質や安定性が予測でき，市販後に流通する医薬品の品質を開発時の品質と同様に維持し続け，また流通過程での保存条件や有効期限の表示の科学的根拠となる．ニ，ホ，ヘは非臨床試験で，主に細胞や動物を用いて医薬品の有効性，安全性の予測が行われ，試験結果はその後の治験や市販後の安全対策及び効能効果，用法・用量の検討に利用される．トの臨床試験では，医薬品の効能・効果，用法・用量の最終的な検証と比較的よく起こる副作用の確認が行われて，有効性と安全性のバランスを評価し，承認の可否や市販後の安全対策が決定される．

なお，チは，2013年（平成25年）改正で実施されることとなった添付文書届出制に対応する資料である．

医薬品（体外診断用医薬品を除く）は表3のように区分され，それらの区分ごとに表2で示された添付資料のうち，どの資料が必要かが通知されている．表4に代表的な区分について必要となる添付資料の例を示した．

4 非臨床試験および臨床試験の実施基準

申請資料のうち，とくに重要な試験で，データの信頼性が問題になるおそれのある試験については，実施基準が定められている．試験を実施する部門，それを監視する部門を設置して，あらかじめ決められた実施計画に従って，手順書などを遵守しながら間違いなく実施するようにし，その実施内容を記録して監視部門が確認することにより，データの信頼性を確保するようになっている．安全性に関する非臨床試験には，「医薬品の安全性に関する非臨床試験の実施の基準に関する省令（Good Laboratory Practice：GLP）」が，承認申請のための臨床試験（治験）には，「医薬品の臨床試験の実施の基準に関する省令（Good Clinical Practice：GCP）」が適用される．

表1 薬害事件後の薬事規制の改定などの歴史

薬害事件	事件概要	課題	対応方法	改定内容
サリドマイド 1958年（昭和33年）ごろ～1962年（昭和37年）ごろ	妊娠中の催眠薬サリドマイド服用により奇形児の誕生	・承認審査体制が未整備 ・催奇形性試験が不十分	・昭和42年薬務局長通知「医薬品の製造承認等に関する基本方針について」 ・催奇形性試験についてガイドラインの作成	・医療用医薬品と一般用医薬品の区分 ・承認申請に必要な資料の明確化 ・新医薬品の副作用報告の義務化 ・げっ歯類，非げっ歯類動物での催奇形性試験の実施
スモン 1953年（昭和28年）ごろ～1970年（昭和45年）ごろ	整腸剤キノホルム服用による亜急性脊髄・視神経・末梢神経障害（subacute myelo-optico-neuropathy）の発症	・既存薬の長期服用による副作用多発 ・裁判の長期化で，和解までに時間を要する	・昭和54年薬事法改正 ・医薬品副作用被害救済制度の創設	・承認拒否理由を規定 ・承認申請時に必要な添付資料を規定 ・再審査の新設・再評価の法制化 ・治験の取り扱いを新設 ・医薬品副作用被害救済制度の開始
ソリブジン 1993年（平成5年）ごろ	フルオロウラシル系抗がん剤と帯状疱疹治療薬ソリブジン併用時の抗がん剤の血中濃度上昇による骨髄抑制などの副作用発生	・非臨床試験の検討不十分 ・治験での副作用事例が未検討 ・相互作用に関する審査が不十分 ・市販後の情報伝達が不十分	・平成8年薬事法改正 ・治験相談制度の創設 ・承認申請資料の信頼性調査の創設 ・医薬品医療機器審査センターの創設	・GCPを国際的な内容に変更し，法制化 ・GLP，GPMSPの法制化 ・治験相談を実施 ・承認申請資料の信頼性調査を実施 ・承認審査を外部審査から内部審査に変更（医薬品医療機器審査センターに審査員を配置し，審査実施）
非加熱血液製剤によるHIV感染～1988年（昭和63年）ごろ 乾燥硬膜によるCJD感染～1997年（平成9年）ごろ	非加熱血液製剤に混入したエイズウイルス，乾燥硬膜に混入したプリオンによる感染	・海外からの安全性情報が安全対策に生かされない ・HIV，CJDは感染から発症までの期間が長いため，長期間混入に気がつかなかった	・平成14年薬事法改正，採血及び供血あつせん業取締法の改正 ・生物由来製品感染等被害救済制度の創設 ・医薬品医療機器総合機構の創設	・生物由来製品の範囲を明確化し，感染因子混入の監視体制を創設 ・製造承認制度から製造販売制度に変更し，市販後の安全対策に重点を移行 ・生物由来製品感染等被害救済制度の開始 ・内部審査組織を統合し，医薬品等の審査・市販後安全対策・医薬品等による健康被害救済を行う医薬品医療機器総合機構を創設
血液製剤によるC型肝炎ウイルス感染 1964年（昭和39年）～2009年（平成21年）ごろ	出産時等の止血薬として使用された血液製剤に混入したC型肝炎ウイルスによる感染	・市販後の安全性情報に迅速な対応ができなかった	・平成25年薬事法改正	・保健衛生上の危害の発生・拡大防止のための国などの責務を規定 ・添付文書等記載事項の届出制 ・医療機器の規制の変更 ・再生医療等製品の区分を新設し，条件及び期限付承認制度を新設

GPMSP（Good Post-Marketing Surveillance Practice；市販後調査の基準），HIV（human immunodeficiency virus；ヒト免疫不全ウイルス），CJD（クロイツフェルト・ヤコブ〈Creutzfeldt-Jakob〉病）．

表2 医薬品の製造販売承認申請に必要な添付資料

	添付資料の種類	試験の種類
イ	起原又は発見の経緯及び外国における使用状況等に関する資料	1 起原及び発見の経緯 2 外国における使用状況 3 特性及び他の医薬品との比較検討等
ロ	製造方法並びに規格及び試験方法等に関する資料	1 構造決定及び物理的化学的性質等 2 製造方法 3 規格及び試験方法
ハ	安定性に関する資料	1 長期保存試験 2 苛酷試験 3 加速試験
ニ	薬理作用に関する資料	1 効力を裏付ける試験 2 副次的薬理・安全性薬理 3 その他の薬理
ホ	吸収, 分布, 代謝及び排泄に関する資料	1 吸収 2 分布 3 代謝 4 排泄 5 生物学的同等性 6 その他の薬物動態
ヘ	急性毒性, 亜急性毒性, 慢性毒性, 催奇形性その他の毒性に関する資料	1 単回投与毒性 2 反復投与毒性 3 遺伝毒性 4 がん原性 5 生殖発生毒性 6 局所刺激性 7 その他の毒性
ト	臨床試験の成績に関する資料	臨床試験成績
チ	添付文書等記載事項に関する資料	添付文書等記載事項

(厚生労働省医薬食品局長. 医薬品の承認申請について. 平成26年11月21日. 薬食発1121第2号. https://www.pmda.go.jp/files/000203240.pdf より一部改変)

表3 医薬品（体外診断用医薬品を除く）の申請区分別の分類

		申請区分	概要
医療用医薬品	新医薬品等	新有効成分含有医薬品	既承認医薬品以外の有効成分
		新医療用配合剤	既承認とは明らかに違う配合剤
		新投与経路医薬品	既承認と同一有効成分で，投与経路が異なる
		新効能医薬品	既承認と同一有効成分，同一投与経路で，効能・効果が異なる
		新剤形医薬品	既承認と同一有効成分，剤形が明らかに異なる．徐放化など
		新用量医薬品	既承認と同一有効成分，同一投与経路で，用量が異なる
		剤形追加（再審査期間中）	
		類似処方医療用配合剤（再審査期間中）	
		その他（再審査期間中）	追っかけ新薬
	新医薬品等以外	バイオ後続品	既承認のバイオ医薬品と同等／同質
		剤形追加（再審査終了後）	
		類似処方医療用配合剤（再審査終了後）	
		その他（再審査終了後）	後発医薬品
一般用医薬品	一般用独自成分	新有効成分含有医薬品	ダイレクトOTC
		新投与経路医薬品	医療用も含め，初めての投与経路
		新効能医薬品	医療用も含め，初めての効能・効果
		新剤形医薬品	医療用も含め，初めての剤形
		新用量医薬品	医療用も含め，初めての用量
	医療用と共通成分	新一般用有効成分含有医薬品	スイッチOTC
		新一般用投与経路医薬品	一般用としては初めての投与経路
		新一般用効能医薬品	一般用としては初めての効能
		新一般用剤形医薬品	一般用としては初めての剤形
		新一般用用量医薬品	一般用としては初めての用量
		新一般用配合剤	一般用有効成分の新しい配合
		類似処方一般用配合剤	
		類似剤形一般用医薬品	
		その他の一般用医薬品	承認基準品目等

OTC (over the counter).

語句 追っかけ新薬

既承認の新有効成分含有医薬品の再審査期間中に，既承認と同一の有効成分を含有する医薬品が承認される場合の新薬をいう．

ダイレクトOTC

医療用医薬品として使用経験のない有効成分が要指導・一般用医薬品として開発され，承認される場合のOTCをいう．

スイッチOTC

医療用医薬品として使用経験のある有効成分が要指導・一般用医薬品として開発され，承認される場合のOTCをいう．

表4 申請区分別の承認申請時に必要な添付資料

申請区分例		イ	ロ	ハ	ニ	ホ	ヘ	ト	チ
		1 2 3	1 2 3	1 2 3	1 2 3	1 2 3 4 5 6	1 2 3 4 5 6 7		
医療用	新有効成分含有医薬品	○○○	○○○	○○○	○○△	○○○○×△	○○○△○△△	○	○
	新効能医薬品	○○○	×х×	×х×	○××	△△△△×△	××××××	○	○
	新剤形医薬品	○○○	×○○	○○○	×х×	○○○○×△	××××××	○	○
	バイオ後続品	○○○	○○○	○△△	×х×	△△△△×△	△○××××△	○	○
	後発医薬品	×××	×△○	××○	×х×	××××○×	××××××	×	○
一般用	新有効成分含有医薬品（ダイレクトOTC）	○○○	○○○	○○○	○○△	○○○○×△	○○○△△△	○	○
	要指導（一般用）新有効成分含有医薬品（スイッチOTC）	○○○	××○	△×△	×××	△×××х△	△△××△△	○	○

注：原則として，○：必要，×：不要，△：個々の医薬品により判断されることを意味する．
（厚生労働省医薬食品局長．医薬品の承認申請について．平成26年11月21日．薬食発1121第2号．https://www.pmda.go.jp/files/000203240.pdf より一部改変）

5 ガイドラインとICH

承認申請に必要な品質試験，非臨床試験，臨床試験の範囲が示されると，試験方法の統一も行われるようになった．その内容はガイドラインとして通知され，合理的な理由があれば変更可能だが，そうでなければガイドラインに従うようにとされた．また，医学・薬学の科学技術の進歩に応じ，見直しも行われている．

日・米・EU（European Union；欧州連合）は世界のほとんどの新薬を開発してきた実績を有し，各国とも同様なガイドラインを整備していたが，その内容は少しずつ異なる場合が多かった．このため，各国の承認申請のために新たに同様な試験を繰り返し実施せざるをえず，日本においては貿易の非関税障壁という問題を引き起こしていた．これらの相違を科学的に解決し，「よりよい医薬品をより早く患者のもとへ」届けることを目的に1990年にICH（International Conference on Harmonisation of Technical Requirements for Registration of Pharmaceuticals for Human Use；医薬品規制調和国際会議）が組織された．共通のガイドラインを作成し，そのガイドラインで示された方法で試験を行い，同じ申請資料を用いて各国での申請を可能にしようとしたのである．

5.1 ICHの組織

ICHは運営委員会が中心になって運営されている．当初のメンバーは，日・米・EUの規制当局と製薬団体の6者である．その他，国際製薬団体連合会（International Federation of Pharmaceutical Manufacturers & Associations；IFPMA）が事務局，WHO（World Health Organization；世界保健機関）がオブザーバーで参加していた．その後，2015年からはスイス法によるICH法人に組

表5 ICHのガイドライン作成過程

ステップ1	新規のトピックを運営委員会が承認．専門家作業部会が編成され，技術ドキュメント（ガイドライン案のベース）作成
ステップ2	2a：技術ドキュメントを運営委員会が承認 2b：技術ドキュメントをベースにしたガイドライン案を運営委員会が承認
ステップ3	各国でガイドライン案に対する意見募集．意見に対応して専門家作業部会で修正し，最終案を作成
ステップ4	ガイドライン最終案を各国規制当局が合意
ステップ5	各国規制に取り込み，ガイドラインを実施

織替えされ，メンバーにスイスとカナダ規制当局が加わり，IFPMAが投票権のないメンバーになり，より国際化されている．

5.2 ICHの調和プロセス

ICHでの合意形成は5段階で行われる（表5）．運営委員会での承認を経て次の段階に進み，最終的に関係者の意見が反映された科学的に合理的な，レギュラトリーサイエンスの考えに基づくガイドラインが作成されるようになっている．

5.3 ICHガイドライン

ICHでは，4つの領域ごとに番号が付されたトピックのガイドラインが作成される．領域は，品質領域，安全性（非臨床）領域，有効性（臨床）領域，複合領域で，それぞれQ（Quality），S（Safety），E（Efficacy），M（Multidisciplinary）の頭文字にトピックが採択された順に番号が付され，後に類似のトピックが追加されれば，A，B，Cと枝番が追加される．さらに，後に改定があればRおよび改定回数が追加されるというルールで，トピックのコードが整理されている．

たとえば，品質領域の最初のトピックは安定性試験で，現在，「Q1A（R2）安定性試験法：新有効成分含有医薬品」，「Q1B　安定性試験法：光安定性」などとなっている．代表的なガイドラインを示すと表6のようになる．

6 ICH以外のガイドライン

ICHでは品質試験，非臨床試験，臨床試験に関する多くのガイドラインが作成され，日・米・EUで共通の試験の実施が可能になった．しかし，臨床試験の個々の薬効分野での評価方法に関しては，医療環境の相違から作成されず，各国で別々のものが作成されている．日本で作成された薬効分野別の臨床評価ガイドラインの主なものを表7に示す．なお，共通の臨床評価ガイドラインは作成されていないが，最近は複数の国・地域を含めて実施する国際共同治験が活発になっており，その場合には共通の試験方法および評価方法が採用されている．

（平山佳伸）

表6 代表的なICHガイドライン

品質領域

Q1A (R2)	安定性試験法：新有効成分含有医薬品
Q3A (R2)	原薬の不純物
Q5A (R1)	バイオ医薬品の品質：ウィルスバリデーション
Q6A	医薬品の規格及び試験方法（化学物質）
Q6B	バイオ医薬品の規格及び試験方法
Q7	原薬GMP
Q9	品質リスク・マネジメント
Q10	医薬品品質システム

安全性（非臨床）領域

S1B	医薬品のがん原性の評価方法
S3A	トキシコキネティクス：毒性試験における全身的暴露の評価
S4	単回及び反復投与毒性試験
S5 (R2)	医薬品の生殖発生毒性試験
S6 (R1)	バイオ医薬品の安全性試験
S7A	安全性薬理試験
S7B	QT延長の非臨床評価

有効性（臨床）領域

E1	慢性疾患に対し長期間の投与が想定される新医薬品の臨床試験段階において必要な症例数と投与期間
E2C (R2)	定期的ベネフィット・リスク評価報告（PBRER）
E2E	ファーマコビジランス・プランニング（PvP）
E2F	開発段階における定期的安全性報告（DSUR）
E5 (R1)	外国臨床データ受入れの際に考慮すべき人種・民族的要因
E6 (R1)	医薬品の臨床試験の実施の基準（GCP）
E7	高齢者に使用する医薬品の臨床評価
E9	臨床試験のための統計的原則
E11	小児集団における医薬品の臨床試験
E14	非抗不整脈薬におけるQT/QTc間隔の延長と催不整脈作用の潜在的可能性に関する臨床的評価

複合領域

M1	ICH国際医薬用語集（MedDRA）
M3 (R2)	非臨床試験の実施時期
M4	コモン・テクニカル・ドキュメント（CTD）

PBRER（periodic benefit-risk evaluation report），PvP（pharmacovigilance planning），DSUR（development safety update report），MedDRA（Medical Dictionary for Regulatory Activities）．

表7 薬効群別臨床評価ガイドライン

- 経口避妊薬（1987.4.21）
- 脳循環・代謝改善薬（1987.10.31）
- 抗高脂血症薬（1988.1.5）
- 抗不安薬（1988.3.16）
- 抗菌薬（1998.8.25）
- 骨粗しょう症薬（1999.4.15）
- 降圧薬（2002.1.28）
- 抗不整脈薬（2004.3.25）
- 抗狭心症薬（2004.5.12）
- 抗悪性腫瘍薬（2005.11.1）
- 抗リウマチ薬（2006.2.17）
- 過活動膀胱治療薬（2006.6.28）
- 感染症予防ワクチン（2010.5.27）
- 経口血糖降下薬（2010.7.9）
- 抗うつ薬（2010.11.16）
- 抗心不全薬（2011.3.29）
- 腎性貧血治療薬（2011.9.30）
- 睡眠薬（2011.12.13）

（　）内は該当通知の発出年月日．

● 引用文献

1) 科学技術基本計画．平成23年8月19日．p.15. http://www8.cao.go.jp/cstp/kihon keikaku/4honbun.pdf
2) 内山　充．レギュラトリーサイエンス．ファルマシア 2010；46(8)：731-734．

② 探索研究

> **Summary**
> - 新薬を創出できる実力のある製薬企業が医薬品研究開発の初期の段階で行う探索研究について，実際にどのような研究を行っているか，その実態について解説する．
> - 一・二次スクリーニングの終了の段階で創薬シーズが絞り込まれ，開発候補品として選ばれる前後に，特許権を得るための特許出願の検討が行われる．
> - 薬学生にとって，特許の概念を知り，特許権本来の意味，医薬品特許権取得の意義などについて知っておくことは重要である．
> - 製薬産業は世界的な成長産業と位置づけられており，創薬シーズを探索するのは製薬企業にとどまらず，アカデミア（大学，公的研究機関）や，製薬会社以外の企業が積極的に創薬シーズ探索を行っている．

Keywords ▶ 探索研究，医薬品研究開発，スクリーニング，特許権，創薬シーズ探索

1 探索研究とは

創薬研究の進め方としては，疾患原因遺伝子，疾患原因タンパク質などの同定，解析を行うことで疾患ターゲットを決め，疾患ターゲットに合わせた各種スクリーニング（screening）により創薬シーズを創出し，メディシナルケミストリー（medicinal chemistry；創薬化学）により創薬シーズの最適化を図り，非臨床試験，臨床試験に進む過程を経る．新薬を創り出す（創薬）ためには，一つの専門的な研究部署で完結することはなく，多岐にわたる技術基盤を管理組織が指揮しながらチームで長期戦の研究開発を進めていくことになる．

図1に医薬品の研究・開発のプロセスを示す．

新薬を創出できる実力のある製薬企業が医薬品研究開発の初期の段階で行う探索研究（exploratory research）について，実際どのような研究を行っているか，その実態について解説する．初期の研究で最も重要なことは疾患ターゲットを決め，創薬シーズを探索することであるが，臨床試験前の研究内容，とくに創薬シーズ探索に関しては各社の最重要機密にあたることから表沙汰にならないことがほとんどで，著者の経験を生かした推測の部分も多く含まれることは承知してもらいたい．

語句 疾患ターゲット

疾患原因遺伝子や疾患原因タンパク質により引き起こされる疾患の中で，患者，医師からのニーズがあり，十数年先の医薬品ビジネスの成立が予測される疾患をさす．

メディシナルケミストリー

新規医薬品候補化合物の発見と，その化合物からの有望な新薬の開発を目的とし，生理活性を有する化合物をもとに，化学構造を化学的に変えることで，より有用な化合物を創出する方法をさす．

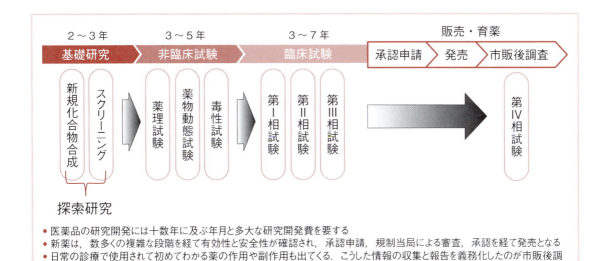

図1 医薬品研究開発のプロセス

2 疾患ターゲットの選択

新薬の開発には承認期間（十数年）と500〜700億円の投資が必要であるとされており，新薬を売り出すことができる十数年後の医療環境がどのようになっているかを予測する必要がある．新薬のもととなる「どのような疾患ターゲットをもっているか」は製薬企業にとって最重要なことで，研究開発投資の方向が正しかったかが十数年後に評価されることになり，投資家の製薬企業の企業価値を決める評価基準ともなる．

最近の生命科学の進歩により，新しい疾患ターゲットがどんどん見つかっており，ある意味，疾患ターゲットは無限に存在するともいえる．この中から製薬企業に合った疾患ターゲットを探し出さなければならない．疾患ターゲットを探し出すための条件・要件について以下にまとめた．

2.1 十数年先の医療環境の予測が必要

製薬企業にとって最適の疾患ターゲットを探すためには十数年後の医療環境がどのようになっているかの予測が重要となる．医療環境の予測ということで，**表1**にあげたような項目について，自社の調査能力を使って，あるいは調査専門会社などに委託して調査が行われる．

2.2 疾患ターゲットを決める要件

医療環境の予測結果をもとにして，以下の要件などを検討項目にして，疾患ターゲットを決めることになる．

①疾患ターゲットから導かれる医薬品の市場予測

 創薬シーズ

疾患ターゲットをなんらかの方法で制御する，あるいは制御できる分子のことを創薬シーズとよぶ．いかに効率良く，有効性の高い創薬シーズを選ぶか，創薬シーズ選択のバリエーションをいかに多くもっているかが，製薬企業の評価に直結することになる．

育薬[1]

「すでに市販された医薬品についても継続して，患者背景，使用方法，効果及び副作用等を調査・評価し，有効で安全な使い方に関する情報を増やしていくことが重要である．こうした考え方にもとづいて，医師，薬剤師，製薬企業関係者，研究者，患者らが，それぞれの立場で薬をより使いやすく有効性及び安全性の高いものに育てていく様々な取組み（制度，活動）を育薬という」．

表1 医療環境の予測

① 十数年先の疾患傾向予測
② 十数年先の患者分布予測
③ 高齢化に伴う医療・介護の状況予測
④ 健康保険制度改革の方向
⑤ 介護保険制度改革の方向
⑥ 国の社会保障政策予測
⑦ TPP など医療環境に影響する国際情勢の変化

TPP (Trans-Pacific Strategic Economic Partnership Agreement, Trans-Pacific Partnership；環太平洋戦略的経済連携協定).

② 市場の将来性
③ 製品を上市できるタイミングの予測
④ そのときの医療環境予測
⑤ 自社の研究開発能力・資金力
⑥ 自社製品ラインアップとの整合性
⑦ 製品の販売能力

2.3 疾患ターゲットの決定

かつては研究者が自らの知識や興味によって疾患ターゲットを決めていたが，今日，医薬品に対する考え方が大きく変わりつつある．従来の疾患ターゲット決定の方法も重要ではあるが，現在の一つのトレンドとしては，患者ニーズの多様化，言い換えれば，個別化医療（personalized medicine；パーソナライズド・メディスン）を意識した疾患ターゲット探索があげられる．つまり，少量・多品種の薬剤を開発・販売するという，今までとは異なったビジネスモデルが必要となる．同時に，個別化医療のために必要となる患者の薬に対する感受性試験に必要な診断薬，診断技術なども，新たな疾患ターゲットであると認識しなければならない．それだけ疾患ターゲットは多様化しており，医薬品の消費者（患者，医師など）のニーズ調査，個別化医療に対応するための市場調査など，新たな視点での調査研究が当然必要となってくる．

3 創薬シーズの選択

疾患ターゲットが決まれば，疾患ターゲットに見合った分子である創薬シーズを選択するためのスクリーニング系が構築されることになり，これをアッセイ開発という．

体内に存在するタンパク質（レセプター〈receptor〉など）のどのような働きを抑えたら病気の改善につながるか，逆に活性化させることでどのような病気の治療につながるかの推定・予測をもとに標的タンパク質が特定される．次の段階としては，数千～数十万の薬の候補（化合物ライブラリー）の中から，その特定さ

豆知識　疾患ターゲット決定時の注意点

疾患ターゲットを決めるとき，自社のもっている製品開発能力を過信してはならないことと，十数年後に売り出す医薬品であることから，十数年間は自社製品ラインアップによって市場を確保しておくことが重要となる．

語句　個別化医療

患者の生理的状態や疾患の状態などを考慮して，患者個々に治療法を設定する医療．とくに，コンパニオン診断（companion diagnostics）にもとづき個別化される薬物治療をさし，今後，製薬企業にとって重要な医療である．

コンパニオン診断

医薬品の適正使用を促すため，薬剤に対する患者個人の反応性（有効性，副作用など）を治療前に検査すること．最適な投薬のための遺伝子診断，その他各種バイオマーカーによる診断をいう．

バイオマーカー[2]

「生体内の生物学的変化を定量的に把握するため，生体情報を数値化・定量化した指標．FDA（米国食品医薬品局）はバイオマーカーの位置づけを，"正常なプロセスや病的プロセス，あるいは治療に対する薬理学的な反応の指標として客観的に測定・評価される項目"としている」．

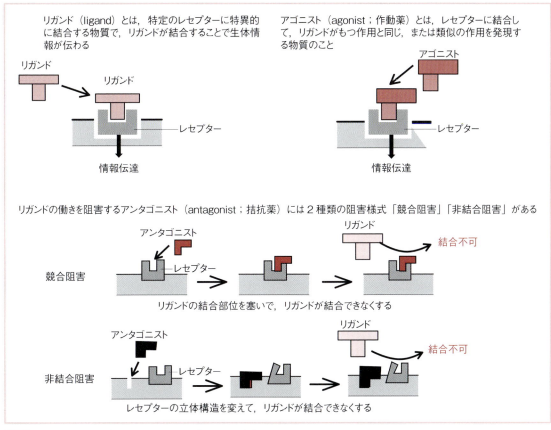

図2 リガンド，アゴニスト，アンタゴニストの働き

れた標的（ターゲット）タンパク質の働きを抑える（阻害する）もの（アンタゴニスト），あるいはタンパク質の働きを活性化するもの（アゴニスト）を選び出す．これをスクリーニングとよぶ．

リガンド，アゴニスト，アンタゴニストの働きを図2に示す．

3.1 一次スクリーニング

一次スクリーニングはアッセイ開発により構築された in vitro アッセイ系により薬の候補・創薬シーズを何種類か選び出し，それらをもとにしてさらに類似化合物を合成し，選択性の向上や副作用の低減などを目指す．たとえば，創薬シーズがAという酵素であれば，Aのみを阻害し，病気と関係しないA以外の酵素は阻害しない化合物が副作用のない，あるいは少ない薬になると予測される．それを調べることをプロファイリングとよび，「ふるい」の役割を担うアッセイ評価システムは，測定精度が高く，結果の再現性が高くなければ，良い薬を選び出すことができない．言い換えれば，優れたアッセイ系を構築することが薬づくりの成功の鍵となる．

 アッセイ開発

薬の候補（化合物）が医薬品になりうるかを調べるために，試験管内（in vitro）などで反応を再現させる評価システムを構築することをさす．

in vitro

"試験管内で（の）"という意味で，試験管やシャーレなどの中でヒトや動物の細胞，組織などを用いる，各種の実験環境（たとえば，in vitro 一次スクリーニングは人為的にコントロールされた試験管内という環境での実験を意味する）をさす．

3.2 二次スクリーニング

一次スクリーニングで選ばれた化合物が，薬としての基本的な性質をもっているかを確かめるために，in vivo での基本的な安全性・有効性の確認のための二次スクリーニングに回される．

生活習慣病をターゲットとした医薬品の場合，経口吸収性があるかどうかは重要な医薬品開発を進める要件であることから，二次スクリーニング段階で経口吸収性をスクリーニング項目に加える場合がある．二次スクリーニングをパスした化合物を開発候補品（キャンディデート）とよんでいる．キャンディデートを見つけるまでが，一般にいう探索研究に当たる．

各製薬企業ではそれぞれ独自の研究開発のステップをもっており，よび方は異なるが，目的は「いかに早く，質の高い開発候補品を見つけるか」ということに尽きる．

語句 in vivo

"生体内で（の）" という意味で，マウスなどの実験動物を用い，生体内に直接被験物質を投与し，生体内での薬物の反応を検出する試験環境をさす．

4 探索研究成果の特許出願

二次スクリーニングの終了の段階で創薬シーズが絞り込まれ，開発候補品として選ばれる前後に，特許権を得るための特許出願の検討が行われるのが普通である．選択された開発候補品が他社の特許に抵触していないか，まったく新しい概念のものかを確かめるために特許調査を行う．特許調査の結果を受けて，新たな特許を出願する場合，どのような特許を出願すべきか，さらに特許権（patent, right）を強力にするための検討を行う．

豆知識 強力な特許権をもつメリット

強力な特許権をもっていることで，医薬品の独占販売が許されることから，特許は製薬企業にとっては生命線である．最近，特許経営という概念が定着しており，企業経営に際しても特許の重要性が認識されるようになってきている．

5 薬学生に必要な特許権の基礎知識 (図3)

医薬品特許は薬学生にとっては身近に感じないものであったが，政府が推進している後発医薬品（ジェネリック医薬品）の普及政策は，まさに医薬品特許がその基本・背景にある．そこで，薬学生にとって特許の概念を知り，特許権本来の意味，医薬品特許権取得の流れなどについて知っておくことの意義は大きい．

特許権は，知的財産権のうちの産業財産権に含まれる (表2)．

5.1 特許権が与えられる条件

特許権が与えられるかどうかは下記の3点から判断される．
①産業上，利用できるものかどうか（産業上の利用可能性）．
②新しいものかどうか（発明の新規性）．
③すでに知られている発明から簡単に発明できないものかどうか（発明の進歩性）．

特許法は，産業の発展のために設けられているため，産業上利用できない発明

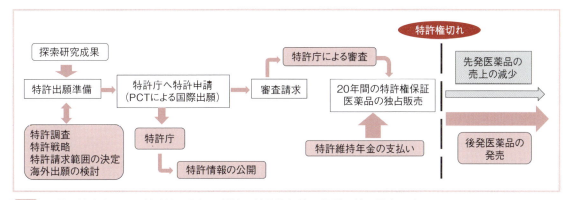

図3 医薬品特許出願から特許権の取得・維持・特許権行使・後発医薬品発売の流れ

表2 知的財産権

分類		保護の対象	権利期間
産業財産権	特許権	発明を実施する権利を与え，発明を保護する	出願から20年（一部25年）
	実用新案権	物品の形状等に係る考案を保護する	出願から10年
	意匠権	工業デザインを保護する	出願から20年
	商標権	業務上のブランド力を保護する	登録から10年（更新あり）
著作権		思想・感情の創作的表現を保護する	創作時から死後50年

には特許権が与えられない．ここでの産業とは，製造業，農業，漁業，鉱業，運輸・通信業，金融・保険業などが含まれる．

日本の特許制度では医薬品，医療機器などの工業製品には特許権が与えられるが，医療行為には特許権が与えられないことになっている．ただし，アメリカでは制限つきながら医療行為にも特許権が与えられている．

5.2 特許がもつ権利と義務

①新技術・製品の開発は人類全体にとって有用であり，広く人類が技術を共有する必要があることから特許の内容の情報開示は義務化されている．

②新しく開発した「もの」の各種情報開示の見返りとして，一定期間（20〜25年間）の独占権が付与される．

③特許出願においては先願主義が基本であり，少しでも早く出願した者に特許権が与えられるので，出願日時が非常に重要となる．

特許の基本的な考え方は，下記のように新技術・製品の特許情報の公開と引き換えに，新技術・製品の専用実施権を認める，というものである．

5.3 特許出願・特許権維持にかかる費用

特許出願し，特許庁に審査請求を行い，審査の後，特許権が与えられるまでにかかる費用や，特許権が与えられた後，特許権を維持するための特許維持年金が必要となる．**表3**にその概要を示す．当然，特許権を請求する範囲の大きさに

 語句 専用実施権

業として特許発明を独占排他的に実施できる権利である（特許法77条2項）．設定行為で定めた範囲内において，特許権者の制限なく業として特許発明の実施が可能となる．

Column
医療関連企業にとっての特許

● 意義

医療関連企業は**表Ⅰ**に示す製品，あるいは製造技術を販売することで医療関連事業（健康支援事業）が成立するため，一定期間，特許権により販売を独占的に行うことができると，販売による利益も独占できる．企業にとって特許権がいかに重要であるかがわかってもらえるだろう．

● 特許戦略の重要性

医薬品を例に，わかりやすく説明する．探索研究の成果として，新薬候補が見つかった場合，新薬候補に対する特許戦略を立てなければならない（**表Ⅱ**）．

研究開発リスクの大きい創薬のための特許戦略を明確にすることは，製薬企業の経営戦略上，非常に重要なものになりつつある．

● オープン・イノベーション時代の特許の役割

オープン・イノベーション（open innovation）に際しても特許には重要な役割がある．

①製薬関連企業との連携がスムーズに行くように特許権を活用する．

②バイオ・ベンチャー企業のM&A（merger and acquisition；合併と買収）に際し，バイオ・ベンチャー企業がもっている特許権を企業価値判断の材料とする．

③アカデミアとの連携においても，アカデミアからの技術移転を受ける際のTLO（technology licensing organization；技術移転機関）との技術移転交渉に際し，製薬企業としてはアカデミアのもつ特許権の価値判断をしなければならない．

表Ⅰ 医療関連の製品

- 医薬品
- 診断・検査薬
- 医療機器
- 介護，リハビリテーション，ケア
- サプリメント，保健機能食品

など

表Ⅱ 特許戦略の5つの条件

①本当に患者ニーズに合った医薬品か

②市場調査ができているか，新しい市場を開拓できるか

③実質の特許期間5年で研究開発投資を回収可能か：特許期間が20年であっても，商業ベースに乗るまで一般的に十数年かかることを考慮しなければならない

④5年以上の特許期間を確保するための開発戦略があるか（他社との連携なども含めて）

⑤利益がどの程度確保できるか予測ができるか，既存薬との差別化が確実にできるか，競合他社の研究開発動向（特許情報が参考になる）

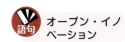

オープン・イノベーション

創薬には大きなリスクを伴うことから，このリスクを分散させるための，製薬関連企業との連携，バイオ・ベンチャー企業のM&A，アカデミアとの共同研究などをさす．

TLO[3]

「大学の研究者の研究成果を特許化し，それを企業へ技術移転する法人であり，産と学の"仲介役"を果たす組織である．大学発の新規産業を生み出し，それらにより得られた収益の一部を研究者に戻すことにより研究資金を生み出し，大学の研究の更なる活性化をもたらすという"知的創造サイクル"の原動力として産学連携の中核をなす組織である」．

表3 特許出願・特許権維持にかかる費用

- 国内特許出願費用：30〜40万円
- 審査請求費用：15〜20万円
- 外国特許出願費用（PCT出願，後述）：60万円以上
- 特許維持年金：特許権を消滅させないために支払う．特許の内容により額は大きく変わる
- 特許維持年金の支払いが止まると即，特許権が消滅する
- 特許維持年金の平均支払い額：1件につき年間100万円前後
- 医薬品の場合，10か国以上で特許権が認められるのが普通で，年間1,000万円以上の支払いが必要となる

表4 PCT国際出願

① 特許協力条約（PCT）に基づく国際出願とは，一つの出願願書を条約に従って提出することによって，PCT加盟国であるすべての国に同時に出願したことと同じ効果を与える出願制度[4]である
② 外国出願は海外戦略上，非常に重要となってきており，まずPCT国際出願をすることが一般的である
③ 4か国以上に出願する場合，PCT国際出願した日が，PCT加盟国における国内出願の出願日となる
④ その後1.5年以内に通常の外国出願手続きをすればよいので，出願に余裕が生まれる

より，金額は変わる．

特許を1件出願し，その特許を維持するだけで，これだけの費用が発生するということで，特許を維持するか捨てるかの判断は製薬企業の経営上，非常に重要な判断になる．

5.4 外国への特許出願

製薬企業にとって，とくに世界市場を目指す価値のある新製品による利益を独占するためには外国出願が必須であり，その際，特許協力条約（Patent Cooperation Treaty：PCT）国際出願（表4）を行うのが一般的となっている．

5.5 後発医薬品と特許の関係

欧米先進国では後発医薬品の使用率は80％を超えており，先発医薬品企業（期限切れにより特許権が行使できず，独占的な販売権がなくなった製薬企業）の売り上げは激減し，経営戦略の大幅な見直しを迫られているのが現状である（⇒後発医薬品の使用率については，2章11の一口メモ〈p.134〉参照）．

6 創薬シーズ探索の実際（図4）

創薬シーズ探索の方法は「より効率的」になってきている．製薬産業は世界的な成長産業と位置づけられており，創薬シーズを探索するのは製薬企業にとどまらず，アカデミアや製薬会社以外の企業が積極的に創薬シーズ探索を行っている．そして，質の良い創薬シーズの探索に成功した企業やアカデミアから生まれたバ

 後発医薬品

後発医薬品とは新薬の特許期間が満了後，厚生労働省の承認を得て製造・販売される薬のことであり，新薬に比べて開発費が大幅に削減できるため，新薬と同じ有効成分・同等の効き目でありながら，医薬品の価格を低く抑えることができる．

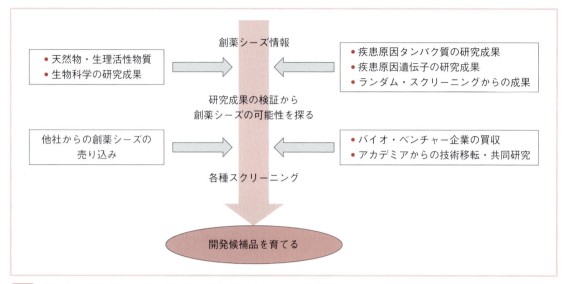

図4 創薬シーズ探索の実際：開発候補品を探し出し，育てる過程

イオ・ベンチャー企業が，創薬シーズを製薬企業に提供するビジネスモデルが定着しつつある．

ここでは，これらの最近の動きを含めて，実際にどのような創薬シーズ探索が行われているかを概観する．創薬シーズ探索は以下の7種類に大別でき，それぞれについて，詳しく述べる．

6.1 天然物からの創薬シーズ探索

天然物からランダム・スクリーニング（random screening）により創薬シーズとなる生理活性物質を探す方法は以前から行われている創薬シーズ探索の方法で，現在使われている多くの医薬品はこの方法で見いだされたものである．循環器関連医薬品，消化器関連医薬品，抗生物質（抗菌薬，抗ウイルス薬，抗がん剤）などが例としてあげられる．

6.2 生物科学の研究成果からの創薬シーズ探索

分子生物学の進歩により，酵素活性のもととなる酵素とレセプターの関係が明らかとなり，レセプターと酵素のバインディング（結合）を阻害する低分子化合物（アンタゴニスト），酵素の代わりとしてレセプターを活性化できる低分子化合物（アゴニスト）の研究が進み，アゴニスト，アンタゴニストを創薬シーズとする研究方法が確立した．しかし，同時に巨大な分子量のタンパク質であるレセプターの活性を低分子化合物でコントロールすることの難しさも経験することになる．

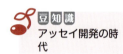

豆知識 アッセイ開発の時代

スクリーニングで最も重視される化合物ライブラリー（後述）を提供する企業が現れ，製薬企業は自社の化合物ライブラリーよりはるかに充実したライブラリーを使えるようになった．かつては，化合物ライブラリーの充実度が製薬企業の価値を決める材料であったが，今日では製薬企業の価値はアッセイ開発のレベルの高さによって決まる時代に入ったといえる．

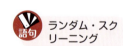

語句 ランダム・スクリーニング

新薬開発において，創薬シーズを見つけるために，ある病気の一次スクリーニング系をつくり，このスクリーニング系に入手可能な天然物を手あたり次第に作用させることにより，治療効果がありそうな物質を選び出す方法．

6.3 疾患の原因となるタンパク質の研究成果からタンパク質自体を創薬シーズとする

タンパク質

タンパク質の構造化学に関する研究の発展によりタンパク質の立体構造と活性の実態が解き明かされ，疾患と関係する多くのタンパク質が同定された．このうち，タンパク質の不足による疾患を，当該タンパク質を補充することにより直接的に治すという発想で，タンパク質を創薬シーズとする研究が行われることとなった．

抗体

疾患の原因となるタンパク質の活性を制御するための低分子化合物の研究が行われたが，低分子化合物ではタンパク質の立体構造を変えることによる活性の制御は難しいことがわかり，標的タンパク質の活性を制御する，あるいは排除することができる抗体を使う研究が進められ，抗体を作製する技術の発展とともに，抗体を創薬シーズとすることができるようになった．

6.4 疾患の原因となる遺伝子の研究成果からの創薬シーズ探索

直接責任遺伝子を正常に戻す遺伝子治療

かつては原因不明として一括りにされていた，さまざまな病気の原因となる責任遺伝子が次々と明らかになっている．21世紀に発展した遺伝子解析技術の進歩は新しい遺伝子診断法を生み，その結果として多くの病気の責任遺伝子が同定されつつある．

責任遺伝子が特定されると，その遺伝子を正常に戻すことで根本的治療も可能になるが，最近注目されているのがゲノム編集である．ゲノム編集では狙った遺伝子だけをピンポイントで変えることが可能で，従来の遺伝子組換え技術よりも格段に高い精度で遺伝子の取捨選択が可能になり，責任遺伝子が創薬シーズとなる時代が来たことになる．

責任遺伝子の活性を制御できる薬剤の探索

責任遺伝子の活性を制御できる薬の候補として核酸医薬がある．核酸医薬はタンパク質合成のエンジンであるmRNA（messenger RNA〈ribonucleic acid；リボ核酸〉；メッセンジャーRNA）を標的として，これを機能させなくすることで，有害なタンパク質自体をつくらせないことができる．ちなみに，「mRNAに小さなRNAが結合することでmRNAを分解する」という現象には，「RNA干渉」という名前がつけられている．すなわち，核酸自体が創薬シーズとなる時代が来たのである．

 生理活性物質

わずかな量で生き物の生理や行動になんらかの特有な作用を示し，身体の働きを調節する役割をもった物質をさす．医薬品はすべてが生理活性物質であると考えて間違いない．

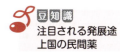 **注目される発展途上国の民間薬**

最近，とくに欧米の大手製薬企業が発展途上国の民間薬に注目し，その有効成分から創薬シーズ探索を見直すなど，積極的に投資しており，研究成果が注目されている．

 民間薬

民間薬とは，庶民のあいだに伝承されてきた薬のことで，その多くが植物起源の生薬である．生薬とは天然に存在する薬効をもつ産物から有効成分を精製することなく病態の改善を目的として用いる薬の総称．

抗体

リンパ球のうちB細胞が産生し，ある特定の異物（疾患の原因となるタンパク質）が体内に入ると，その異物にある抗原（目印）に特異的に結合して，その異物を生体内から除去する．抗体の本体は免疫グロブリンというタンパク質である．

B細胞

骨髄由来の細胞であり，免疫応答に関与するリンパ球で，異物にある抗原（目印）の体内への侵入に応答して増殖し，抗体（免疫グロブリン）を生産する．

3 品質試験と製剤設計

3-1 品質試験（規格試験方法，安定性試験）

Summary
- 規格に設定する試験方法は，①薬局方の基準，②開発段階における関連するデータ，③毒性試験や臨床試験に用いられた原薬および製剤の試験データ，ならびに④加速試験および長期安定性試験の結果に基づき，その妥当性を立証する必要がある．
- 医薬品の試験に用いる分析法が，使用される意図に相応しいことを立証するため，分析法バリデーションを実施する必要がある．
- 新しい分析技術の開発や既存の分析技術の改良は目覚ましいが，これら新規技術の導入により，医薬品の品質保証がより良くできると考えられる場合は，積極的に採用するべきである．

Keywords ▶ 規格および試験方法，薬局方，ICH ガイドライン，安定性試験，分析法バリデーション

1 はじめに

医薬品開発のグローバル化に伴い，優れた医薬品を地球的規模で研究開発し，患者へ迅速に提供するため，ICH が組織され，新医薬品の承認申請に必要な薬局方一般試験法や安定性試験条件などの調和が促進されている．

語句 ICH
⇒本章「1 レギュラトリーサイエンスと法規制」(p. 20) 参照．

2 薬局方一般試験法

医薬品の品質にかかわる規格および試験方法は，原則，各国・地域の薬局方に記載の試験方法および判定基準に準拠する必要がある．しかし，現時点においても主要な薬局方である日本薬局方 (Japanese Pharmacopoeia：JP) を含めた欧州薬局方 (European Pharmacopoeia：EP)，ならびにアメリカ薬局方 (United States Pharmacopoeia：USP) に規定されている一般試験法やその判定基準は，相互のデータを完全に活用できていない状況にある．一方，医薬品市場のグローバル化に伴い，承認申請書に記載される試験方法と判定基準を3極の行政当局が連携することにより，近年では相互の利用を推進する方向に改善されつつある．このような3極の協調を強化するため，JP，EP ならびに USP の三者から構成される薬局方検討会議 (Pharmacopoeial Discussion Group：PDG) は，時宜に

かなった形で一般試験法の調和を成し遂げることを公約している．

調和が達成された一般試験法の例としては，強熱残分試験法や無菌試験法などがあり，JPの方法を用いて得られたデータは，JPによる一般試験法およびその判定基準と同様に，3極のいずれにおける承認申請においても受け入れられるようになっている（ICH-Q4B「薬局方テキストをICH地域において相互利用するための評価及び勧告」）．

3 開発段階における品質試験

創薬段階においては，動物などを用いた薬理試験，吸収性評価および毒性試験などを行う．このような非臨床段階においても，得られた結果の信頼性を保証するため，これらの試験に用いる試料に関して企業・機関の責任で適切な規格および試験方法を設定するのが一般的である．

非臨床段階でヒトでの有用性が期待できると判断された化合物については，当局に対して毒性データ，ならびに品質（物理的化学的性質，規格および試験方法，安定性など），有効性および安全性に関する情報に基づく治験薬概要書を提出し，治験を開始する．

想定した薬効がヒトで確認されると，「くすり」としての開発が進展し，承認申請を目指した臨床試験，長期毒性試験に加え，CMC（Chemistry, Manufacturing, and Controls；化学・製造・管理関係）部門においては，これらの試験で使用された原薬および製剤の品質データの整理，工程改良やスケールアップ検討が行われ，これらに必要な工程内試験など，すべての試験方法に対する分析法バリデーションデータが取得される．

なお，開発段階における安定性試験や分析法バリデーションは，それぞれICH-Q1A（R2）「安定性試験ガイドライン」およびICH-Q2A「分析バリデーションに関するテキスト（実施項目）」，ならびにQ2B「分析法バリデーションに関するテキスト（実施方法）」などを参考に徐々に重厚化しており，承認申請時にはガイドラインに準拠して実施するのが一般的である．

4 規格に設定すべき試験方法と判定基準

ICH-Q6A「新医薬品の規格及び試験方法の設定」で勧告されている原薬，経口固形製剤の規格に設定すべき試験方法および判定基準をそれぞれ**表1**，**2**に示す．また，参考として原薬，経口固形製剤の品質をロットごとに管理していくうえで重要な試験項目についても示す．ICH-Q6Aには経口固形製剤以外に経口液状製剤及び注射剤についてもふれられているが，これらの剤形はモデルとして取りあげられているだけであり，ほかの吸入剤，経皮吸収剤なども，本ガイドラインの考え方を拡張して適用することが推奨されている．

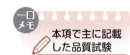

本項で主に記載した品質試験

本項では，EU（European Union；欧州連合），日本およびアメリカの3極内において新有効成分含有医薬品の原薬および製剤の承認申請時に必要となる，合成ならびに半合成の抗生物質および低分子量の合成ペプチドなどを対象とするICH-Q6A「新医薬品の規格及び試験方法の設定」やICH-Q1A（R2）「安定性試験ガイドライン」を中心に記載している．一方，生物薬品（バイオテクノロジー応用製品／生物起源由来製品）についてのガイダンスはICH-Q6B「生物薬品（バイオテクノロジー応用医薬品／生物起源由来医薬品）の規格及び試験方法の設定」およびICH-Q5C「生物薬品（バイオテクノロジー応用製品／生物起源由来製品）の安定性試験」などを参照されたい．

工程内試験

原薬や製剤の製造工程において実施される試験であり，製造工程において作動状態の指標となる種々のパラメータが適切な範囲内に収まることを目的としてのみ行われる工程内の試験である．

分析法バリデーション

分析法の誤差が原因で生じる試験の判定の誤りの確率が許容できる程度であることを科学的に立証することである．

表1 原薬の規格に設定すべき試験方法と判定基準（ICH-Q6A「新医薬品の規格及び試験方法の設定」）

項目	判定基準
性状	・形状および色についての定性的な記述 ・安定性試験における変化について検討し，適切な規格を設定する
確認試験	・類似する化合物同士を識別できることが望まれる ・たとえば，赤外吸収スペクトル法（IR法）など
定量法	・保存中に出現する分解生成物によって妨害されることのない特異的な分析法を設定する ・たとえば，HPLC法など
純度試験	・有機・無機不純物および残留溶媒（詳しくはICH-Q3「不純物」を参照）
原薬の特性に応じて設定すべき試験項目	
物理的化学的性質，粒子径，結晶多形，光学活性な新薬の試験，水分含量，無機不純物，微生物限度	

（厚生労働省医薬局審査管理課長．新医薬品の規格及び試験方法の設定について．平成13年5月1日．医薬審発第568号. https://www.pmda.go.jp/files/000156301.pdf をもとに著者作成）
IR（infrared absorption spectrometry），HPLC（high performance liquid chromatography；高速液体クロマトグラフィー）．

表2 製剤（経口固形製剤）の規格に設定すべき試験方法と判定基準（ICH-Q6A「新医薬品の規格及び試験方法の設定」）

項目	判定基準
性状	・剤形についての定性的な記述（たとえば，大きさ，形状および色） ・製造工程中あるいは保存中に変化を認める場合は，科学的根拠に基づき許容しうる範囲で判定基準を設定する
確認試験	・製剤中の原薬を確認するものである ・存在すると考えられる非常に類似した構造をもつ化合物同士を識別できるもの
定量法	・保存中に出現する分解生成物によって妨害されることのない特異的な測定法を設定する ・多くは原薬の定量と不純物の含量測定と同じ方法（たとえば，HPLC法）
純度試験	・有機・無機不純物（分解生成物）および残留溶媒（詳しくはICH-Q3「不純物」を参照） ・原薬が分解して生成する有機不純物や製剤製造過程において生成する不純物の管理として，個別規格を設定する分解生成物の量ならびにその総量について判定基準を設定する必要がある
経口固形製剤の特性に応じて設定すべき試験項目	
溶出性，崩壊性，硬度／摩損度，投与単位の均一性，水分含量，微生物限度	

（厚生労働省医薬局審査管理課長．新医薬品の規格及び試験方法の設定について．平成13年5月1日．医薬審発第568号. https://www.pmda.go.jp/files/000156301.pdf をもとに著者作成）

5 分析法バリデーションに関する実施項目

　分析法バリデーションの目的は，「医薬品の試験に用いる分析法が，使用される意図に相応しいことを立証する」という試験方法の信頼性を保証するうえで非常に重要な項目である．

　最もよく行われる試験方法である確認試験，純度試験および定量法において評価が必要な分析能パラメータを表3に，その定義を表4に示す．表3は，一律に適用することを求めるものではなく，必要に応じて変更しても差し支えない．

6 安定性試験

　安定性試験は，温度，湿度，光などのさまざまな環境要因の影響のもとでの品

表3 分析法バリデーションに関する実施項目（ICH-Q2A「分析バリデーションに関するテキスト（実施項目）」）

試験法のタイプ 分析能パラメータ	確認試験	純度試験		定量法 ○含量／力価 ○溶出試験 （分析のみ）
		定量試験	限度試験	
真度	−	＋	−	＋
精度				
併行精度	−	＋	−	＋
室内再現精度	−	＋(1)	−	＋(1)
特異性(2)	＋	＋	＋	＋
検出限界	−	−(3)	＋	−
定量限界	−	＋	−	−
直線性	−	＋	−	＋
範囲	−	＋	−	＋

− このパラメータは通常評価する必要がない．
＋ このパラメータは通常評価する必要がある．
(1) 室間再現精度（用語解説〈表4〉を参照のこと．）を評価する場合には，室内再現精度の評価は必要ない．
(2) 分析法が特異性に欠ける場合には，関連するほかの分析法によって補うことができる．
(3) 評価が必要な場合もある．
（各都道府県衛生主管部〈局〉長あて厚生省薬務局審査課長通知．分析法バリデーションに関するテキスト〈実施項目〉について．平成7年7月20日．薬審第755号．https://www.pmda.go.jp/files/000156368.pdf より）

質の経時的変化を評価し，原薬のリテスト期間，製剤の有効期間および貯蔵条件の設定に必要な情報を得ることを目的としている．

　安定性試験に関するICHガイドライン（ICH-Q1「安定性」）が施行される前は，各国・地域間で試験条件に違いがあり，試験結果を相互で利用することができなかった．そこで，日本，アメリカ，EUの3極で試験条件の調和が図られ，3極のいずれか一地域で行われた安定性に関する試験の成績は，原則として，ほかの2つの地域においても添付資料として使用できるように整備された．

6.1 原薬の安定性試験

　パイロットスケール以上の基準ロット，生産ロットに適用される最終的な製造方法を反映する製造方法および製造工程で製造された3ロット以上の基準ロットにつき実施する．

　安定性試験では，保存により影響を受けやすい測定項目および品質，安全性または有効性に影響を与えるような測定項目を選定し，原薬の物理的，化学的，生物学的および微生物学的測定項目を適切に含める．

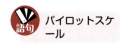

パイロットスケール

実生産設備と同様の機能をもったパイロットプラント（⇒本項の語句〈p.46〉参照）などを用いた製造スケールであり，実生産スケールで製造される製品の品質を反映する必要がある．

ロット

同一の製造期間内に一連の製造工程により均質性を有するように製造された製品および原料をいう．

表4 用語解説（ICH-Q2A「分析バリデーションに関するテキスト〈実施項目〉」）：分析能パラメータの定義

(1)	分析法 (Analytical Procedure)	分析法とは，分析を行うために必要な，詳細に記述された一連の手順のことである．手順の中には，例えば次のようなものが挙げられる：試料，試薬及び標準物質の調整法，機器の使用，検量線の作成法，測定値を得るための計算式等
(2)	特異性 (Specificity)	特異性とは，共存が予想される不純物，分解物，配合成分等の存在下で，分析対象物を正確に測定できる能力のことである 個々の分析法が特異性に欠ける場合には，関連する他の分析法によって補うことができる 各試験法において，特異性とは，次のようなことを意味する 確認試験：分析対象物を誤りなく確認できる能力 純度試験：試料中の不純物，即ち，類縁物質，重金属，残留溶媒等の含量を正確に示す能力 定量法（含量又は力価）：試料中の分析対象物の含量又は力価を正確に示す能力
(3)	真度 (Accuracy)	分析法の真度は，真値として認証又は合意された値と実測値との間の一致の程度のことである．Trueness ともいう
(4)	精度 (Precision)	分析法の精度は，均質な検体から多数回採取して得られた複数の資料について，記載された条件に従って測定して得られた一連の測定値間の一致の程度（又はばらつきの程度）のことである．精度には，併行精度，室内再現精度及び室間再現精度の3つのレベルがある 精度は，信頼できる均質な検体を用いて評価されなければならない．均質な検体が入手困難な場合には，均質とみなせるように調製した検体（訳注：例えば，大量の錠剤を粉砕し均質とみなせるまで混合して調製した検体）又は溶液を用いても差し支えない 精度は，通常，一連の測定値の分散，標準偏差又は変動係数（相対標準偏差）で表わされる (4.1) 併行精度 (Repeatability) 　併行精度とは，短時間の間に同一条件下で測定する場合の精度のことである．Intra-assay precision ともいう (4.2) 室内再現精度 (Intermediate precision) 　室内再現精度とは，同一施設内において，試験日，試験実施者，器具，機器等を変えて測定する場合の精度のことである (4.3) 室間再現精度 (Reproducibility) 　室間再現精度とは，異なった施設間で測定する場合の精度のことである（通常，分析法を標準化する際の共同研究において評価が必要とされる）
(5)	検出限界 (Detection Limit)	分析法の検出限界とは，試料中に存在する分析対象物の検出可能な最低の量のことである．ただし，このとき必ずしも定量できる必要はない
(6)	定量限界 (Quantitation Limit)	分析法の定量限界とは，適切な精度と真度を伴って定量できる，試料中に存在する分析対象物の最低の量のことである．定量限界は，試料中に存在する低濃度の物質を定量する場合の分析能パラメータであり，特に，不純物や分解生成物の定量において評価される
(7)	直線性 (Linearity)	分析法の直線性とは，（一定の範囲内で）試料中の分析対象物の濃度（量）と直線関係にある測定値を与える能力のことである
(8)	範囲 (Range)	分析法の範囲とは，分析法が適切な精度，真度及び直線性を与える試料中の分析対象物の上限及び下限の濃度（量）の間隔のことである（上限値及び下限値は，範囲に含まれる）
(9)	頑健性 (Robustness)	分析法の頑健性とは，分析法の条件を小さい範囲で故意に変動させたときに，測定値が影響を受けにくい能力のことであり，通常の作業状態における分析法の信頼性の指標となる

（各都道府県衛生主管部（局）長あて厚生省薬務局審査課長通知．分析法バリデーションに関するテキスト〈実施項目〉について．平成7年7月20日．薬審第755号．https://www.pmda.go.jp/files/000156368.pdf より）

6.2 苛酷試験

　苛酷試験は通常，加速試験の温度条件よりも10℃ずつ高くなっていく温度（た

表5 長期保存試験，加速試験および中間的試験の保存条件，申請時点での最小試験期間

試験の種類	保存条件	申請時点での最小試験期間
1. 一般的な原薬		
長期保存試験*	25℃±2℃／60%RH±5%RH 又は 30℃±2℃／65%RH±5%RH	12か月
中間的試験**	30℃±2℃／65%RH±5%RH	6か月
加速試験	40℃±2℃／75%RH±5%RH	6か月
2. 冷蔵庫での保存の場合		
長期保存試験	5℃±3℃	12か月
加速試験	25℃±2℃／60%RH±5%RH	6か月
3. 冷凍庫での保存の場合		
長期保存試験	−20℃±5℃	12か月

* 申請者は，長期保存試験として 25℃±2℃／60%RH±5%RH 又は 30℃±2℃／65%RH±5%RH どちらの条件で行うかを決定する．
** 30℃±2℃／65%RH±5%RH が長期保存条件の場合は，中間的条件はない．
（厚生労働省医薬局審査管理課長，安定性試験ガイドラインの改定について．平成15年6月3日．医薬審発第0603001号．https://www.pmda.go.jp/files/000156844.pdf より）

とえば，50℃，60℃，…），適切な湿度（たとえば，75%RH〈relative humidity：相対湿度〉以上），酸化および光分解（ICH-Q1B「新原薬及び新製剤の光安定性試験ガイドライン」）による影響を検討する．

通常，1ロットの原薬を用いて実施され，生成の可能性のある分解生成物を同定することにより，分解経路や医薬品本来の安定性を明らかとし，また，本試験で検出される分解物は，安定性試験に用いる分析方法の適合性を確認することに用いる．

6.3 原薬の長期保存試験および加速試験

長期保存試験，加速試験および中間的試験の保存条件，ならびに申請時点での最小試験期間を表5に示す．

安定性試験結果を適正に評価することにより，承認申請した条件で製造されるすべてのロットの貯蔵方法およびリテスト期間を設定するものであり，再試験日や貯蔵方法は容器のラベルに適切に表示する必要がある．また，経時的に定量値あるいは不純物量などが変化する場合，統計解析により長期保存試験の成績を外挿し，実測範囲以上にリテスト期間を延長することができる．

製剤の品質に大きな影響を及ぼす原薬に含まれる不純物（分解物）に関する取り扱いに関しては，ICH-Q3A（R2）「新有効成分含有医薬品のうち原薬の不純物に関するガイドライン」に詳細が記載されている．基本的には，承認申請時までに採用された試験方法の連続性および得られた不純物プロファイル，安定性試験結果などを十分に吟味し，不純物（個々あるいは総量）の規格を設定する．

6.4 製剤の安定性試験

　製剤の長期保存試験，加速試験および中間的試験の保存条件は原薬と同じ条件である（**表5**参照）．製剤の場合は，さまざまな包装形態があることから，水を基材とする製剤でプラスチック容器などに入れられたものは保存中に水分が損失する可能性を評価できる保存条件が選択される．

　長期保存試験および加速試験は，3ロット以上の基準ロットについて実施する．基準ロットは市販予定製剤と同一処方であり，同一容器施栓系の包装にする．さらに，製造工程は生産ロットで適用される方法を反映するようにする．3ロットのうち2ロットはパイロットプラント以上とし，ほかのロットは，正当化できれば小規模でも差し支えない．試験には，物理的，化学的，生物学的および微生物学的試験結果，さらには剤形に特有な項目（たとえば，経口固形製剤の溶出試験など）を適切に含める．

　安定性試験の結果を適正に評価することにより，取り扱い上の注意および有効期間を設定する．また，経時的に定量値あるいは不純物量などが変化する場合，統計解析により承認時に長期保存試験の成績を外挿し，実測範囲以上に有効期間を延長することができる．なお，不純物の規格は安全性と大きく関係することから，ICH-Q3B（R2）「新有効成分含有医薬品のうち製剤の不純物に関するガイドライン」を参考に，製造工程あるいは保存中に生成する不純物（分解物）の規格は慎重に設定する必要がある．

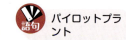

語句　パイロットプラント

実験室段階で得られたデータをもとに，装置が大きくなった際，製品の品質や生産高などに及ぼす操作条件の変化の影響や操作の安全性を検討する．ほぼ実生産設備と同様の機能をもった生産設備一式をいう．

7 規格の妥当性の立証

　規格に設定する試験方法と判定については，上述した①薬局方の基準，②開発段階における関連するデータ，③毒性試験や臨床試験に用いられた原薬および製剤の試験データ，ならびに④加速試験および長期安定性試験の結果に基づき，その妥当性を立証する必要があり，開発段階から得られたデータなども参考に承認申請書に記載する．

8 新技術の導入

　近年の新しい分析技術の開発や既存の分析技術の改良は目覚ましく，検出感度の向上やばらつきの低減による精度の向上などが図られている．したがって，これら新規技術の導入により，医薬品の品質保証がより良くできると考えられる場合は，積極的な採用を促進するべきである．

　また，バイオテクノロジーを応用した医薬品など複雑な構造を有する医薬品の物理的化学的性質，品質評価，あるいは製剤化による安定化，可溶化技術の開発や体内の薬物分布を量的・空間的・時間的に制御し，コントロールして薬物を輸

送するシステムなどの開発が進められている．そこで，これらを正確に評価し，規格および試験方法を設定するための新規分析技術の導入・開発が重要である．

〔北村　智〕

3 品質試験と製剤設計

3-2 製剤設計

- 製剤は薬物が有する薬効を適切に発揮すること，定められた品質および安定性を保持することのほか，識別性ならびに患者の服用性を考慮して設計される．
- 製剤設計とは薬物に適した剤形，処方，製造法および包装形態を確立することにある．処方とは薬物および製剤化のために選択された添加物の比率．包装は異物の混入を防ぐほか，製剤の安定性確保（水分，光）を考慮して設計される．
- 速溶性錠剤の標準的な処方は賦形剤，結合剤，崩壊剤および滑沢剤から構成され，必要に応じてフィルムコートが施される．
- 速溶性錠剤のほか，水に溶けにくい薬物の溶解性を改善する，腸溶性を有する，持続的に薬物を放出する，患者の服用性を改善するなどの機能が薬物の特性に応じて検討される．

Keywords ▶ 製剤設計，処方，製剤機能，製剤品質，識別性，服用性，包装設計

1 製剤設計の基本

　医薬品においては薬物が単独で使用されることはまずなく，添加剤とともに製剤化されて患者に投与される．そのため，その製剤化においては個々の薬物に関して適切な製剤設計（pharmaceutical design）が施されていなければならない．適切な製剤とは個々の製剤（たとえば，錠剤，注射剤など）が以下の項目を満たすことにある．

- 製剤機能（function）：薬物の薬効が適切に発揮される．
- 製剤品質（quality）：定められた量の薬物および添加剤から構成されており，定められた規格を満たすとともに，異物を含まずかつ汚染されていない．
- 安定性（stability）：使用期間中，定められた規格を逸脱しない．
- 識別性（distinguishability）：類似の製剤と明確に識別できる．
- 使用性（usability）：患者が問題なく服用できる．

　こうした製剤を設計するために，まず剤形を選択し，そして処方（formulation），製造法および包装形態を確立していくが，この一連の作業が製剤設計である．

 語句 **処方**
処方とは製剤中における薬物および製剤化のために選択された添加物の比率．

　それでは新薬を開発していく際に，製剤設計はどのように実施されるのか．
　表1に示すように第十七改正日本薬局方によれば，製剤は「投与経路別及び適用部位別」に大別され，さらに製剤の形状，機能，特性から細分類されている．
　ここですべての製剤についてそれらの製剤設計を紹介することはできないので，

最も多く使用されている経口投与する製剤，そのなかでも最も使用が多い錠剤の製剤設計を例にとる．以下，錠剤の製剤設計を開発段階と製剤設計，プレフォーミュレーション（pre-formulation）研究，処方と製造法の検討，包装設計検討，という流れで解説する．

なお，同じ投与経路で，これもよく使用されているカプセル剤の製剤設計についても少し解説を加える．ただ，その製剤設計の進め方は錠剤とほぼ同様であるため，大きく異なる点のみ解説を行う．

表1 第十七改正日本薬局方による製剤の分類

投与経路及び適用部位別による分類	製剤名
経口投与する製剤	錠剤，カプセル剤，顆粒剤，散剤，経口液剤，シロップ剤，経口ゼリー剤
口腔内に適用する製剤	口腔用錠剤，口腔用液剤，口腔用スプレー剤，口腔用半固形剤
注射により投与する製剤	注射剤
透析により用いる製剤	透析用剤
気管支・肺に適用する製剤	吸入剤
目に投与する製剤	点眼剤，眼軟膏剤
耳に投与する製剤	点耳剤
鼻に適用する製剤	点鼻剤
直腸に適用する製剤	坐剤，直腸用半固形剤，注腸剤
腟に適用する製剤	腟錠，腟用坐剤
皮膚などに適用する製剤	外用固形剤，外用液剤，スプレー剤，軟膏剤，クリーム剤，ゲル剤，貼付剤

2 開発段階と製剤設計

新薬の製剤設計は臨床試験に治験薬を提供することから始まる．臨床試験は第Ⅰ相試験から第Ⅲ相試験で構成されるが（⇒本章「5 治験（GCP）」〈p.100〉参照），これらの試験に治験薬として提供される製剤は必ずしも承認後に上市される市販用製剤と同じであるとは限らない．むしろ開発段階とともに製剤処方が変更されるのが通例であり，処方だけではなく剤形までもが変わる場合もある．たとえば，臨床試験の初期では単に薬物を空カプセルに充填した簡易型製剤が使用され，臨床試験の後期では市販用製剤と同じ錠剤が使用される場合もある．すなわち，開発段階が進むにつれ，製造方法も含めて剤形および処方が市販用製剤へと変化していくケースが多い．なお，治験薬も市販用製剤同様，「医薬品及び医薬部外品の製造管理及び品質管理の基準に関する省令（Good Manufacturing Practice：GMP）」環境下で製造されなければならない．

開発段階で剤形および処方が変更されるのは上述したとおりであるが，ここで重要なことは，これら変更の根拠が合理的に説明でき，開発期間を通じて製剤の機能に一貫性が求められることにある．たとえばICHガイドラインQ8（R2）（ICH-Q8〈R2〉）では開発段階初期から承認後の変更までも含めて，製剤設計に一貫性を求めている．すなわち，いかなる剤形および処方変更にも整合性が存在することを強く求めている．

3 製剤設計方針確立のための検討

3.1 プレフォーミュレーション研究

開発段階における製剤設計は，第Ⅰ相臨床試験用治験薬の製剤設計から始まる

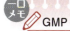

GMP

WHO（World Health Organization：世界保健機関）などの国際機関や各国の規制当局が策定している．日本では1976年（昭和51年）から厚生省薬務局長通知として実施され，1980年に省令化されている．

ICH

⇒本章「1 レギュラトリーサイエンスと法規制」（p.20）参照．

ICH-Q8（R2）

「PHARMACEUTICAL DEVELOPMENT（製剤開発に関するガイドライン）」．

が，これに先立ち対象薬物の特性を十分に把握しておく必要がある．ここでいう特性とは薬物の物理化学的特性と生物薬剤学的特性であり，これらを**表2**にまとめた．こうした特性を評価する検討はプレフォーミュレーション研究とよばれ，本検討により製剤設計に特別な工夫が必要か否かをあらかじめ見極め，製剤設計方針を確立することになる．

物理化学的特性

物理化学的特性の中で，まず重要な項目は結晶多形である．薬物の結晶形が複数存在する場合には結晶間の転移を防ぐため，最も安定した結晶形を選択するのが通例となる．また選択した結晶形の固体状態における安定性が悪い場合は，その分解メカニズムを明らかにし，安定性を改善できる可能性があるか否かを検討する．通常，分解を促進する要因は熱，酸素，水分であるが，酸素および水分が原因の場合は添加剤あるいは包装などの製剤設計により安定性を改善できる場合もある．

一方，薬物が消化管より吸収されるためには消化管内で水に溶解する必要があるため，水への溶解性を評価することが重要となる．水への溶解性は溶解度および溶解速度の両面からの検討が必要であり，とくに溶解度が著しく低い場合には塩あるいはコクリスタルの分子設計も検討される．また水への溶解性が悪いと判断された段階で，その後の製剤設計の中で溶解速度の改善，さらには製剤技術的に溶解度そのものを改善する必要があることが強く示唆されている．

なお，薬物が酸性薬物あるいは塩基性薬物の場合は溶解度がpHにより変化するので，その酸塩基解離定数（pKaもしくはpKb）も重要なパラメータとなる．

また製剤設計検討に先立ち，汎用される添加剤との配合禁忌試験を実施する．同試験は薬物と添加剤を一定の比率で混合した後に薬物の安定性を評価して，適切な添加剤の選択を行う．

生物薬剤学的特性

生物薬剤学的特性においては薬物の経口吸収性に影響する膜透過性を評価する．膜透過性が著しく低い場合には開発の断念にもつながる．一方，生物学的半減期の評価も重要であり，同半減期がきわめて短い場合には第Ⅰ相臨床試験から徐放性製剤を用いる場合もある．

3.2 動物における経口吸収性の評価

動物における経口吸収性評価にはラット，イヌ，サルを用いるのが一般的である．本検討では静脈内投与と経口投与を比較することで薬物のバイオアベイラビリティ（bioavailability；生物学的利用能）を求めるとともに，経口投与における投与形態の影響も検討する．すなわち，薬物を粉末で投与する場合と溶液（水に溶けない場合はポリエチレングリコールなどの非水溶媒に溶解）で投与する場合

表2 プレフォーミュレーション研究で検討される薬物の特性

物理化学的特性
・結晶多形
・固体状態での安定性（熱，光）
・吸湿性
・溶解性（水，親水性溶媒），酸塩基解離定数（pKa，pKb）
・粉体特性（流動性，比容積，濡れ）
・粒子特性（粒度分布，粒子形状）
・主要添加剤との配合禁忌

生物薬剤学的特性
・消化管粘膜透過性，消化管吸収部位
・生物学的半減期

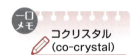

コクリスタル（co-crystal）

共結晶．オリジナルの薬物分子とともにイオン化していないほかの化合物分子を同一結晶格子内に非共有結合で共存させ，新たに結晶化した化合物．共結晶化することで，化学的安定性や水への溶解性の改善が期待される．とくに後者の目的で応用されるケースが多い．

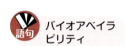

バイオアベイラビリティ

投与された薬物がどれだけ全身循環血中に到達し作用するかの指標で，経口投与AUC/静脈内投与AUCより計算する[1]．（⇒本章11の語句〈p.135〉も参照）．

とを比較する．比較には血中薬物濃度時間推移より求めた C_{max}（maximum blood concentration；最高血中濃度）および AUC（area under the blood concentration-time curve；血中濃度 − 時間曲線下面積）を用いる．これらのパラメータにおいて両投与状態で大きな差が生じた場合には，その原因が薬物の消化管での溶解性が悪いためと特定され，この点を改良する製剤設計が求められることになる．

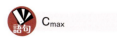

C_{max}

薬物の経口投与後に得られる最高血中濃度．

4 さまざまな機能を有する錠剤の処方と製造法の検討

プレフォーミュレーション研究により錠剤の設計方針が確立された後，各機能をもつ錠剤処方の検討が開始される．処方の検討にあたっては添加剤の選択とそれらの添加比率が検討される．実際には図1に示すように，試作と評価を繰り返し，機能（速溶性錠剤の場合は溶出性）および安定性の面でより優れた処方を選択する．

以下，機能の異なる錠剤について各々の処方および製造法について紹介する．

速溶性錠剤

消化管ですみやかに崩壊，薬物を溶出させることを目的とした錠剤．

4.1 速溶性錠剤の処方と製造法

速溶性錠剤の製剤設計では経口吸収性に影響する溶出性のみではなく，識別性，服用性，化学的安定性，物理的安定性（割れ，欠け）も考慮して一連の検討が実施される．すなわち，患者が他剤と間違わず，問題なく服用でき，胃内ですみやかに薬物を放出し薬効を発揮するよう設計される．化学的安定性に問題がなく，水への溶解性が良好な場合は，以下の項目に留意して処方の検討が行われる．

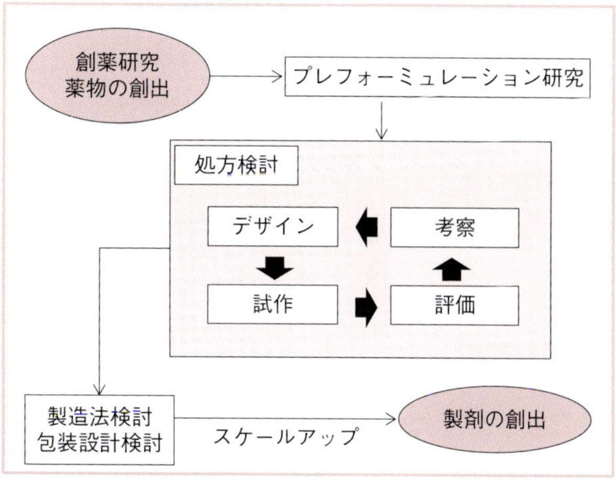

処方と製造法

錠剤中には薬物のほか，賦形剤，結合剤，崩壊剤，滑沢剤が通常，配合される．その配合理由と代表的な添加剤を表3にまとめた．速溶性錠剤の処方化においてはこれら添加剤の選択と各成分の添加比率の設定が検討される．一方，錠剤の製造においては全成分を均一に混合して打錠する直接打錠法，および滑沢剤を除く成分をいったん造粒し，その後滑沢剤を加えて打錠（圧縮成形）する造粒打錠法が通常，採用される．造粒法には水を用いない乾式造粒法と水を用いる湿式造粒法がある．図2には湿式造粒法により錠剤（素錠）を製造するスキームを示した．なお，速溶性カプセル剤においては前述した打錠用末をゼラチンあるいはヒプロメロース（ヒドロキシプロピルメチ

図1 製剤設計検討の流れ

表3 錠剤の処方に用いられる添加剤の目的と代表例

添加剤の種類	添加目的	代表的な添加剤
賦形剤	錠剤重量調整のために用いる	・乳糖 ・D-マンニトール
結合剤	粉体（薬物と添加剤）同士の結合力を高めることにより，錠剤硬度を高める	・ヒドロキシプロピルセルロース（HPC） ・ヒプロメロース[*1] ・結晶セルロース
崩壊剤	消化管内で製剤（錠剤，顆粒など）の膨潤・崩壊を促進し，薬物の溶解を容易にする	・低置換度ヒドロキシプロピルセルロース ・クロスポビドン[*2] ・カルメロースナトリウム[*3]
滑沢剤	打錠用粉体の流動性を増すとともに，粉体の打錠機の杵および臼への付着を防ぐことにより，錠剤の製造を円滑に行う	・ステアリン酸マグネシウム

*1：ヒドロキシプロピルメチルセルロース（HPMC）．
*2：ビニルピロリドンの架橋化合物．
*3：カルボキシメチルセルロース（CMC）．

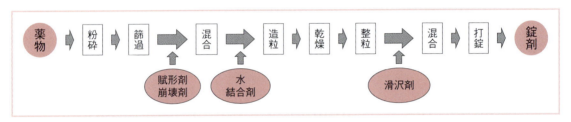

図2 湿式造粒法による錠剤製造のスキーム

ルセルロース）から成る空カプセルに充填することにより製する方法が一般的である．

一方，識別性，嚥下性，光安定性の点から素錠にコーティングが施される場合が多く，その主流はフィルムコーティングである．フィルムコーティングではヒプロメロースなどの水溶性セルロースが主成分で，これに可塑剤としてポリエチレングリコール，遮光性の面から酸化チタンが配合されるケースが多い．フィルムコーティング量は素錠重量の約3%が一般的である．

錠剤の大きさと服用性

円形錠の場合，日本では直径7〜9 mm（重量は約135〜270 mg程度）の大きさが好まれている．これより小さいとつかみにくいこと，大きいと嚥下が困難になることによる．錠剤中の薬物量が少ない場合は賦形剤により錠剤重量を調整する．

錠剤の識別性

　これまで日本においては白色錠が多く，かつ刻印による品名コード表示が主流であった．このため錠剤間の識別は包装によるところが多く，いったん包装から出された後は，患者はもとより薬剤師のあいだでも錠剤間での識別が難しいとの指摘があった．そこで最近では，錠剤自体を着色して識別性を高めるほか，錠剤表面に品名を印刷する技術が開発されている．図3 に錠剤印刷の一例を示した．

4.2　難水溶性薬物に対する錠剤の処方と製造法

　近年の創薬手法の変化により，開発薬物では脂溶性が高く，水に溶けにくい薬物，いわゆる難水溶性薬物の割合がたいへん多くなっているといわれている．その水への溶解度が $1\,\mu g/mL$，あるいはそれ以下という報告も多数ある．かかる難水溶性薬物では前述したプレフォーミュレーション研究で溶解性改善の必要性がすでに示唆されていることもあり，水への溶解性改善検討が直ちに実施される．それでは，どのような製剤技術が難水溶性薬物に適用されるのか，以下，粉砕技術と固体分散技術を紹介する．

粉砕技術

　粉砕は薬物の粒子径を小さくすることによりその表面積を増し，溶出速度を飛躍的に増加させる技術である．理論的には溶解速度は表面積の二乗に比例するので，薬物の粒径を 1/10 にすれば溶解速度は 100 倍増加する．

　現在，溶出性改善に汎用される粉砕技術にはジェットミル粉砕法と湿式粉砕法がある．ジェットミル粉砕法は高速で薬物粒子同士を衝突させる方法で，約 2～3 μm までの粉砕が可能である．一方，湿式粉砕法は水とともに薬物粉体を非常に硬いビーズにより強力に撹拌する粉砕方法で，0.1～0.2 μm までの粉砕が可能である．

　このようにナノレベルまで粒径を小さくできることが可能で，すでにいくつかの製品が上市されている．粉砕薬物を用いる錠剤処方と製造法は前述した速溶性錠剤に準じる．

固体分散技術

　本技術は薬物を分子状態で水溶性高分子中に分散させるもので，薬物分子を安定的に非晶質の状態で錠剤中に存在させることを可能にする．このような状態で水に分散すれば，一時的に結晶性薬物に比べはるかに高い溶解度が得られることになる．

　水溶性高分子にはヒプロメロース，ヒドロキシプロピルメチルセルロースアセテートサクシネートなどのセルロースおよびポリビニルピロリドンが汎用され，その混合比率は薬物に対し一般に 0.5～2 倍程度である．

　また製造法には，薬物と高分子を溶媒でともに溶解した後に乾燥する溶媒乾燥

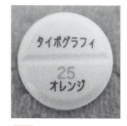

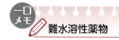

図3　表面に印刷を施した錠剤の例

（SCREEN ホールディングスより提供）

一口メモ　難水溶性薬物

水への溶解度が $1\,\mu g/mL$ の場合，臨床投与量が 10 mg，水 150 mL で服用すると仮定すると，単純計算では溶解量が 0.15 mg となり，全量が消化管ですみやかに溶解するとは考えにくい．

 語句　非晶質

結晶状態とは異なり，化合物内で分子が規則性をもって配列せず，無秩序に配列している状態をさす．非晶質薬物は熱力学的には準安定状態で存在するため，その結晶性薬物に比べ，見かけより高い溶解度を示す．

法と，両成分を高温で融解・混合した後に冷却する溶融法がよく用いられている．なお溶融法においては両成分が分解することなく溶融する必要があるので，本方法が適用可能な薬物および高分子は限られる．こうして得られた混合物を粉砕・整粒したものを固体分散粒と称するが，固体分散粒を調製した後に用いる錠剤処方と製造法は前述した速溶性錠剤に準じる．

以上述べたように，固体分散技術は溶解度そのものを高めるため，水に溶けにくい薬物の可溶化に対しては非常に有用な技術である．日本でもすでに多くの薬剤にこの技術が応用されている．一方，保存期間中に非晶質化していた薬物が結晶状態に戻る可能性もあり，その安定性については十分留意する必要がある．

4.3 腸溶錠の処方と製造法

胃の中で不安定な薬物，胃で溶けると胃障害を起こす薬物，あるいは小腸でのみ溶出させたい薬物に対しては，前述した速溶性錠剤に用いる処方により製錠後，素錠に酸性下では溶けず，中性 pH 領域で溶解する水溶性高分子をフィルムコーティングして腸溶錠を製する．

本目的で用いられる高分子の代表例としては，ヒプロメロースフタル酸エステルがあげられる．またカプセル剤においては，カプセル内に充填する顆粒にかかるフィルムコーティングを施して腸溶性をもたせるケースが多い．

4.4 徐放性錠の処方と製造法

薬物の生物学的半減期が短く，1 日の投与回数が多くなる薬物に対しては，患者の利便性を高めるうえで，また服薬コンプライアンスの改善のためにも徐放性製剤の使用は意義深い．徐放性製剤の基本は薬物を徐々に製剤より放出させることであり，日本ではこれまで以下に述べる 3 種の方法が多く採用されてきた．

①薬物を含む顆粒を水不溶性の高分子（たとえば，エチルセルロース）でコーティングし，これを錠剤化するか空カプセルに充填する．
②薬物を水不溶性のワックスあるいは高分子で練り込み，これを錠剤化するか空カプセルに充填する．
③水溶性で高粘性の高分子（たとえば，高粘性のヒプロメロース）中に薬物を分散し，錠剤化する．

いずれの場合も，顆粒剤あるいは錠剤からの薬物放出を遅延させることにより，持続的な薬物の溶出を実現する．

服薬コンプライアンス
患者が医薬品の服用を規則正しく行うこと．

4.5 口腔内崩壊錠（OD 錠）の処方と製造法

この 20 年間ほどで口腔内崩壊錠（oral disintegration：OD）は急速に使用が広がった製剤である．嚥下が困難な患者，服薬時に水分の摂取が制限されている患者への適用など，その利便性とともに利点は多い．第十七改正日本薬局方では「口腔内崩壊錠は，口腔内で速やかに溶解又は崩壊させて服用できる錠剤である」

とのみ定義されているが，FDA（Food and Drug Administration；アメリカ食品医薬品局）のガイドラインでも議論されているように，約30秒前後，あるいはそれ以内に崩壊するというのが一般的な認識となっている．

口腔内崩壊錠の設計のポイントは，このすみやかな崩壊性と市場での輸送および調剤に耐えられる錠剤硬度の両立である．このため，いろいろな処方および製造法が開発され，現在では多くの優れた口腔内崩壊錠が上市されている．

口腔内崩壊錠処方のベースは，水への溶解性に優れた糖・糖アルコールを賦形剤として用いることにある．ただ糖・糖アルコールでは十分な錠剤硬度が得られないため，さまざまな製剤的な工夫がされている．またすみやかな崩壊性を得るために，崩壊剤の選択・添加法においても種々の検討がなされてきた．一方，薬物によっては苦み防止，徐放性，腸溶性の機能を口腔内崩壊錠の中に織り込む必要が出てくる．このため，これらの機能をもつ微粒子（200 μm 以下）を設計し，これを打錠する製剤技術が開発されてきた．

5 錠剤の包装設計検討

錠剤は輸送中に破損することへの防止，あるいは異物による汚染防止のため通常は気密容器に包装される．一方，製剤の吸湿による薬物分解や錠剤の膨張，硬度の低下を防ぐため，防湿機能が検討される．また，薬物が光に不安定な場合は遮光機能も検討される．

気密容器

通常の取扱い，運搬または保存状態において，固形または液状の異物が侵入せず，内容医薬品の損失，風解，潮解又は蒸発を防ぐことができる容器をいう[2]．

包装形態としては，1錠ずつの個包装と複数錠をボトルなどの容器に入れる包装がある．個包装の代表例はPTP包装（press through package）であり，アルミ箔とポリ塩化ビニルあるいはポリプロピレンなどの高分子フィルムとを張り合わせることにより製する．これら高分子フィルムはある程度水分も透過させるため，さらなる防湿性が必要になる場合には完全に水分の流入を遮断できるアルミ袋に保存される場合もある．また，高分子フィルムを着色することにより遮光機能をもたせることも可能である．複数錠を包装する場合はプラスチックを用いたボトル包装が多様される．ボトル包装には遮光性があり，また乾燥剤を内部に装着することにより防湿性も保持することができる．

このように包装によりいろいろな機能をもたせているため，包装から取り出された後の錠剤の取り扱いについては十分注意する必要がある．

〔伊吹リン太〕

● 引用文献

1) 日本薬学会．バイオアベイラビリティ　薬学用語解説．http://www.pharm.or.jp/dictionary/wiki.cgi
2) 日本薬学会．気密容器　薬学用語解説．http://www.pharm.or.jp/dictionary/wiki.cgi

4 非臨床試験

4-1 薬理試験

Summary
- 薬理試験データは，承認申請資料における重要な資料の一つであり，医薬品の有効性や作用機序を明確化する試験だけでなく，安全性を確保する観点の試験（安全性薬理試験）もある．
- 安全性薬理試験については，実施すべき内容が国際的に定められており，医薬品の安全性に関する「非臨床試験の実施の基準に関する省令（GLP）」に基づき実施する必要がある．
- 医薬品の特徴などをふまえ科学的な観点から検討して，適切な試験系を選択し，臨床用量も考慮して薬理試験の結果を評価する必要がある．

Keywords ▶ 薬理試験，効能・効果，安全性，科学的エビデンス，承認審査，医薬品開発

1 はじめに：医薬品と化学物質

現在では，さまざまな医薬品が開発され医療に貢献しているが，これらが医薬品として疾病の治療などに広く用いられるようになるためには，さまざまな分野での科学的理解の向上が必要不可欠である．なかでも薬理学は，ある物質が（役割が不明な単なる物質ではなく）医薬品として利用できるか否かを見極めるうえで，きわめて重要な役割を果たしている．生体のシグナル伝達過程などを正しく理解し，ある物質がどのように生理機能に影響を与え，そして，どのように薬理効果（治療効果）を発揮するのか（作用機序）を科学的に理解しておくことは，医薬品の有効性を検討するうえで必要であることは言うまでもないが，その作用機序から発現する可能性のある副作用などについても予測することができるため，安全性（safety）の検討という観点でも重要である．

日本では，欧米などの諸外国と同様に，ある物質を医薬品として使用するためには，薬機法に基づく承認が必要である．この承認を得るにあたっては，さまざまな科学的データを提出しなければならず，その一つが薬理試験（pharmacological test）に関するデータである．

本項では，承認のために必要な薬理試験とはどのようなものなのかについて，

いくつかの医薬品での具体例を示しながら解説する．

2 承認に必要な薬理試験とその種類

　承認に必要な薬理試験には，医薬品の有効性や作用機序を明確化するための薬理試験と，その医薬品の安全性を確保するための薬理試験とがある．これらは承認に必要なデータを得るという観点だけでなく，医薬品開発を進めるうえでも重要な判断根拠となる科学的エビデンス（scientific evidence）を提示するものである．なぜなら，医薬品開発，とくに治験などの臨床開発を進めていくうえでは，その物質が生体にどのような作用を及ぼしうるのかを正しく理解しておかないと，期待された有効性が示されない，あるいは予測していない重篤な副作用が生じるといった可能性がある．

　どのような薬理試験を実施すればよいかについては，個々の物質の特徴や有する作用に応じて検討し，その物質がもつ薬理作用を最も適切に評価できる系を用いることが重要である．

2.1 薬理試験の要素

　薬理試験には，主に4つの要素があるとされており，それらは，効力を裏付ける薬理試験，副次的薬理試験，安全性薬理試験，そして薬力学的薬物相互作用試験である．これら各試験の特徴を整理すると下記のようになる．

効力を裏付ける薬理試験

　期待した治療標的に関連した医薬品の作用もしくは効果の機序に関する試験，すなわち，臨床における有効性を薬理作用に基づき論理的に裏付けるための試験である．

　たとえば，受容体などの標的物質への結合性，神経伝達物質などの遊離に及ぼす影響，酵素活性への影響，疾患モデル動物への影響などに関する試験であり，医薬品の作用機序，なぜ対象疾患において医薬品として効果を示すのかに関する論理的かつ客観的なデータを得るための試験である．

副次的薬理試験

　期待した治療標的に関連しない医薬品の作用もしくは効果の機序に関する試験，すなわち，医薬品が有している薬理作用のうち，期待する作用以外の作用を明らかにする試験である．

　たとえば，対象とした疾患以外の疾患モデル動物への影響を検討した試験などが該当する．

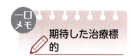

期待した治療標的
対象とする疾患に基づき決定されるものである．したがって，同じ医薬品であっても，治療の対象が異なれば治療標的が変わることとなる．
・例：抗ヒスタミン薬のジフェンヒドラミン塩酸塩
アレルギー疾患治療薬として用いる場合，ジフェンヒドラミンが有する中枢抑制作用による眠気は期待する治療標的の作用ではないが（主な副作用である），不眠の症状改善薬として用いる場合には眠気が期待する治療標的の作用となる．

安全性薬理試験

治療用量およびそれ以上の曝露に関連した医薬品の生理機能に対する潜在的な望ましくない薬力学的作用を検討する試験である．

その目的は，潜在的な有害作用の同定，毒性試験や臨床試験で認められた有害作用の評価と機序の同定，などである．

薬力学的薬物相互作用試験

医薬品が承認された場合に，臨床現場において併用される可能性がある医薬品との相互作用を明らかにする試験で，ほかの医薬品との併用により医薬品の効果が薬力学的に増強または減弱される可能性を明らかにする試験をさす．

なお，可能性のあるすべての医薬品との相互作用を検討しなければいけないということではなく，主な医薬品との相互作用を検討するのが通常である．

2.2 薬理試験に関するガイドライン

上記のなかでも安全性薬理試験については，国際ガイドラインの作成機関として広く認知されているICHにおいて検討されており，ICH-S7AおよびS7Bガイドラインとして公表されている（後述）．そのため製薬企業は，ICHガイドラインという国際基準に従って安全性薬理試験を実施することで，効率的に医薬品開発を進めることができ，同じ試験結果を異なる国（規制当局）に提出して評価を受け，承認を得ることが可能となっている．

ICH
⇒本章「1　レギュラトリーサイエンスと法規制」(p. 20) 参照．

なお，副次的薬理試験については，「一般薬理試験ガイドライン」[1]に基づき実施することとされており，このガイドラインでは，試験動物の選択，適用法，試験項目などの設定に関する留意事項が述べられている．

3 安全性薬理試験

3.1 安全性薬理試験ガイドライン

安全性薬理試験については，現在のところICH-S7AとS7Bガイドラインがある．

ICH-S7A「安全性薬理試験ガイドライン」[2]

本ガイドラインは，「安全性薬理試験の試験系の選択及び計画における一般的な指針」を示すもので，「医薬品による有害作用から臨床試験参加者及び市販品が投薬されている患者を保護するとともに，実験動物並びにその他の資源の不必要な使用を避ける」ことを目的としている．

● 試験の目的

このガイドラインでは，安全性薬理試験を実施する目的として，以下の3つが

述べられている[2].

①ヒトの安全性に関連のあると思われる被験物質の望ましくない薬力学的特性を特定すること.

②毒性試験もしくは臨床試験で認められた被験物質の有害な薬力学的もしくは病態生理学的作用を評価すること.

③これまで認められたもしくは危惧される薬力学的有害作用の機序を検討すること.

したがって，安全性薬理試験は，これらをふまえて試験計画を作成する必要がある.

● コアバッテリー試験

安全性薬理試験の中でとくに重要なのが，コアバッテリー試験とよばれる試験である．これは，生命維持に重要な影響を及ぼす器官系における被験物質の作用を検討することを目的とした安全性薬理試験のことで，具体的には，中枢神経系への作用（運動量，行動変化，協調性，感覚／運動反射反応および体温），心血管系への作用（血圧，心拍数および心電図），呼吸系への作用（呼吸数および1回換気量やヘモグロビン酸素飽和濃度などのほかの呼吸機能の尺度）を検討する薬理試験のことをさす.

このコアバッテリー試験での試験結果や既知の情報からなんらかの懸念が生じた場合には，適切にフォローアップ試験を実施し，より詳細な検討を行うことが必要である.

また，腎／泌尿器系への影響，自律神経系への影響，胃腸管系への影響なども必要に応じて実施することが求められる.

ICH-S7B「ヒト用医薬品の心室再分極遅延（QT 間隔延長）の潜在的可能性に関する非臨床的評価」[3]

● 目的と評価方法

心血管系への影響のうち，とくに QT 間隔に及ぼす影響に焦点を当てたガイドラインで，医薬品により引き起こされる Torsade de pointes を含む心室性頻脈性不整脈の発生リスクについて，より厳密な評価を行うことが求められており，ある物質をヒトへ初めて投与する前に実施することを考慮すべきとされている.

ICH-S7B では，hERG (human ether-a-go-go related gene；ヒト急速活性型遅延整流カリウムチャネル遺伝子) によりコードされた I_{Kr} チャネルタンパク質発現系を用いたイオン電流測定の *in vitro* 試験 (*in vitro* I_{Kr} 測定) や心電図評価を行う *in vivo* 試験 (*in vivo* QT 測定) の試験方法および結果の評価方法などが詳細に述べられている.

● フォローアップ試験

また，*in vitro* I_{Kr} 測定と *in vivo* QT 測定で結果が異なる場合や，臨床試験と非臨床試験で結果が一致しない場合には，その矛盾の原因を理解するためのデー

語句

QT 間隔

心電図の Q 波と T 波の間隔で，心筋の再分極過程を示す．医薬品による薬理作用による QT 間隔の延長は，Torsade de Pointes（トルサード・ド・ポワント）のような重篤な心室頻拍を引き起こすことがあり，医薬品の開発に際して重要な指標となっている.

Torsade de pointes

QRS の極性と振幅が心拍ごとに変化して，等電位線を軸にしてねじれるような特徴的な波形を呈する心室頻拍をいう．QT 時間が延長しているときに出現する[4].

タ再評価や非臨床フォローアップ試験を行うことを推奨している．

フォローアップ試験としては，「摘出心臓（心筋）標本における活動電位パラメータ測定」や「麻酔動物における活動電位持続時間の指標となりうる特定の電気生理学的パラメータの測定」などが述べられており，そのほかにも「反復投与」，「動物種と性別の選択」，「代謝促進剤もしくは阻害剤の使用」，「試験内での陽性対照物質及び比較対照化合物の使用」などが記載されている．さらにICH-S7Bでは，「医薬品の化学的／薬理学的分類」，「非臨床および臨床の関連情報」を収集し，これらの情報を含めた統合的なリスク評価を行うことが適切とされている．

3.2 薬理試験の信頼性

承認申請のために実施される薬理試験は，その評価系の信頼性も十分に確保されている必要がある．たとえば，科学的には最先端の試験方法であっても，その特徴，限界，再現性などが十分に確立されていないような試験方法では，結果を適切に評価することは困難である．したがって，独創的であるよりも，広く一般に認知されて普及しており，信頼性および再現性が評価系として確立していることが重要となる．これらは，通常，長年の使用実績があることや複数の独立した研究グループで再現性が確認されていることなどにより担保されている．

さまざまな種類の薬理試験があるが，ICH-S7Aで述べられている安全性薬理試験のコアバッテリー試験については，「医薬品の安全性に関する非臨床試験の実施の基準に関する省令（Good Laboratory Practice：GLP）」[5] に基づき実施することが定められている．また，その一環でICH-S7Bで述べられている *in vitro* I_{Kr} 測定および *in vivo* QT測定については，GLPに従って実施すべきとされており，フォローアップ試験については，可能な限りGLPに最大限従うべきとされている．

4 承認申請資料に記載すべき薬理試験

実施された薬理試験の結果は，最終的に承認申請資料に記載して提出することとなる．

4.1 一般的な留意事項

資料を作成するうえで，一般的な留意事項としては，下記のような点があげられる．

①現在の科学的水準に基づいた資料であるか．
②各試験結果を総合的に評価した場合に理論的矛盾はないか．
③試験結果に再現性があるか．
④作用機序に関する説明および考察は十分か．
⑤薬物動態の結果からも臨床推定用量において薬理作用の発現が期待できるか．

⑥代謝物(とくに活性代謝物)などについての薬理作用が検討されているか.
⑦必要に応じて薬力学的薬物相互作用についても，検討と考察が適切に行われているか.
⑧統計的に適切な手法を用いた検討が行われているか.

これらに留意しながら，承認申請資料を作成することとなるが，この資料のフォーマットについては，ICHで検討され国際的整合化が図られており，CTD (Common Technical Document；コモン・テクニカル・ドキュメント)という形式で提出することになっている.

4.2 CTDにおける薬理試験の記載項目

CTDにおける薬理試験の記載は，表1のような項目順で記載するよう定められている.

「まとめ」の項

薬理試験で得られた主要な所見を2〜3頁で簡潔に記載する．薬理データに関する概要を記載するとともに，留意すべき点(例：動物モデルがない場合にはその旨を述べたうえで考察)なども併せて記載する必要がある.

「効力を裏付ける試験」の項

とくに臨床用量から考えて，適切な用量で目的とする薬理作用が示されているか，作用は選択的であるか，複数の薬理作用が薬効にかかわっている場合には，それぞれの薬理作用がどのように関与しているのか，について説明することが必要とされている．可能であれば同種同効薬との比較なども記載することが推奨されている.

「副次的薬理試験」の項

各器官ごとの薬理作用を述べるとともに，対象とした疾患以外の疾患モデル動物への影響を検討した試験などがあれば記載し，期待していない薬理作用であるが，期待する薬理作用と同程度の用量で発現するのであれば，その作用がどのように効果に影響するのかなどを考察する.

「安全性薬理試験」の項

前述したICH-S7AおよびS7Bに基づき実施した試験成績を記載し，認められた作用がヒトで発現する可能性などについて考察する．また，副次的薬理試験の結果も関係する場合には，併せて考察することが推奨されている.

「薬力学的薬物相互作用試験」の項

当該試験が実施されている場合に，その成績を記載し，臨床での発現や注意喚

一口メモ CTD

ICH-M4ガイドラインとして作成・合意されたもので，承認申請書に添付すべき資料の構成を定めている．日・米・欧などの複数の国に承認申請する際の編集作業の重複を軽減するとともに，新医薬品にかかる国際的な情報交換を促進し，有効かつ安全な新医薬品の迅速な提供に資することを目的としている.

表1 CTD試験における薬理試験の記載項目と順番

①まとめ
②効力を裏付ける試験
③副次的薬理試験
④安全性薬理試験
⑤薬力学的薬物相互作用試験
⑥考察及び結論
⑦図表(本文末尾または本文中)

起の必要性について考察する．

「考察及び結論」の項

上記試験を総合的に評価し，承認申請内容の適切性を薬理学的な側面から考察し，説明することが必要である．なお，図表などについては，適宜本文中や文末に掲載して，理解しやすい内容とする工夫が必要である．

5 医薬品の作用機序と効能・効果

本節では，実際に承認された医薬品を例にあげ，承認申請に際して実施された薬理試験の内容を解説する．なお，ここでは主に薬理学的作用機序に関する質的な情報を記載しているので，定量的な情報などについては，公開されている審査情報（PMDA ホームページにおける医療用医薬品 情報検索〈http://www.pmda.go.jp/PmdaSearch/iyakuSearch/〉）を参照していただきたい．

5.1 オマリグリプチン

オマリグリプチン（マリゼブ®錠ほか）は，2015年9月に「2型糖尿病」の効能・効果で承認された糖尿病治療薬で，ジペプチジルペプチダーゼ4（dipeptidyl peptidase-4：DPP-4）阻害剤である．

作用機序

この医薬品の作用機序は，本薬がDPP-4を阻害することで，グルコース恒常性の維持にかかわるホルモンであるインクレチン（グルカゴン様ペプチド1〈glucagon-like peptide-1：GLP-1〉およびグルコース依存性インスリン分泌刺激ポリペプチド〈glucose-dependent insulinotropic polypeptide：GIP〉）の不活化を遅延させ，活性型インクレチン濃度を上昇させることで，血糖依存的にインスリン分泌促進作用などが増強され，血糖調整機能を改善することによると考えられている（図1）．

試験のデータ

オマリグリプチンの承認申請資料においては，効力を裏付ける試験として，主に以下のようなデータが提示されている．

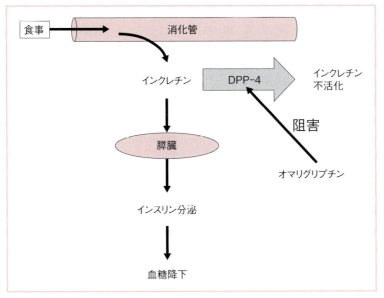

図1 オマリグリプチンの作用機序
食事を摂取することで小腸から分泌されるインクレチンを，DPP-4により不活化される過程でオマリグリプチンが阻害し，インクレチン濃度を増加させる．これによりインクレチンが膵臓のβ細胞を刺激しインスリン分泌を増加させる作用を増強して，血糖降下作用を示す．

- ヒト組換えDPP-4に対するオマリグリプチンのIC$_{50}$は1.6nM，Kiは0.8nMで競合的かつ可逆的なDPP-4阻害作用を有した．
- オマリグリプチンは，ヒト，カニクイザル，イヌのDPP-4に対して同程度の阻害活性を示したが，マウスおよびラットのDPP-4に対して阻害活性は弱かった．
- 正常マウスの経口ブドウ糖負荷試験でオマリグリプチンを単回経口投与すると，ブドウ糖負荷後の血糖値上昇が用量依存的に抑制された．
- DPP-4欠損（Dpp-4−/−）マウスにオマリグリプチンを投与したところ，ブドウ糖負荷後の血糖値上昇の有意な抑制は認められなかった．

IC$_{50}$

IC$_{50}$（50% inhibitory concentration；50%阻害濃度）．DPP-4の活性を50%抑制するのに必要な薬物濃度．

Ki

Ki（inhibition constant；阻害定数）．薬物とDPP-4との結合親和性を表す定数で，数値が小さいほど阻害活性が高い．

また，副次的薬理試験としては，以下のようなデータが提示されている．

- DPP-4以外の試験したすべてのプロテアーゼ（DPP-8およびDPP-9を含む）に対して，オマリグリプチンのIC$_{50}$は100μM超であった．
- オマリグリプチンはイオンチャネルや，160を超える酵素および受容体に対して，結合活性などの明らかな作用を示さなかった．

安全性薬理試験としては，ICH-S7A および S7B を遵守し，以下のようなデータが示されている．

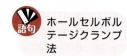

語句 ホールセルボルテージクランプ法

細胞膜に微小ガラス電極を高抵抗で密着後，部分的に細胞膜に穴をあけ，細胞膜を流れるイオン電流を記録する電気生理学的手法．

- hERG チャネルを発現させたチャイニーズハムスター卵巣細胞において，ホールセルボルテージクランプ法で検討したところ，オマリグリプチンは弱い hERG 電流阻害作用を示した．
- 迷走神経切断下で麻酔および人工呼吸下のイヌモデルにおいて，オマリグリプチンを静脈内投与すると，比較的高濃度で平均血圧のわずかな低下，QT 間隔（QTc）および QRS 間隔のわずかな延長が認められた．
- 覚醒イヌでのテレメトリー試験では，オマリグリプチン経口投与で QTc および QT 間隔の延長，平均血圧の低下が認められた．
- マウスにオマリグリプチンを経口投与したところ，投与 2 時間後でのみ一過性の活動性低下および一過性の体温低下が認められた．ラットへの投与では，オマリグリプチン低用量で神経系機能への影響は認められなかったが，高用量では運動性および活動性の低下が認められた．
- イヌにオマリグリプチンを単回経口投与すると，活動性低下および糞量減少が認められた．

考察

上記については，臨床用量と比較して適切な用量で検討されていることが重要であり，承認申請資料では，この観点からの考察が記載されており，また安全性薬理試験で認められた作用は，ヒトに投与した場合に想定される血中濃度の数十～数百倍の濃度で認められていることが考察されている．

なお，DPP-4 阻害による血糖降下作用機序は明らかであること，過去の複数の臨床試験でこのクラスの薬剤をほかの血糖降下薬と併用したときの有効性および安全性が明らかにされていること，スルホニル尿素類，速効型インスリン分泌促進剤，ビグアナイド類，チアゾリジンジオン類またはα-グルコシダーゼ阻害薬による治療にオマリグリプチンを追加投与したときの有効性および安全性は，治験において検討されていることから，薬理試験としての薬力学的薬物相互作用試験は実施されていない．

オマリグリプチンについては，上述の薬理試験に基づき，臨床開発が進められ，治験などの結果から期待される有効性および安全性が確認されたと判断され，承認された．

5.2 ニボルマブ（遺伝子組換え）

ニボルマブ（遺伝子組換え）（オプジーボ®）は，2014 年 7 月に「根治切除不能な悪性黒色腫」に承認された抗がん剤で，ヒト PD-1（programmed cell death 1）

に対するヒト型 IgG（immunoglobulin G；免疫グロブリン G）4 モノクローナル抗体である．

作用機序（図2）

この医薬品の作用機序は，PD-1 と PD-1 リガンド（PD-L1 および PD-L2）との結合を阻害し，抗原特異的 T 細胞のがん細胞への応答性を回復・活性化させることで，抗原特異的 T 細胞ががん細胞を攻撃できるようになり，抗腫瘍効果を示すと考えられている（⇒ Column 参照）．

Column
ニボルマブによる免疫療法

免疫療法とよばれる新たな治療法として注目されている．化学療法や放射線療法は，がん細胞だけでなく正常な細胞も攻撃するため，副作用が強く現れるという課題があるが，免疫療法のニボルマブは，本来われわれが有している正常な免疫機能を再活性化することで抗悪性腫瘍作用を発揮するのである．

がん細胞は通常，異物と認識され，T 細胞により攻撃を受ける．しかし，がん細胞が PD-L1 という物質をつくり出し，T 細胞の PD-1 受容体と結合すると，T 細胞の作用が減弱しがん細胞への攻撃が制止される（図2A）．すると，がん細胞は増殖し続け，生体に悪影響を及ぼすこととなる．ニボルマブは，抗 PD-1 抗体であるため T 細胞の PD-1 に結合して，がん細胞からつくり出された PD-L1 が T 細胞に結合できなくすることで，T 細胞の細胞傷害活性が，がん細胞により減弱されずに保持されるため免疫機能が維持され，がん細胞の増殖を抑制すると考えられている（図2B）．

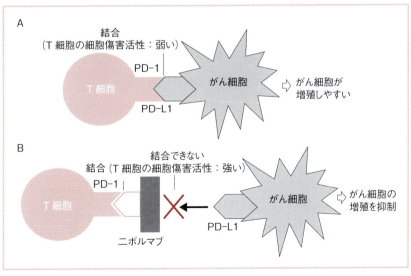

図2　ニボルマブの作用機序

試験のデータ

ニボルマブの承認申請資料においては，効力を裏付ける試験として，主に以下のようなデータが提示されている．

- PD-1に対する本薬の結合親和性およびPD-1とPD-1リガンドとの結合に対する阻害活性が検討され，ヒトとサルでPD-1に対する本薬の親和性は同程度であった．
- 複数の試験系（*in vitro*）で抗原刺激によるT細胞の増殖およびインターフェロンγ産生を本薬は増強した．
- ヒト悪性黒色腫に対するCD8陽性T細胞の細胞傷害性を本薬は増強した（*in vitro*）．
- サルにおいて，細胞性免疫応答および液性免疫応答を本薬は増強した（*in vivo*）．
- マウスPD-1と結合し，マウスPD-1とPD-1リガンドとの結合を阻害する4H2（PD-1に対するマウス化キメラ抗体）は，マウスの担がんモデルで増殖遅延効果を示した（*in vivo*）．

副次的薬理試験としては，以下のようなデータが提示されている．

- 本薬は，活性化ヒトCD4陽性T細胞に対する抗体依存性細胞性細胞傷害作用および補体依存性細胞傷害作用を示さなかった．
- 本薬は，ヒト全血からの抗原非依存的サイトカイン産生作用を示さなかった．

安全性薬理試験としては，以下のようなデータが提示されている．

- サルにおいて，中枢神経系，心血管系および呼吸器系に対して作用を示さなかった．

考察

上記については，臨床用量と比較して適切な用量で検討されていることが重要であり，承認申請資料では，この観点からの考察が記載されている．なお，安全性薬理試験については，反復投与毒性試験として実施された試験の中で主に評価されており，薬力学的薬物相互作用試験は実施されていない．

本薬については，抗体医薬品で種特異性があることから，化成品の場合と同様の薬理試験を実施することはできないが，科学的な観点から本薬の薬理作用を説明するうえで適切と考えられる実験系が選択され，その試験結果が提出されている．この例のようにガイドラインなどにおける記載は絶対的なものではなく，開発される医薬品のプロファイルは多様であることから，ガイドラインでの内容を参考に，根拠となる科学的データを適切に収集する方法を各医薬品ごとに検討することが重要である．

承認後の展望と課題

ニボルマブについては，上述の薬理試験に基づき臨床開発が進められ，治験等の結果から期待される有効性および安全性が確認されたと判断され，承認された．本薬は新たな機序を有する抗がん剤として注目されており，2015年12月に「切除不能な進行・再発の非小細胞肺癌」の効能・効果に対しても追加で承認された．

このように期待が高い一方で，ニボルマブの承認により新たな課題も浮上している．それは薬剤費負担である．本剤での治療には，1か月約150〜300万円程度という薬剤費が必要となり，後発品が承認されているようなほかの抗がん剤（1か月約数万〜数十万円）と比べると非常に高額である．日本では国民皆保険制度が発達しており，誰もが最先端の治療を受けられるというメリットがある一方，国費での負担にも限界がある．こういった仕組みを継続させるためにも，革新的な開発を認めつつ，どのように薬剤治療費を抑制していくのかについて検討が必要となっており，ニボルマブはそういった検討を行ううえでも注目されている医薬品である．

> **一口メモ**
> **ニボルマブ緊急薬価改定**
>
> ニボルマブは悪性黒色腫だけでなく，非小細胞肺がんへの効能・効果が追加され，2016年（平成28年）度の販売額は1,500億円を超えると推計されている．厚生労働省は，超高額な薬価を維持したまま，さらに適応が拡大するような状態を放置できないとして，薬価の特例的な対応（50％引き下げ）を緊急的に行うことを提案し，2016年（平成28年）11月に開催された中央社会保険医療協議会によりこの方針が了承された．この薬価引き下げは，2017年（平成29年）2月1日から適用される予定であるが，製薬業界からは反発の声もあり，革新的医薬品の開発を促進しつつ，国民皆保険制度を維持することの難しさを示している．

6 まとめ

前節では2つの医薬品を例として具体的な薬理試験の内容を解説したが，一般的には，疾患モデル動物における作用，治療標的（受容体や標的タンパク質）との結合特異性，情報伝達系への作用（情報伝達物質遊離への影響，チャネル活性，酵素活性）などが検討されている．これらの結果の評価においては，動物における結果のヒトへの外挿性なども考慮する必要があり，臨床効果への寄与などについては，種差や薬物動態なども考慮しながら評価する必要がある．

新しい作用機序を有する医薬品が承認され，医療現場で利用可能となることは，治療の選択肢を増やし，新しい治療法を確立するためにも必要であるが，その作用機序が革新的であればあるほど科学的に未解明や不明確である部分もあり，医薬品を適切に使用するためには，個々の医薬品の特徴をできるだけ明らかにし，その特徴を十分に理解しておくことが重要である．

（宇山佳明）

● 引用文献

1) 厚生省薬務局新医薬品課長通知．新医薬品等の製造（輸入）承認申請に必要な一般薬理試験ガイドラインについて．平成3年1月29日．薬新薬第4号．http://www.pmda.go.jp/files/000206735.pdf
2) 厚生労働省医薬局審査管理課長．安全性薬理試験ガイドラインについて．平成13年6月21日．医薬審発第902号．http://www.pmda.go.jp/files/000156827.pdf
3) 厚生労働省医薬食品局審査管理課長．ヒト用医薬品の心室再分極遅延（QT間隔延長）の潜在的可能性に関する非臨床的評価について．平成21年10月23日．薬食審査発1023第4号．http://www.pmda.go.jp/files/000156281.pdf
4) 日本循環器学会ほか編．QT延長症候群（先天性・二次性）とBrugada症候群の診療に関する

ガイドライン（2012年改訂版）．p. 18. http://www.j-circ.or.jp/guideline/pdf/JCS2013_aonuma_h.pdf
5）医薬品の安全性に関する非臨床試験の実施の基準に関する省令（平成9年3月26日．厚生省令第21号）．http://law.e-gov.go.jp/htmldata/H09/H09F03601000021.html

● **参考資料**
1. 内山　充，豊島　聰監．小野俊介，宇山佳明編．医薬品評価概説．東京化学同人；2009．
2. 豊島　聰，黒川達夫編著．医薬品のレギュラトリーサイエンス．改訂2版．南山堂；2016．
3. 医薬品医療機器総合機構．医療用医薬品の審査報告書，添付文書等の情報検索．http://www.pmda.go.jp/PmdaSearch/iyakuSearch/
4. 医薬品医療機器総合機構．ICHガイドライン-safety：安全性（非臨床に関するガイドライン）．http://www.pmda.go.jp/int-activities/int-harmony/ich/0069.html

4 非臨床試験

4-2 吸収・分布・代謝・排泄

Summary
- 薬物の生体内挙動（薬物動態）は，吸収，分布，代謝，排泄により規定される．
- 医薬品開発では，基礎研究から製造販売後まで，動物やヒトを対象とした *in vivo* 試験，臓器や細胞等由来試料を用いた *in vitro* 試験系，*in silico* 評価系により，薬物動態の検討が連続的に実施され，非臨床および臨床薬物動態の総合的な情報が収集される．
- 非臨床の吸収，分布，代謝および排泄試験は，医薬品の薬理的特性や毒性を薬物の生体内挙動の面から科学的に裏づけることにより，ヒトにおいて有効で安全に使用できる条件を見いだすために活用される．

Keywords ▶ 薬物動態，吸収・分布・代謝・排泄（ADME），非臨床薬物動態試験ガイドライン，トキシコキネティクス

1 はじめに

医薬品を服用した後に効果が発現されるまでの事象は，生体内での薬物の挙動と作用部位での効果発現に至るプロセスに分けて考えることができる．薬物の生体内挙動（薬物動態〈pharmacokinetics：PK〉）は，投与部位から全身循環に移行する吸収（absorption），体内の各臓器や組織に運ばれる分布（distribution），肝臓などで生体内変換を受ける代謝（metabolism），体外に排出される排泄（excretion）の各過程により規定され，頭文字をとって ADME とよばれる．

薬理効果は，作用部位に到達した薬物と標的となるレセプターや酵素などとの相互作用を介して生体の機能を修飾することにより発現される．

期待される有効性を得るためには，一般的に作用発現に必要な薬物量（または濃度）が作用部位に適切な時間存在することが必要であり，また疾患特性や薬物の作用機序なども考慮する必要がある．ヒトや動物に投与された薬物が効果を発現するためには，薬物を投与する経路や投与される医薬品の剤形を念頭において，このような薬物の生体内挙動と作用部位での効果発現に至るプロセス，すなわち薬物動態と薬力学（pharmacodynamics：PD）を最適化することが重要である（図1）．

本項では，医薬品の非臨床試験において実施される吸収，分布，代謝および排泄の各試験を中心に概説する．

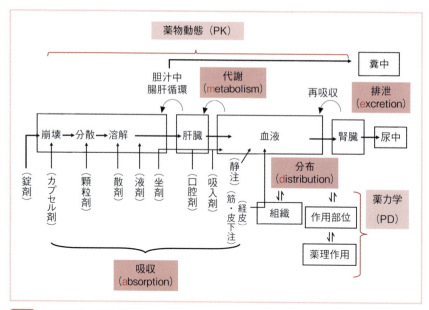

図1 薬物動態と薬力学

2 医薬品開発において実施される薬物動態試験

薬物動態試験は，医薬品の生体内挙動を明らかにする目的で実施される試験である．医薬品開発において実施される薬物動態試験は非臨床薬物動態試験と臨床薬物動態試験に大別される（図2）．

非臨床薬物動態試験には，丸ごとの実験動物を対象に吸収，分布，代謝または排泄を検討する *in vivo* 試験と動物またはヒトの臓器や細胞等由来試料を用いた *in vitro* 試験系により薬物動態を検討する試験がある．

臨床薬物動態試験には，健康被験者または患者を対象に薬物動態を検討する試験，薬物動態と薬力学の関係を明らかにすることを目的に実施される試験がある．

加えて，データベースやコンピュータを活用して，*in silico*（イン・シリコ）の評価系やモデリングとシミュレーション（Modeling and Simulation：M&S）によるアプローチによっても薬物動態の検討が行われる．

3 非臨床薬物動態試験

3.1 非臨床で薬物動態を検討する意義

非臨床薬物動態試験は，被験物質の吸収，分布，代謝および排泄を明らかにすることを目的に，実験動物や *in vitro* 試験系を用いて実施される．*in vitro* では薬理活性が高い化合物でも，*in vivo* では期待される効果が得られない場合がある．個体を対象とした *in vivo* 試験とは異なり，身体の一部に対する作用を検出する

in silico

「コンピュータ（シリコンチップ）で」の意味．*in vivo*（生体内で）や *in vitro*（試験管内で）に準じた造語である．医薬品開発では，*in silico* アプローチとして，候補化合物の化学構造，標的となるレセプター，代謝酵素などの情報をデータベース化して，シミュレーションにより，候補化合物の絞り込みや薬効，毒性，ADMEの最適化などが行われる．

M&Sアプローチ

ある現象，システムまたはプロセスを物理学的，数学的，論理的に表現したものがモデル（模型）であり，モデルを組み立てることをモデリングという．シミュレーションは模擬・模倣することをいう．M&Sアプローチは，予測，設計または計画策定などのために，現象やシステムから特徴的な要素を抽出してモデルとして定型化し，想定される条件を取り入れて実際に近い状況を模擬的に再現することである．

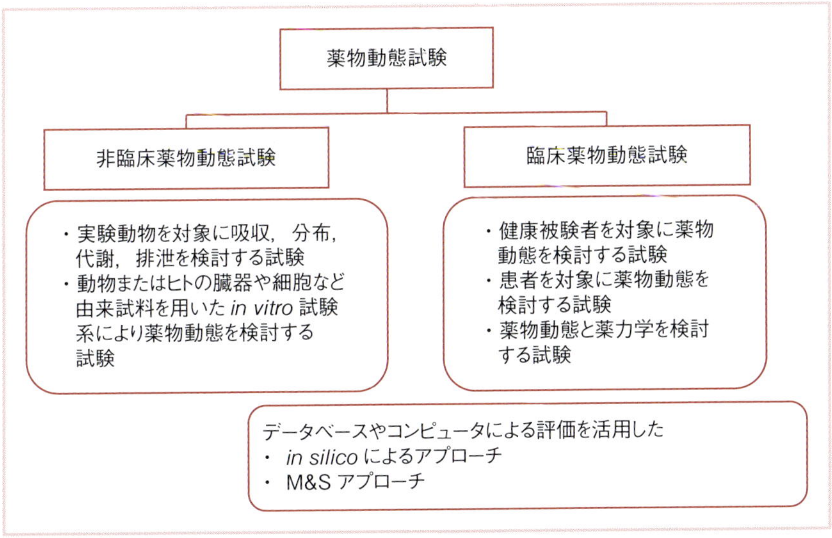

図2 医薬品開発において実施される薬物動態試験

in vitro 試験系では，ADME 過程の影響が除外されているためである．医薬品開発では，化合物スクリーニングを行う早期の段階から，効果の検出のみならず ADME における問題点も明らかにして，薬理効果，毒性および ADME 特性上も優れた医薬候補品を選択していくことが重要である．

非臨床薬物動態試験で得られた ADME に関する総合的な情報は，後述するトキシコキネティクス（toxicokinetics：TK）のデータも併せて，薬理試験，および毒性試験の計画や得られた試験結果の解釈において活用される．また，臨床開発に供する医薬候補品の選択や製剤設計においても重要な情報を与える．これら非臨床試験で得られた安全性や薬効を裏付ける試験結果は，薬物動態の種差をふまえて適切に評価することにより，ヒトにおける薬物動態の予測，ヒト初回投与試験（First in Human〈FIH〉試験）の計画，その後の臨床試験における有効性や安全性の考察，製剤を設計する際にも役立つ．**表1**には，医薬品開発で実施されるさまざまな試験における非臨床薬物動態情報の活用例を示す．

このように実験動物や in vitro 試験系で観察された効果や毒性のデータに基づき，薬物動態データを橋渡しとして，臨床用量投与時のヒトでの薬効や有害反応について洞察しながら，臨床開発における有効性と安全性の検討を進めていくことが重要である．

3.2 非臨床薬物動態試験の実施と結果の評価にかかわるガイドライン・指針

吸収，分布，代謝および排泄に関する資料（ただし，動物および in vitro 試験系を用いるものに限る）を作成する際には，「非臨床薬物動態試験ガイドライン」[2]で示されている原則に従う．一方で本ガイドラインでは，被験物質の性質

FIH試験

医薬候補品（新有効成分）を初めてヒトに投与する試験（ヒト初回投与試験）．被験者の安全性の確保は最重要課題であり，あらかじめ厚生労働大臣に治験の計画を届け出，保健衛生上の危害の発生を防止するための必要な調査（30日調査）の対象となる．治験計画にあたって考慮すべき事項をまとめた指針「医薬品開発におけるヒト初回投与試験の安全性を確保するためのガイダンス」[1]が発出されている．

表1 非臨床薬物動態試験で得られる情報の活用

非臨床薬物動態試験で得られる情報	医薬品開発における活用の例
・実験動物での吸収，分布，代謝，排泄に関する基本データ（薬物動態パラメータ）と影響を与える因子 ・単回または反復投与による血中濃度の時間推移 ・タンパク結合率（非結合形薬物濃度） ・血球，臓器や組織への薬物の分布 ・動物およびヒト臓器や組織由来試料，細胞や発現系を用いた薬物代謝酵素，トランスポーターのデータ	1. 非臨床試験計画の立案 　・薬理または毒性試験で用いる動物種の選択 　・効力を裏付ける薬理試験で用いる疾患モデルの選択 　・投与計画（用量，間隔，期間）の設定 2. 非臨床試験結果の解釈 　・*in vitro* 試験系と *in vivo* 試験の関係 　・薬効または毒性発現にかかわる臓器や組織での薬物濃度と認められた事象との関係 3. ヒト初回投与試験計画の立案 　・種差をふまえた毒性試験の解釈とヒトにおける副作用予測 　・ヒトでの薬物動態予測 　・モデルや *in silico* 評価系の基本情報 4. 臨床試験結果の解釈 　・ハイリスク患者の予測 　・併用薬による薬物相互作用の予測 5. 製剤開発への応用 　・候補化合物の選択 　・新剤形の設計

や試験の目的に応じて適切な方法を取捨選択すること，科学的に妥当であれば新しく開発された方法も受け入れ可能であること，TK などのほかの試験から得られるデータについても非臨床薬物動態試験の目的に合致する場合には利用可能であること，が述べられている．

ICH の活動を通じて，品質，安全性，有効性，これら複合領域にかかわる課題が国際的に標準化され公表されている．各国の薬事行政や医療現場の状況をふまえたうえで，これら ICH ガイドライン（またはガイダンス）を活用することは，国際化に対応した医薬品開発と臨床適用に役立つ．

 ICH
⇒本章「1　レギュラトリーサイエンスと法規制」（p.20）参照．

3.3 試験方法[2]

非臨床薬物動態試験の計画と試験結果の評価時には，一般的に**表2**に示す項目に留意する．各項目について，以下に概説する．

被験物質

通常，原薬を用いるが，必要に応じて同位元素標識体や目的とする製剤を使用する．標識体の使用にあたっては，一般的に標識核種や標識位置，純度や安定性の情報が必要であり，放射性同位元素標識体では比放射能と放射化学的純度，安定同位元素標識体では同位体存在比についても明らかにする．ヒトでのみ認められる主要代謝物がある場合には，ヒトでの主要代謝物を被験物質として動物に投与して薬物動態の検討を行う場合がある．

また，徐放化や放出制御などの特別な製剤設計による医薬品開発では製剤を使

比放射能

放射性同位体を含む化合物の単位質量あたりの放射能の強さのこと．比放射能は，単位時間・単位質量あたりに同一の放射性物質が壊変する回数として表され，SI 単位は Bq（ベクレル）g^{-1} となる．比放射能の概念の理解により，原子数・質量・放射能は一対一で対応し，放射性物質の g から Bq の換算，原子数から Bq の計算が可能となる．

表2 非臨床薬物動態試験ガイドラインの概要：試験方法

被験物質	原薬，必要に応じて同位元素標識体，目的とする製剤
試験系	適切な動物種，*in vitro* 試験系（毒性・薬理・臨床試験との対応）
投与経路	原則，臨床投与経路
投与期間	単回投与，必要に応じて反復投与
投与間隔	反復投与期間と間隔は試験の目的に応じて設定
投与量	適切な投与量（薬理，毒性，臨床用量との対応）
定量分析法	試験の目的，マトリックスに応じて設定 バリデーションの実施

（厚生省医薬安全局審査管理課長通知．非臨床薬物動態試験ガイドラインについて．平成10年6月26日．医薬審第496号．https://www.pmda.go.jp/files/000206161.pdf[2]）をもとに表を作成）

用した試験，吸収性の改善を目的に添加剤を用いて薬効や毒性試験を実施する場合には，同じ条件下で薬物動態試験を行う場合もある．

試験系

試験に用いられる代表的な動物種は，マウス，ラット，ウサギ，イヌ，ミニブタおよびサルである．毒性，薬理および臨床試験との対応を考慮して，適切な動物種や *in vitro* 試験系を選択する．

投与経路

臨床投与経路が原則であるが，静脈内投与または吸収過程を無視しうる経路による検討も追加することにより，絶対バイオアベイラビリティ（absolute bioavailability）や全身クリアランス（total clearance）などの薬物動態の基本的なデータを得ることができる．

投与期間・投与間隔・投与量

通常，単回投与薬物動態試験が実施されるが，必要に応じて反復投与試験も実施される．反復投与を考慮すべき状況は，「反復投与組織分布試験ガイダンス」[3] を参照し，反復投与の期間と間隔は，試験の目的に応じて設定される．投与量は，薬理，毒性および臨床用量との対応を考えて適切な用量を選択する．

なお，反復投与毒性試験または類似した条件で行われる補助的な試験から得られるデータを用いて薬物動態の線形性や蓄積性を検討する場合があり，適切な試験計画の立案により，試験の重複を避け，使用する動物数を減じることも可能である．

定量分析法

非臨床薬物動態試験では，採取される血液，尿，糞，呼気および各組織中の被験物質と代謝物の薬物濃度が測定される．定量分析法は，試験の目的をふまえて

 放射化学的純度

標識化合物にかかわる純度には，放射化学的純度と放射性核種純度がある．放射化学的純度（標識率）は，全放射能に対して，指定の化学形で存在する放射性核種（目的の標識化合物）の放射能の割合と定義される．一方，放射性核種純度は，全放射能に対する化学形とは関係なく存在する放射性核種の放射能の割合と定義される．

同位体存在比

同一原子番号を有し中性子数が異なる核種の関係を同位体といい，放射能の有無により放射性同位体と安定同位体に分類される．自然界における同位体の存在比を同位体存在比という．同位体存在比の測定には，主に質量分析法が用いられるが，核磁気共鳴や水外分析法も活用され，宇宙空間の物質の場合には，電波観測や赤外線観測が利用される．

絶対(的)バイオアベイラビリティ

投与した薬物が全身循環に到達する速度と量をバイオアベイラビリティという．絶対バイオアベイラビリティは，静脈内投与のように薬物の全量が循環血中に直接注入される場合と血管外投与の場合のデータの比から算出される．静脈内投与と血管外投与時の投与量が異なる場合やクリアランスの変動がある場合には，それぞれについて補正する必要がある．

単回投与

⇒本章「4-3 非臨床安全試験（GLP）」(p.85) 参照．

Column
血中濃度

ADME過程の結果として観測される血中濃度は，薬物動態を明らかにするうえで重要なデータであり，全血または血液（blood），血漿（plasma），血清（serum），非結合形または遊離形（unbound, free）および総濃度（total, bound+unbound）が用いられる．血漿は，抗凝固薬により血液から血球などを分離することにより得られ，血清は血漿からフィブリノーゲンを除いた部分であり，血液を放置することにより得られる．薬物動態の評価には一般的に血漿中総濃度が用いられ，上述の濃度データはとくに区別されず血中濃度と記載されることが多いが，血球への移行が高い薬物，臓器障害時の検討やモデル解析を行う場合など，全血中濃度や非結合形濃度による評価が必要な場合もある．薬物の特性，使用状況，薬物動態解析方法をふまえて評価すべき濃度データを判断することが重要である．

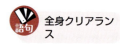

語句 全身クリアランス

クリアランスは，薬物が消失する速度の規定因子であり，消失速度＝クリアランス×体液中濃度として表現したときの比例定数．単位は容積/時間となり，単位時間あたりに消去される量の薬物を含んだ体液（一般的には血液）の容積として表現される．身体全体を薬物除去のための一つの組織とみなしたときの消失能力を全身クリアランス，個々の臓器での消失能力を臓器クリアランスという．

表3 非臨床薬物動態試験ガイドラインの概要：検討項目

検討項目：薬物動態パラメータ，線形性と蓄積性，必要に応じて代謝物の検討		
吸収	吸収の程度と速度，初回通過効果，バイオアベイラビリティ	AUCに基づく評価
分布	臓器・組織への分布，経時的変化，蓄積性	臓器・組織内濃度，胎盤・胎児移行性，血漿中のタンパク結合・血球への分配
代謝	主たる代謝経路，代謝の程度と速度，ヒトでの主たる代謝酵素，種差	生体試料（血液，尿，胆汁，糞など），*in vitro* 試験系での試料中の被験物質と代謝物
排泄	排泄経路，排泄の程度と速度	尿，糞，呼気，胆汁，乳汁
その他	薬物相互作用，疾患モデル動物，光学異性体など	

（厚生省医薬安全局審査管理課長通知．非臨床薬物動態試験ガイドラインについて．平成10年6月26日．医薬審第496号．https://www.pmda.go.jp/files/000206161.pdf[2]；厚生省薬務局審査課長通知．反復投与組織分布試験ガイダンスについて．平成8年7月2日．薬審第442号．http://www.pmda.go.jp/files/000156579.pdf[3] をもとに表を作成）

選択されるが，信頼性の高い濃度測定法を用いる．

「医薬品の安全性に関する非臨床試験の実施の基準に関する省令」[4]（Good Laboratory Practice：GLP）が適用される毒性試験については，当該試験で検討される薬物動態評価もGLPに適合する必要があること，ガイドラインに従って真度，精度，特異性や定量限界などのバリデーションデータにより定量分析法の妥当性が確認される必要がある．その他の薬物動態試験についてもGLP基準に従うことが推奨される．

3.4 検討項目[2]（表3）

非臨床薬物動態試験では，通常，被験物質を単回または反復投与したときの血中薬物濃度から，最高血中濃度（maximum concentration：C_{max}），最高血中濃

GLP
⇒本章「4-3 非臨床安全性試験（GLP）」（p.82）参照．

C_{max}
⇒本章3-2の語句（p.51）参照．

度到達時間（time-to-maximum concentration：t_{max}），血中濃度-時間曲線下面積（area under the concentration-time curve：AUC），消失半減期，クリアランス，分布容積，バイオアベイラビリティなどを算出する．被験物質，必要に応じて検討される代謝物にかかわる薬物動態パラメータに基づき，実験動物での基本的な ADME 特性の記述，薬物動態の線形性や蓄積性の検討，異なる実験動物間および動物とヒトにおける種差の考察を行う．

薬物動態の線形性と蓄積性

　薬物動態の線形性とは，吸収速度や代謝速度など，薬物動態に関する速度が投与量に比例するときに成立する．このとき，血中濃度，C_{max} や AUC は投与量に比例し，半減期やクリアランスなどの薬物動態パラメータは投与量と関係なく一定となる．薬物を反復投与する場合，投与間隔と比べて消失半減期が長い薬物では，投与回数とともに血中濃度は上昇した後に一定の濃度範囲で推移する．このとき，血中濃度は定常状態に達したという．定常状態時の血中濃度が単回投与毒性試験から予測される値より著しく上回る場合には蓄積性があると判断される．

代謝物評価が必要な場合

　代謝物の薬物動態の検討は，被験物質がプロドラッグで代謝物が活性本体（有効成分）となる場合，被験物質投与後に体内で生成する代謝物が活性を有し，かつ組織や臓器での薬理学的または毒性学的反応に寄与する場合，被験物質が著しく代謝されるなどにより定量不可能で，代謝物の濃度測定が実際的な唯一の薬物動態評価の手段である場合，などに実施する．

3.5 各論[2]（表3）

吸収試験

　吸収試験は，投与部位から全身循環に薬物が移行する過程を検討する試験である．

● 初回通過効果とバイオアベイラビリティ

　薬物が全身循環に直接投与される血管内への投与以外の経路では，投与部位から全身循環への移行過程で薬物の消失が起こる．これを初回通過効果といい，注射剤以外の投与剤形では，投与量のすべてが体内で利用されるわけではないことに留意する（図1）．たとえば，錠剤やカプセル剤を服用した場合では，消化管膜を透過して吸収された後に門脈を経由して肝臓を通過した薬物，すなわち初回通過効果を回避した薬物のみが作用部位を含む体内の臓器や組織に運ばれる．経口，筋肉内，皮下，直腸などの経路による医薬品開発の場合では，薬物がどの程度吸収されるのか，初回通過効果を回避してどの程度全身循環に移行するのか（バイオアベイラビリティ）について評価することがとくに重要である．

　バイオアベイラビリティは，静脈内投与またはほかの基準となる投与方法から

得られた AUC との比較により評価することができる．バイオアベイラビリティが小さい薬物の場合，全身循環に到達する薬物と比較して多くの薬物を投与する必要があるほか，一般的に投与条件や薬物吸収時のさまざまな要因の影響を受けて，バイオアベイラビリティが大きく変動しやすい．

また，バイオアベイラビリティが小さい薬物の場合には，吸収率が低いのか，それとも初回通過効果が大きいのかを検討することが重要である．吸収率とバイオアベイラビリティとの比較から初回通過効果の程度を推定することができる．

●吸収過程の評価方法

被験物質投与後の未変化体と代謝物，また放射性同位元素標識体を用いた試験では総放射能を測定し，その血中濃度の時間的推移，および尿，糞，胆汁，呼気などへの未変化体，代謝物，放射能の排泄挙動を検討して，吸収の程度と速度を推定する．

初回通過効果が小さい場合，被験物質の C_{max}，t_{max}，AUC の算出と静脈内投与または基準となる投与方法で得られた同様のパラメータとの比較に基づいて吸収の程度と速度を推定する．一方，初回通過効果が大きい場合には，未変化体と代謝物または総放射能の血中濃度の推移と排泄挙動の情報を用いて推定する．

●*in vitro* 試験系による評価

吸収過程は，*in vitro* 試験系によっても評価される．細胞や発現系を用いた *in vitro* 試験系により，消化管膜透過の機序や駆動力などの考察を行うことができる．

分布試験

分布試験は，体内の各種臓器や組織に薬物が移行する過程を検討する試験である．

●分布過程の評価方法

臓器や組織への被験物質の分布と時間的変化，必要に応じて蓄積性について，一般的に定性的または薬物濃度の測定に基づく定量的な方法により評価する．

定性的な評価として，通常，全身オートラジオグラフィにより，体内の薬物分布の全体像，特定の臓器・組織への特異的な分布や臓器内の局在を確認する．薬理試験や毒性試験の結果から効果や毒性発現部位を把握し，投与量と体内の薬物分布の情報を考慮して，薬効や安全性の検討を行うことができる．

定量的な評価として，通常，薬物投与後の C_{max} を示す付近および消失の確認に十分な時点を含む複数の薬物濃度測定値から，C_{max}，t_{max}，消失半減期，組織/血中濃度比（T/B 比）などのパラメータを求める．また，胎盤や胎児への被験物質の移行性も検討項目とされており，妊娠動物を用いた検討が行われる．

●評価データ

薬物分布に関するデータは，標的臓器における薬効発現や毒性所見を解釈するうえで不可欠である．抗菌薬や抗がん剤などの薬物では，効果を期待する臓器で

の薬物分布の情報がヒトを対象とした試験により得られる場合はあるが，一般的には，実験動物から得られるデータを中心に薬物の生体内分布を評価する．通常，単回投与試験から得られるデータに基づいて検討を行うが，単回投与時の臓器や組織からの消失が血中濃度と比較して明らかに延長している場合，定常状態時の薬物濃度（反復投与またはTKデータ）が単回投与時の薬物動態から予測された値より著しく高い場合，短期間の投与から予想されない病理・形態的変化が反復投与毒性試験で観察される場合，特定の臓器などを標的とする製剤設計による開発の場合には，反復投与による分布試験を実施する[3]．

● *in vitro* 試験系，その他の評価系

薬物と結合する血漿タンパクの種類と結合率，血球への分配は，通常，*in vitro* 試験系によって検討される．

血中濃度が定量下限未満となった後にも臓器や組織における薬物の残留が長期間認められる場合，甲状腺や皮膚への蓄積などのように特定の臓器や組織に高い薬物濃度が観察される場合，有効性や安全性の観点からとくに重要な脳，腎臓，肝臓，肺，心臓などの臓器に薬物の蓄積が観察される場合，がある．このような場合には，有色実験動物を用いてメラニン親和性の検討を行うなど，評価に適した実験動物を用いて，必要に応じて薬物の存在形態も含めた機構的な検討を実施する．

代謝試験

代謝試験は，薬物の生体内変換について検討する試験である．

● 代謝過程の評価方法

通常，被験物質を投与した動物の血液，尿，胆汁および糞などの生体試料（*in vivo* 試験），および臓器切片，細胞，または分子生物学的手法による発現系などを用いた *in vitro* 試験で得られた試料中の被験物質と主要な代謝物を同定し，薬物濃度を定量する．これら *in vivo* と *in vitro* の情報に基づき，動物またはヒトにおける被験物質の主たる代謝酵素を明らかにし，主要な代謝経路と代謝の程度および速度を推定するほか，ヒトでの代謝に関与する主たる酵素を明らかにする．ヒト組織を用いた試験は適切な倫理的配慮のもとで実施する必要がある．

● 実験動物を用いた際の注意点

実験動物を用いた代謝試験結果の解釈にあたっては，動物種および動物とヒトの間の相違点と類似点を把握し，実験動物で得られたデータのヒトへの外挿には限界がある点に十分留意する．被験物質の投与量，投与間隔および投与速度，また酵素誘導や阻害によっても代謝過程が変化する場合があることから，これら要因の影響についても必要に応じて検討する．

排泄試験

排泄試験は，生体内から薬物が排出する過程を検討する試験である．

●排泄過程の評価方法

通常,動物に被験物質を投与し,投与された薬物が十分回収される時点まで,尿,糞,呼気,胆汁および乳汁中の未変化体と主要な代謝物の濃度を測定して,被験物質と主要な代謝物の排泄経路,排泄の程度と速度を明らかにする.また,必要に応じて,胆汁または乳汁中への排泄試験を実施する.

●排泄に影響を与える要因の検討

排泄経路の検討に加えて,たとえば,尿中が主たる排泄経路の場合,腎機能や尿 pH の影響を確認するなど,排泄に影響を与える要因についても必要に応じて検討する.糞中が主たる排泄経路の場合,消化管から吸収されなかった薬物も糞中に回収される可能性に留意してデータを検討する.薬物が主に胆汁を介して排泄される場合には,胆汁中への排泄試験を実施して能動的機構や腸肝循環の有無についても確認する.被験物質が授乳中の女性に適用される可能性がある場合や毒性試験結果の解釈に必要な場合には,被験物質または代謝物が授乳により母体から新生児へ移行する可能性を検討するために乳汁中への排泄試験を実施する.

その他の非臨床薬物動態試験

実験動物を用いた薬物相互作用試験,疾患モデル動物を用いた薬物動態試験,光学異性体間の薬物動態の比較試験などがある.

3.6 トキシコキネティクス[5]

毒性試験に用いる動物または同様の条件下にある動物において,血中濃度の情報を橋渡しとして毒性試験結果を解釈し,ヒトにおける安全性評価に資するために薬物動態データが活用される.このような検討手法をトキシコキネティクス(TK)とよぶ.TK の評価にあたっては,個々の試験期間中の適切な時点における被験物質や代謝物の測定結果から,全身的な負荷を示す薬物動態パラメータ

> **Column**
>
> ### マイクロサンプリング
>
> 生体試料中の薬物や代謝物を測定するためにごく微量の血液を採取する手法である.一般的には,適切な微量採取デバイスを用いて 50 μL 以下の血液などが採取され,液体または乾燥状態で処理される.分析技術の向上により,TK 評価への本手法の応用が可能となったが,少量の試料による定量分析法の開発とバリデーションの確保が重要である.採血量の抑制による苦痛軽減,主試験群での曝露と安全性データの直接評価,サテライト動物不要または使用数の削減などの利点があり,3Rs(代替法の利用,使用動物数の削減および苦痛の軽減)に寄与することから,ICH-S3A「トキシコキネティクス(毒性試験における全身的暴露の評価)に関するガイダンス」[5]の Q&A として,国際的に共通の基本原則がまとめられつつある.

語句 3Rs
⇒本章 4-3 の Column (p. 84) 参照.

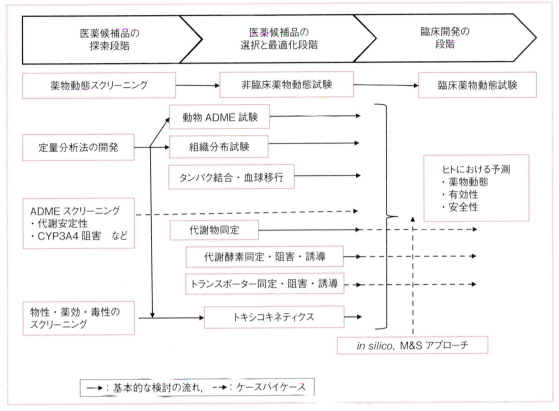

図3 医薬品開発の流れと非臨床薬物動態の検討
(厚生労働省医薬食品局審査管理課長通知．「医薬品の臨床試験及び製造販売承認申請のための非臨床安全性試験の実施についてのガイダンス」について．平成22年2月19日．薬食審査発0219第4号．https://www.pmda.go.jp/files/000156948.pdf[6]，厚生省医薬安全局審査管理課長通知．非臨床薬物動態試験ガイドラインについて．平成10年6月26日．医薬審第496号．https://www.pmda.go.jp/files/000206161.pdf[2] をもとに表を作成)

(曝露)を算出する．通常，AUC，C_{max}，特定の時点における血中濃度が曝露のパラメータとして最も一般的に使用される．

　TKを実施する試験の範囲やその内容は，被験物質の特性に応じて判断されるが，一般的に単回または反復投与毒性試験，遺伝毒性試験，がん原性試験，生殖発生毒性試験で行われることが多い．TK評価では，被験物質の基本的なADME特性を明らかにすることを主目的とはせず，曝露の情報をふまえて毒性所見を解釈し，これら知見を臨床上の安全性評価に役立てるほか，以後の非臨床試験を計画する際の動物種の選択や用量設定にも利用する．

4 医薬品開発の流れと非臨床薬物動態試験について[6]

　新薬の開発は，一般的には図3に示すように，医薬候補品の探索段階，臨床開発に提供可能な医薬候補品の選択と最適化の段階を経て臨床開発に移行する．

薬物動態の検討は，この流れに沿って，薬物動態スクリーニング，非臨床薬物動態試験，臨床薬物動態試験の順に実施されることが多いが，被験物質の特性や開発戦略をふまえて，臨床開発と並行して非臨床薬物動態試験を実施する場合，臨床試験成績をふまえた新たな試験の実施が必要な場合もある．

動物およびヒトの薬物代謝や血漿タンパク結合に関する *in vitro* 試験成績とTKデータは原則，ヒト初回投与試験を実施するまでに必要な非臨床薬物動態試験である．それ以外の非臨床薬物動態試験成績は，通常，第Ⅰ相臨床試験が終了するまでには入手しておく．非臨床での薬物動態検討の進め方についても，従来は薬効評価に基づいて医薬候補品を絞り込んだ後に薬物動態や毒性の検討を行うことが一般的であったが，近年では，薬効薬理，薬物動態，毒性，物性に関するスクリーニングを平行して行い，臨床開発への移行を想定する医薬候補品を多面的な視点から効率的に選択するとともに，データベースを構築して，当該医薬候補品の試験計画の立案や新たな化合物の合成に活用するようになってきた．

5 おわりに

医薬品開発では，早期に実施される基礎・探索研究から医療現場で医薬品を使用するステージまで，段階的な薬物動態の検討が継続して行われる．

本項では，「非臨床薬物動態試験ガイドライン」[2]に基づき，とくに非臨床開発のステージで実施される吸収，分布，代謝および排泄の各試験を中心に解説した．

（永井尚美）

● 引用文献

1) 厚生省医薬食品局審査管理課長通知．「医薬品開発におけるヒト初回投与試験の安全性を確保するためのガイダンス」について．平成24年4月2日．薬食審査発0402第1号．http://www.mhlw.go.jp/topics/bukyoku/isei/chiken/dl/120412_3.pdf
2) 厚生省医薬安全局審査管理課長通知．非臨床薬物動態試験ガイドラインについて．平成10年6月26日．医薬審第496号．https://www.pmda.go.jp/files/000206161.pdf
3) 厚生省薬務局審査課長通知．反復投与組織分布試験ガイダンスについて．平成8年7月2日．薬審第442号．http://www.pmda.go.jp/files/000156579.pdf
4) 医薬品の安全性に関する非臨床試験の実施の基準に関する省令（平成9年3月26日厚生省令第21号）．http://law.e-gov.go.jp/htmldata/H09/H09F03601000021.html
5) 厚生省薬務局審査課長通知．トキシコキネティクス（毒性試験における全身的暴露の評価）に関するガイダンスについて．平成8年7月2日．薬審第443号．http://www.pmda.go.jp/files/000156720.pdf
6) 厚生労働省医薬食品局審査管理課長通知．「医薬品の臨床試験及び製造販売承認申請のための非臨床安全性試験の実施についてのガイダンス」について．平成22年2月19日．薬食審査発0219第4号．https://www.pmda.go.jp/files/000156948.pdf

● 参考資料

1. 厚生省医薬安全局審査管理課長．医薬品の臨床試験のための非臨床安全性試験の実施時期についてのガイドラインについて．平成10年11月13日．医薬審1019号．http://www.pmda.go.jp/files/000156828.pdf

2. 厚生労働省医薬局審査管理課長通知．薬物相互作用の検討方法について．平成13年6月4日．医薬審発第813号．https://www.pmda.go.jp/files/000206743.pdf
3. 厚生労働省医薬食品局審査管理課．「医薬品開発と適正な情報提供のための薬物相互作用ガイドライン（最終案）」の公表について．平成26年7月8日．事務連絡．http://www.nihs.go.jp/mss/T140710-jimu.pdf
4. 厚生労働省医薬食品局審査管理課長．「医薬品開発における生体試料中薬物濃度分析法のバリデーションに関するガイドライン」について．平成25年7月11日．薬食審査発0711第1号．https://www.pmda.go.jp/files/000157722.pdf
5. 厚生労働省医薬食品局審査管理課長．「医薬品開発における生体試料中薬物濃度分析法（リガンド結合法）のバリデーションに関するガイドライン」について．平成26年4月1日．薬食審査発0401第1号．https://www.pmda.go.jp/files/000206206.pdf
6. 文部科学省，厚生労働省，経済産業省．ヒトゲノム・遺伝子解析研究に関する倫理指針．平成13年3月29日（平成25年2月8日全部改定，平成26年11月25日一部改正）．http://www.mhlw.go.jp/file/06-Seisakujouhou-10600000-Daijinkanboukouseikagakuka/sisin1.pdf
7. 手術等で摘出されたヒト組織を用いた研究開発の在り方について（答申）．平成10年12月16日．厚科審第13号．
8. 佐藤哲男ほか編．薬物動態研究ガイド．エル・アイ・シー；2003．

4 非臨床試験

4-3 非臨床安全性試験（GLP）

Summary
- 生体に作用しない医薬品は存在せず，用法・用量によって毒とも薬ともなりうる．
- 医薬品の場合，その化学物質の曝露による生体の影響（危険要因）を同定するハザード評価と，曝露条件（用法・用量）における有害作用の発現する確率を予想するリスク評価を行う．
- GLPは非臨床安全性試験の信頼性を担保するもので試験結果を担保するものではない．
- 医薬品開発に必要な非臨床安全性の試験についてはICHでガイドライン化されている．
- 医薬品開発過程の中で非臨床安全性の試験実施時期が定められている．
- 必ずしも動物試験の実施が必須ではなく，試験が求めている内容の評価が重要である．
- 動物愛護は世界の趨勢であり，近年は無意味な動物試験や重複試験は避けるようになっている（3Rs）．

Keywords ▶ 毒物と毒性，医薬品開発，非臨床安全性試験，ICH，GLP，3Rs

1 医薬品の安全性を考えるうえでの毒

毒性学を学ぶとき，誰でも一度は聞いたことがある，16世紀にヨーロッパで活躍し，錬金術師であったパラケルスス（Paracelsus）の言葉"All substances are poisons. There is none which is not a poison. The right dose differentiates a poison and a remedy（すべての物質は毒であり，毒でないものはありえないのであって，まさに用量が薬と毒を区別するのである）"は，半分正しいが，必ずしも量に相関しない毒性もある．すべての医薬品は用法・用量に応じて毒とも薬ともなりうることが基本である．

古代中国の『周礼』に「およそ傷を療するに五毒をもってこれを攻める」（五毒五薬）とある．当時の薬は外傷による感染治療が主だったと思われる．しかし軽傷の場合や初期には効果があるが，同じ処方でも症状の程度により結果が異なり，生体への影響は用量だけでは説明できなかった．

語句 錬金術師
種々の物質から金を精錬することを目的に実験を職とした，有能な化学者でもあった．一方，錬金術師の別の目的には，生命の謎を究明し，不老不死を達成させる物質を発見することもあった．

五毒五薬
五毒とは硫化ヒ素，硫化砒鉄鉱，硫酸銅，硫化水銀，酸化鉄といわれている．五薬とは草，木，殻，虫，石といわれている．

2 毒物と毒性

2.1 毒性学と毒性試験の始まり

物質としては毒物（poison），それが生体に与える影響を毒性（toxicity）という．

さまざまな毒性を評価する場合，対象物質によって同じ作用でも毒性評価が異なる．たとえば，化学物質，環境汚染物質，天然毒は事故など特別な場合以外，通常ヒトが曝露される機会はない．

化学物質の種類と使用量は産業革命以来，驚異的に増大し，管理が不十分で意図しない曝露で多くの人に被害を与えた．特徴的な症状や地域に限定した発生，患者や住人の調査から病因物質を同定し解析する毒性学（解析的・記述的毒性学）が始まった（日本では四大公害があった）．同時に，原因究明のため1970年代から動物を使った毒性試験が開始され，毒性物質の同定や生体への作用が明らかとなった．

食品添加物や化学物質，農薬・殺虫剤などは危険で有害なものとされているが，正しい知識と正しい使い方をすれば被害は回避可能である．そのため，科学的に正しい情報を把握し，リスクを評価することが重要である．そこで，動物試験などの結果や残留性・蓄積性などの情報からヒトに与える影響を総合的に評価し，法的規制や許容基準を算定することになる．

> **一口メモ　四大公害**
> 水俣病：熊本県水俣湾（有機水銀），第二水俣病：新潟阿賀野川流域（有機水銀），イタイイタイ病：富山県神通川（カドミウム），四日市ぜんそく：三重県四日市（亜硫酸物）．

2.2 医薬品における毒性評価

医薬品は，ヒトまたは動物の疾病の診断や治療，予防のために意図的に摂取する外来物質で，ヒトまたは動物の身体の構造または機能に影響を及ぼすことを目的としている．そこで医薬品の毒性とは，目的である薬理作用の過剰な発現と目的外の好ましからざる作用の総称とされる．

医薬品の毒性評価は，怪我や疾病，感染症や予防など意図的に使用される場合のもので，上記の非意図的に曝露される化学物質の場合とは，基本的に異なる．

化学物質の曝露による生体影響，すなわち危険要因，有害要因を同定するのがハザード評価で，物質の特性を示す．効果を期待し強制的に外来物質として摂取する医薬品は，推奨される用法・用量での安全性評価を行わなければならない．目的とする用法・用量で有害確率を予測することをリスク評価といい，ある条件下における安全性を示す．両者を混同している場合が多いが，ハザード評価は物質に対する評価，リスク評価は曝露条件における危険予測である．

日本で医療用医薬品製造販売の承認申請に必要な試験を**表1**に示す．各毒性試験についてはICHのガイドラインとして合意され，各国共通で毒性試験を行うことにより動物愛護（⇒ Column「3Rs」〈p.84〉参照）や開発期間の短縮，経費の削減となる．

> **医薬品のハザード評価**
> アルコールのLD_{50}値（後述）はおおよそ300gである．ビール12本くらいに相当し，一気に飲めば急性アルコール中毒で死に至る毒性である．アルコールは，いちおう，未成年や妊婦に対し制限があるが，基本的に制限がない．医薬品もハザード評価すれば致死性や重篤な有害作用がある．

2.3 GLPとは

GLP（優良試験所基準）はGood Laboratory Practiceの略で，日本での正式名称は「医薬品の安全性に関する非臨床試験の実施の基準に関する省令」[1]である．その施行説明には，「安全性に関する非臨床試験に係る資料はGLPに従って収集され，かつ，作成されなければならない」（薬機法第14条第3項，厚生省令[1]）

ICH
⇒本章「1　レギュラトリーサイエンスと法規制」(p.20)参照．

Column

3Rs

医薬品開発においてヒトでの安全性を確保するために，動物試験での評価は不可欠である．1950年代後半より動物福祉と愛護について議論され，以下の3Rsが提唱された．

- Replacement（代替）：可能な限り代替法や *in silico* など動物を使用しない方法を考慮する．
- Reduction（動物数の削減）：適切な試験計画や検査法を駆使し，できるだけ動物数を減らす．公表された毒性データを利用する．
- Refinement（苦痛の軽減）：動物試験を実施する場合は，痛みや恐怖を与えず動物福祉を考慮する．

ヨーロッパを中心に動物愛護運動がさかんで，動物を犠牲にして開発すべき化粧品は必要ないとの考えから，2009年にはEU（European Union）で化粧品開発で動物を使うことを禁止した．医薬品開発ではヒトでの安全性を確保する必要があり，最小限の試験で最大限の情報を得る動物試験の工夫が必要である．

in silico

⇒本章 4-2 の語句（p.70）参照．

表1 承認申請に必要な毒性試験一覧

	単回投与毒性	反復投与毒性	遺伝毒性	がん原性	生殖発生毒性	局所刺激性	その他の毒性
新有効成分含有医薬品	○	○	○	△	○	△	△
新医療用配合剤	○	○	×	×	×	△	×
新投与経路医薬品	○	○	×	△	○	△	△
新効能医薬品	×	×	×	×	×	×	×
新剤形医薬品	×	×	×	×	×	×	×
新用量医薬品	×	×	×	×	×	×	×
バイオ後続品	△	○	×	×	×	△	△
剤形追加に係る医薬品	×	×	×	×	×	×	×
類似処方医療用配合剤	○	△	×	×	×	△	×

原則として，○は添付を×は添付の不要を△は個々の医薬品により判断されることを意味するものとする．
（厚生労働省医薬食品局長．医薬品の承認申請について．平成26年11月21日．薬食発1121第2号．http://www.mhlw.go.jp/file/06-Seisakujouhou-11120000-Iyakushokuhinkyoku/0000092759.pdf より抜粋）

とされている．発端は1970年代のアメリカで動物の取り違いや逃亡，標本やデータの紛失，恣意的なデータ改ざんが発覚したことへの対策として策定された．日本においては，医薬品医療機器総合機構（Pharmaceuticals and Medical Devices Agency：PMDA）がハード・ソフト両面からGLPが遵守されているか施設を確認し，合格施設に適合確認書を発行している．試験の信頼性を保証する目的で，適合確認書の有効期間は3年である．

PMDA

⇒本章「6 承認審査，薬価基準収載」（p.109），本章「8 安全対策と医薬品リスク管理計画（RMP）」（p.117）参照．

Column
単回投与：動物とヒト

ヒトの場合，1日の投与回数はQD（quaque die：1回），BID（bis in die：2回），TID（ter in die：3回），QID（quater in die：4回）投与と表記され，薬効血中濃度の推移により規定される．動物試験での単回投与・反復投与毒性試験は投与回数ではなく投与日数を意味する．単回投与試験は1日投与試験で原則1回投与であるが，物理的な限界などから複数回（朝晩）に分割して1日に投与すれば，単回投与試験という．動物試験では可能な限り最大曝露を目的としているためである．

3 毒性試験

3.1 単回投与毒性試験（急性毒性試験）

高用量を単回投与したときの急性変化に関する情報を得る．急性毒性試験ともいう．従来はLD$_{50}$（50 lethal close：半数動物致死量）値を求める試験であり，医薬品の毒物・劇物の指定の根拠となっていた（国外では要求されていなかった）．近年は単回投与毒性試験で概略の致死量を求める．単回投与毒性試験は単独試験として実施する必要はなく，反復投与毒性試験でのMTD（maximum tolerated dose：最大耐用量）を求める予備試験やほかのGLPに準拠した試験でなくともよい．

この急性変化に関する情報は第III相の大規模臨床試験（⇒本章「5 治験（GCP）」〈p.100〉参照）前までに必要とされる．通常，臨床試験は投薬管理が厳密に行われ，過剰投与のリスクはない．ただし，在宅での服用や認知症，うつ病など投薬管理が難しい場合は早めに評価し情報を共有する．

用いる動物種

単回投与毒性試験に用いる動物種は，薬理作用や代謝がヒトと類似していることが望ましく，以降の反復投与毒性試験で用いる動物種や系統も考慮し選択する．通常，げっ歯類と非げっ歯類の2種が必要で，背景データや入手しやすさ，飼育の容易さなども選択する条件となる．特殊な目的がない限り，正常に発育・順化した成獣を用いる．通常，試験は雌雄両性を用い，片性だけに適応される特殊な医薬品の場合は片性だけでの試験も容認されるが，いずれかの毒性試験で雌雄両性で評価する必要がある．

投与方法

投与経路は臨床投与経路に準ずるが，より高曝露の場合や，物理的に投与が困難な場合は投与経路を変更してもよい．その場合，吸収率や代謝物が異なるので

豆知識 LD$_{50}$値

単回投与で半数動物が死亡する曝露量で，毒性の強さを数値化したもの．死亡だけを判定基準とするLD$_{50}$値は医薬品での意義は低く，単回投与毒性試験では現在は求められていない．

マイトトキシン	0.00017
ボツリヌス毒素	0.0005
ベロ毒素	0.001
テトロドトキシン	0.01
アコニチン	0.3
ニコチン	7
青酸カリ	10
アセトアミノフェン	500
ジアゼパム	970

単位：mg/kg．

一口メモ 最大耐用量

投与可能な最大量．急性毒性試験での「概略の致死量」に近い投与量は長期の反復投与毒性試験では過量となる．動物種，系統，性差，投与経路，投与開始週齢，投与期間により変動する．最高用量でも毒性がなかった場合は設定根拠の説明が必要となる．

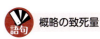
語句 概略の致死量

動物が単回投与により死に始める最小投与量を表す．死亡数や死因は問わないが，絶対値でないことに注意する．投与経路や動物種，溶媒などにより変動する．

注意する．毒性試験は臨床と同じ製剤を投与するのが原則だが，開発初期は製造スケールなど製法が確定しておらず，不純物や代謝物が異なることに注意が必要である．

経口以外の投与経路では，薬理作用に起因しない物理的・生理的影響も考慮する．経皮投与では動物の総体表面積の10％以内，剃毛した皮膚に塗布しラップなどで被覆し24時間後に評価する．

1回の投与で用量や濃度に制限がある場合，複数回あるいは異なる複数箇所に投与することも24時間以内の投与なら「単回投与」とする．ヒトの単回投与とは異なる（⇒ Column「単回投与」〈p.85〉参照）．

観察期間

通常，死亡する動物は3日以内にみられる．しかし，副腎皮質ホルモンのように死亡まで数日を要する場合や傷害の蓄積による死亡もあるので，試験観察期間は2週間とされている．

3.2 反復投与毒性試験（亜急性・慢性毒性試験）[2]

開発候補品を繰り返し投与し，用量と時間の関連による毒性を観察する．用量反応性を確認するには最低3用量群が必要である．その用量には毒性変化が認められない低用量（最大無毒性量〈no-observed adverse effect level：NOAEL〉），明らかな毒性が認められる高用量（毒性量）とその中間用量を含む．最大無毒性量と最大無影響量（no-observed effect level：NOEL）がある．

最高用量の設定

最高用量を設定した理由を説明することは重要である．ICH-M3（R2）「医薬品の臨床試験及び製造販売承認申請のための非臨床安全性の実施についてのガイダンス」[3]では「明らかな毒性が認められる濃度」とある．しかし，最高用量群でもなんら毒性変化がみられないこともある．最高用量の設定が十分である説明として，①最大耐用量（MTD），②血中濃度飽和量，③投与可能最大量（maximum feasible dose：MFD），④予定臨床使用のAUC（area under the blood concentration-time curve；血中濃度 - 時間曲線下面積）で50倍以上の量，のいずれかの条件を満たせば選択根拠となりうる．また遺伝毒性がない場合 1,000 mg/kgが上限でもよい．ヒトで1日60 g（60 kg体重）も投与される医薬品はほとんどない．

用いる動物種

使用する動物種や性別については単回投与毒性試験と同じだが，試験に必要な動物数はげっ歯類では各用量群で雌雄各10匹以上，非げっ歯類は雌雄各3匹以上である．試験最終時点で評価に必要な動物数を確保することが求められ，途中

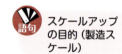

スケールアップの目的（製造スケール）

医薬品の製造にはスケールアップが重要となる．その理由として，開発初期では使用可能な原薬量が限られており（高価な原薬を大量に使うことは，経済的にも効率的にも無駄が出る），小スケールで検討を始めざるをえないことがある．開発のステージが進むにつれてスケールを上げていき，最終的に商用生産時にはさらにスケールを上げる．スケールが異なれば製造工程や溶媒・触媒などが変わり，不純物や分解物，生体内では代謝様式が異なることがある．

最大無毒性量

投与に起因して薬理学的な変化（effect）は認められるが，毒性学的変化（adverse effect）が認められなかった最大用量．通常 mg/kg で表す．

毒性量

投与に起因したなんらかの毒性変化が認められる最小用量．毒性と診断した所見の基準が重要となる．

最大無影響量

投与に起因する薬理学的作用も含め，なんら生体に変化を起こさない量．

表2 臨床試験実施に必要な非臨床毒性試験の反復投与期間

臨床試験の最長期間	げっ歯類	非げっ歯類
2週間以内の試験	2週間	2週間
6か月までの試験	臨床試験期間と同じ	臨床試験期間と同じ
6か月以上の試験	6か月	9か月

(厚生労働省医薬食品局審査管理課長．「医薬品の臨床試験及び製造販売承認申請のための非臨床安全性試験の実施についてのガイダンス」について．平成22年2月19日．薬食審査発0219第4号．https://www.pmda.go.jp/files/000156948.pdf [3] より抜粋)

表3 製造販売承認申請に必要な非臨床毒性試験の反復投与期間

申請予定の使用期間	げっ歯類	非げっ歯類
2週間までの使用	1か月	1か月
1か月までの使用	3か月	3か月
3か月までの使用	6か月	6か月
3か月以上の使用	6か月	9か月

(厚生労働省医薬食品局審査管理課長．「医薬品の臨床試験及び製造販売承認申請のための非臨床安全性試験の実施についてのガイダンス」について．平成22年2月19日．薬食審査発0219第4号．https://www.pmda.go.jp/files/000156948.pdf [3] より抜粋)

死亡が予測される場合やトキシコキネティクス（toxicokinetics：TK）などの途中検査動物，回復性を検討する動物を予定している場合はそれぞれに応じて開始動物数を増やす必要がある．

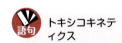

語句 トキシコキネティクス

⇒本章「4-2 吸収・分布・代謝・排泄」(p.69) 参照．

投与方法

投与経路については単回投与と同じでよいが，動物種によっては長期間の頻回投与が困難である場合がある．試験結果に影響するような外的要因（pH，浸透圧，感染，臭い，味，拘束ストレス，技術的なミス）を可能な限り排除する．餌や飲料水に混ぜて投与する場合，被験物質の安定性や均一性については事前に確認しておくが，動物個体ごとの厳密な摂取量の算定はできない．

体重，摂餌量，血中濃度から投与物質の影響を推測する．臨床投与経路と異なる経路で投与する場合は，血中濃度や代謝物の検討が必要である．

経皮投与の場合は体表総面積の10%程度を目安とし，連続して曝露させる．舐めて経口的に曝露されない部位に塗布し，集団飼育は避け個別飼育にする．

投与期間

反復投与毒性試験の投与期間はICH-M3（R2）ガイダンス[3]で臨床試験の治験期間や市販後の予定臨床使用期間により決められている（表2, 3）．動物での最長試験期間はげっ歯類6か月，非げっ歯類9か月である．

指標としての体重変化

体重変化は重要な毒性指標となり，対照群と投与群で体重差がある場合，増加すべき体重が増えないのか，逆に減少しているのかの判断は重要である．飼料効率（増加体重/摂餌量）は食べた分だけ体重が増えているか知る指標で，飼料要求率（摂餌量/増加体重）は体重増加分にどれだけ飼料を食べたかを知る指標である．対照群と比較し体重増加率低下，あるいは減少した原因を推測する．

飲水に混ぜて投与する場合，摂水量の測定が必須である．また口渇や利尿作用

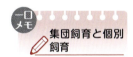

一口メモ 集団飼育と個別飼育

正確な投与量と毒性発現を求める場合は個別飼育が望ましい．物質を餌や飲水に混入して投与し，群ごとで評価する場合は集団飼育とする．個体により体重や運動量が異なるので注意．

がある薬物や塩分の強い物質では飲水量が増加する．臭いや苦みなどの嗜好により増減もある．体重測定などで動物を保持することにより反射性や緊張状態，体温低下や毛並み，流涎や失禁など生殖器周囲の汚れ，皮下腫瘍などほかの動物との違いが一瞬にして観察できる．

血中濃度の測定

試験期間中，投与薬物の血中濃度を知ることは重要で，投与初期と終了時など複数ポイントで測定する．試料採取操作は動物のストレスなどの影響を最小限にする．毒性評価する個体とTKサンプリング（⇒本章4-2のColumn「マイクロサンプリング」〈p.78〉参照）する個体を別にした場合，毒性発現と薬物動態との関連が明確でなく，試験動物数も多くなる．近年，毒性評価動物と同一個体からTK試料を採取するマイクロサンプリング法の検討が始まっている．

剖検

剖検の種類は，試験途中での死亡動物はすみやかに剖検し可能な限り試料と臓器組織を採取する．集団飼育の場合，共食いに注意し，死後変化などにより病理組織学的検査が不能な個体は有効数から除外する．衰弱し瀕死の動物からは重要な毒性情報が得られることが多い．多くの情報を得ることが大切で，死亡は必ずしも毒性によるものではなく投与時のミスや飼育管理による事故死もある．早期に突然死した動物の死因は不明な場合が多い．死亡前の状態や同じ投与量群での観察，ほかの試験からの成績を総合し被験物質の影響を推察する．体重推移は一般状態を把握する簡易で鋭敏そして侵襲の少ない検査法である．

試験期間が終了すれば生存動物を計画剖検し試験終了とする．

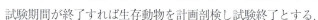

剖検の種類

死亡（dead）・瀕死（moribund）・計画（schedule）剖検がある．動物数，検査項目，毒性所見，病理診断が異なる場合があるので，評価時には注意する．

毒性か薬理作用かの判断基準の明確化

反復投与毒性試験の目的はNOAELを求めることであるが，発現した所見を毒性とするか薬理作用の範疇とするか，区別が困難なことがある．先に述べた医薬品の定義は生体になんらかの影響を及ぼすことを目的として投与するため，薬理作用（薬効）発現の場合どの程度の変化まで許容され，どこから毒性とするかの判断基準を明確にする．

毒性と判断する基準は必ずしも一様ではなく，投与期間の長さや実施時期，実施場所により変動することもある．また，対象疾患によっても毒性とする判断基準（表4）が異なる．抗がん剤による骨髄細胞の減少やEPO（エリスロポエチン）製剤の造血亢進による多血は薬理作用から容易に予測可能である．また，糖尿病治療薬や血圧降下薬，高脂血症治療薬などは正常動物で薬理作用が発現すれば有害作用が発現し最悪の場合，死亡する．

一律に毒性と判断することは困難で，薬理作用と適応疾患を考慮してヒトでの安全性を評価する．

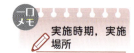

実施時期，実施場所

動物試験は外的・内的要因により試験結果に影響を及ぼす．使用する動物の入手時期により遺伝的背景や生育環境，飼育条件で薬物への反応性が異なる．試験実施施設の環境や手順，担当者の熟練度，サンプル処理過程で違いが出るので，可能な限りSOP（standard operating procedure；標準操作手順書）を作成し準拠する．試験成績は同一試験の対照群と比較する．

表4 毒性判断基準

- 致死的な変化
- 恒常性の破綻や作用臓器以外への影響
- 組織学的傷害を伴う
- 回復性がない

薬理作用に関連（on-target）する．

表6 体表面積あたりのヒト等価用量

動物種 NOAEL（100 mg/kg）	換算係数（除算）	ヒト等価用量（HED） (mg/kg)
マウス	12.3	8
ラット	6.2	16
ウサギ	3.1	32
サル	3.1	32
イヌ	1.8	54

算出方法は動物のNOAELを換算係数で割る．

表5 初回投与量のパラメータ

- LD_{50} 値の 1/600 以下
- NOAEL の 1/60 以下
- ED_{50} の 1/60 以下
- MED の 1/5 以下
- 予定推奨用量の 1/20～1/10
- 既存同種同効薬の 1/10～1/5

ED_{50} (effective dose 50；50% 有効量), MED (minimal effective dose；最小有効量)．

表7 初回投与でとくに注意する作用の薬剤

- 新規で画期的な作用機序の薬剤
- 種特異性が高く非臨床試験で評価が困難な薬剤
- 免疫系を標的とする薬剤
- 生体の恒常性に重篤な影響を及ぼす薬剤
- アゴニストあるいは亢進作用を有する薬剤
- 多機能性の薬剤（例：二価抗体）
- 正常な制御機構をバイパスする薬剤

初回投与量

通常，動物の反復投与毒性試験結果から，第Ⅰ相臨床試験での初回投与量（表5）を算出する．一般的な低分子医薬品ではより感受性の高い動物からのNOAELでヒト等価用量（human equivalent dose：HED）（表6）を算出，その値に安全係数（⇒Column「安全係数」〈p.90〉参照）を乗じて初回開始量を決定する．通常第Ⅰ相臨床試験は健常人を対象とするため，より厳しい安全性が要求される．がんは生命を脅かす疾患で致死率が高く，既存の治療法が限定的であるため，より迅速で効果の高い薬の開発が望まれる．作用メカニズムや情報量の有無も考慮し初回投与量を決定する（ICH-S9[5]）（⇒Column「抗がん剤の初回投与量」〈p.90〉参照）．

初めてヒトに投与する臨床試験でとくに注意する作用の薬剤を表7に示す．

3.3 遺伝毒性試験

がんの原因の多くは遺伝子変異の蓄積といわれている．体細胞は太陽光による紫外線照射，代謝や炎症からの活性酸素やエイジング，食事や化学物質など，体内外の要因により常に傷害を受け続けている（⇒Column「突然変異（遺伝子変異と染色体異常）」〈p.91〉参照）．しかし，それら傷害のほとんどは修復機構により元に戻り正常な状態を維持する．また，修復不能な場合でも細胞死となり次世代へ受け継がれることはない．しかし，修復が不完全で微細な傷害をもった状態

Column
安全係数

初回投与量は感受性の高い動物でのNOAELを元にしたHEDを算出し，HEDからMRSD（最大推奨初回投与量）を決定し，それに安全係数として10を初期値とすることがFDA（Food and Drug Administration；アメリカ食品医薬品局）ガイダンス[4]にある．安全係数を10より大きくする要因として以下を考慮する．

- 急な用量-反応勾配
- 重篤な毒性所見
- モニター不能な毒性所見
- 早期発見が困難な毒性所見
- 不可逆性の毒性所見
- 死因不明な動物死
- 毒性発現と血中濃度に相関がない（非線形）
- 吸収のばらつきが大きい
- 新規のメカニズム
- 動物モデルでの種差が大きい

語句 MRSD[4]

maximum recommended starting dose の略．毒性試験のNOAELからヒト等価用量を算出し，安全率を乗じて求めた健常成人に安全と思われる初回投与最大量（表5参照）．

Column
抗がん剤の初回投与量

抗がん剤は有効で迅速な開発が望まれ，第Ⅰ相臨床試験から患者に投与する．強い毒性で動物に高用量，長期間投与が不可能な場合が多い．治療量と毒性量が近似，あるいは逆転していることもある．最大耐用量（MTD）か用量制限毒性（dose limiting toxicity：DLT）を求めることになる．初回投与量をげっ歯類で算定する場合，10％が重篤な毒性を発現する量（Severely toxic dose in 10％：STD10）の1/10，非げっ歯類で算定する場合，重篤な毒性が発現しない最大量（highest non-severely toxic dose：HNSTD）の1/6が一般的に最初の投与量として考えられている[5]．

で次世代に引き継がれれば，異常な情報の集積によりがんや遺伝病の原因となる．

遺伝毒性（genotoxicity, genetic toxicity）はDNA（deoxyribonucleic acid；デオキシリボ核酸）の変化による毒性の総称である．染色体の異常や突然変異も含まれ，細胞分裂阻害など直接DNAに作用しない変化も広義の意味で遺伝毒性である．遺伝毒性情報はがん原性予測のため，開発候補品の初期スクリーニング時に検討される．遺伝毒性には閾値がないとされてきたが，近年は遺伝毒性の種類や強さによってリスク評価する．

遺伝毒性試験の組み合わせのオプション

ICH-S2（R1）[6]では，遺伝毒性を評価する試験の組み合わせとして，2つのオプションを呈示している．

オプション1

ⅰ．細菌を用いる復帰突然変異試験

ⅱ．染色体傷害を検出するための細胞遺伝学的試験（in vitro 分裂中期での染色体異

Column

突然変異（遺伝子変異と染色体異常）

DNAが外因性（化学物質，環境物質）や内因性（活性酸素，エージング）の遺伝毒性物質により傷害を受け，その修復過程で突然変異が起こると，体細胞変異としてがんや神経系疾患の原因となる．染色体に異常が生じると体細胞（生殖細胞）に変異が起こり，遺伝病の原因となる．

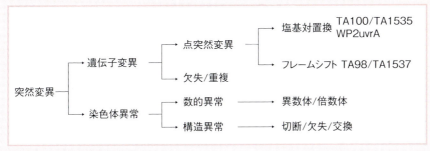

図　突然変異の種類

常試験又は in vitro 小核試験）又はマウスリンフォーマ Tk 試験

iii. In vivo 遺伝毒性試験．一般には，げっ歯類造血細胞での染色体傷害，すなわち小核又は分裂中期細胞の染色体異常を検出する試験

オプション2

i. 細菌を用いる復帰突然変異試験

ii. 2種類の異なる組織における in vivo 遺伝毒性試験．一般的には，げっ歯類造血細胞を用いる小核試験及び2つ目の in vivo 試験．他に適切な方法がない限り，一般的には肝臓のDNA鎖切断を検出する試験が勧められる

この2つのオプションは同等に評価可能で，どちらを選んでも問題ない．例外は，抗菌薬など細菌に対して強い毒性を示す物質については，細菌を用いた遺伝毒性を正しく評価できない可能性があるため，in vitro ほ乳類培養細胞を用いる試験のいずれか一つが求められる（オプション1）．また，全身曝露がない化合物については in vivo での遺伝毒性評価が困難であるため，in vitro ほ乳類培養細胞での評価が重要であり，オプション1の組み合わせが推奨される．

オプション1の利点としては，in vitro ほ乳類培養細胞を用いる試験で陰性の場合，in vivo 試験（一般には小核試験）で最高用量の設定制限がないので一般毒性試験に組み込んで実施が可能なことである．この点，オプション2では，最高投与量規定があり，一般毒性試験と用量の違いがあった場合，遺伝毒性試験を単独で実施することになる．

オプション2の利点は，in vitro ほ乳類培養細胞での試験条件が変更され偽陽性が減少したとはいえ，完全に偽陽性の結果を避けられないことである．in vitro ほ乳類培養細胞試験を実施しないので偽陽性の結果は避けられる．

 語句

S9mix

代謝酵素誘導剤（通常，フェノバルビタールと5,6-ベンゾフラボン）を投与したラットの肝臓をホモジナイズ後，9,000 g で10分間遠心した上清．代謝酵素が豊富なミクロソーム分画を含む．

ホモジナイズ（ホモジネート）

⇒本章「4-2　吸収・分布・代謝・排泄」(p.69) 参照．

ミクロソーム分画

動物組織の破砕溶液を遠心分離により分画したときに得られる顆粒成分．主に小胞体とリボソームを含む．薬物代謝酵素反応に関する酵素は主に，細胞を破砕して遠心分離した際におけるミクロソーム画分と可溶性画分に存在する．ミクロソーム画分に含まれる代表的な酵素は，シトクロムP450，UDP-グルクロン酸転移酵素等がある．ちなみに，ミクロソームとは，細胞小器官でいう小胞体である．

> **Column**
> ## 細菌を用いる復帰突然変異試験
>
> 　Ames（エームス）試験とよばれる．ネズミチフス菌のヒスチジン要求性の変異株（his- → His+），大腸菌のトリプトファン要求性の変異株（trp- → Trp+）を用いた試験系で，通常は特定のアミノ酸を欠乏した培地では増殖できない．
> 　物質により遺伝子が突然変異を起こし，生育可能な野生株に変異することにより増殖が可能となる．変異し増殖したコロニー数を計測し変異の程度と強さで判定する．これら特性の異なる菌株を組み合わせた試験から総合的に突然変異の有無を判定する．試験手法は確立され結果も安定しているため，結果が明らかな陽性あるいは陰性となった場合，繰り返し試験はしない．
>
> **表 Ames 試験の菌株と機能**
>
> | ネズミチフス菌
（*Salmonella typhimurium*） | TA100, TA1535：
塩基対置換型変異 | DNA 損傷を効率良く突然変異に転換させるために，薬物耐性遺伝子プラスミド（pKM101）を TA97, TA98, TA100, TA102 に導入し，トランスリージョン DNA 合成活性を高め，薬剤の抗菌作用による偽陰性をなくす |
> |---|---|---|
> | | TA98, TA1537：
フレームシフト型変異 | |
> | 大腸菌
（*Escherichia coli*） | WP2uvrA：
塩基対置換型変異 | 広いスペクトラムをもち金属イオンやアゾ化合物にも高感度に反応する |

　代謝活性化系の影響をみる試験は S9 mix を添加して評価する．

ほ乳類培養細胞を用いる染色体異常試験

　Ames 試験は DNA に直接傷害を及ぼす作用は鋭敏に検知できるが，ヒストンやチューブリンなどの作用を介して起こる遺伝毒性は検知できない．それを補うため，ほ乳動物の染色体を使って染色体異常試験を行う．

染色体異常試験

　通常はチャイニーズハムスター細胞株（CHL，CHO，V79）や初代培養ヒト末梢血リンパ球を用いる．増殖期にある細胞に被験物質を処理して染色体標本を作製する．よく広がった分裂中期細胞（染色体数が 2 倍）を顕微鏡下で解析し，各用量あたり 200 個以上の分裂中期の細胞を染色体構造異常をもつ細胞数や構造異常別に計測して集計する．

マウスリンフォーマアッセイ（マウスリンフォーマ TK 試験）

　マウスリンフォーマ L5178 Y$tk^{+/-}$-3.7.2 細胞株はチミジンキナーゼ遺伝子をヘテロにもち，被験物質の処理後に $tk^{-/-}$ への突然変異を検出する．コロニーの発育や大きさにより点突然変異と染色体変異の両方を検出できる．*in vitro* ほ乳

類培養細胞試験の一つである.

げっ歯類を用いる小核試験（*in vivo* 小核試験）

げっ歯類の骨髄中の幼若赤血球を用いて染色体の構造異常を検出する *in vivo* 染色体異常試験である.

染色体異常（構造異常）が惹起されると分裂時に紡錘糸が付着できない部分が生じ，染色分体として新たな核に移動できず取り残されてしまう．この染色体断片（小核）の出現率を計測する．この値は染色体異常誘発率と相関する．通常，検体を投与したげっ歯類の骨髄あるいは末梢血中の幼若赤血球（多染性赤血球）を 2,000 個以上観察し小核が発現した血球数を計測する．幼若赤血球は赤血球の分化成熟過程で有核細胞から脱核して成熟するので，小核は脱核した細胞質に残存し観察が容易となる.

注意が必要なのは，投与した物質が骨髄に到達（曝露）していることの確認である.

不定期 DNA 合成（UDS）試験

化学物質などで DNA に傷害が起こると，修復再生のために不定期 DNA 合成 (unscheduled DNA synthesis : UDS) を開始する．UDS を指標とした DNA 傷害は標的臓器での検討が可能である．目的の臓器を採取し ^{3}H- チミジンや BrdU (bromodeoxyuridine；ブロモデオキシウリジン) の DNA 取り込みを指標として DNA 量を測定する.

遺伝毒性試験は，動物試験に比べ安価で試験期間も短く，開発初期に実施されることが多い．遺伝毒性試験の判定には，実施した試験の種類や陽性強度など総合的な判断が必要である.

3.4 がん原性試験

試験の必要な要件

がん原性試験（carcinogenicity test）はヒトでの発がんリスクを予測するために行われる．通常，用いられるラットではほぼ生涯にわたり被験物質が投与される．試験期間は用量を設定する予備試験，2 年の投与期間，剖検や病理標本作製，病理診断を経て最終報告書までは 4〜5 年必要で，経費も莫大になる．すべての医薬品で要求されておらず，がん原性試験が必要な要件はガイドラインで決められている（ICH-S1A[9]）．以下のいずれかの条件があれば，がん原性試験を実施する.

1：同種同効の医薬品でヒトに関連すると思われるがん原性の報告がある.
2：がん原性の懸念が示唆されている構造活性相関がある.
3：反復投与毒性試験で前がん病変や過形成など増殖性変化が認められる.

Column
がん原性試験：設置の経緯と意義

　1915年山極勝三郎・市川厚一博士はウサギの耳にコールタールを塗布し，初めて化学物質により人工的にがんを作製した．発がん部位は投与局所であった．1932年佐々木隆興・吉田富三博士は0-aminoazotolueneを油に溶かし米に混ぜラットに経口投与し，初めて経口投与により肝臓にがんを発生させた．

　0-aminoazotolueneと同類の赤色アゾ色素のscarlet redは上皮再生作用があり，慢性潰瘍や外科領域で増殖促進作用をもつ医薬品でもあった．アゾ色素は食品に使われていることもあり，天然物や食品添加物の発がん性に対する関心が高まり，動物試験によりAF2（furylfuramide）やBHT（butylated hydroxytoluene）などの食品添加物で発がん性が明らかになった．医学の関心が感染症など急性疾患から慢性疾患に移ったこともあり，1989年の「医薬品の製造（輸入）承認申請に必要な毒性試験のガイドライン」[7]に医薬品のがん原性試験法が掲載された．食品添加物の発がん性試験に関するガイドラインは1996年に「食品添加物の指定及び使用基準改正に関する指針」[8]として公表された．

　ヒトにおける発がんを検証することは困難であるため，動物での発がん性試験結果より医薬品のリスク＆ベネフィットの情報を共有する．

Column
長期毒性試験とがん原性試験

　毒性試験の目的は用量と作用を種々のパラメータを介して生体への影響を正確に把握することである．途中死亡も重要な毒性所見で，最後の1匹まで試験を継続する必要がある．がん原性試験は，ほぼ生涯にわたる長期間に可能な最大量を投与した場合のがん発生の有無を知ることが目的である．ラットでは24か月時点で腫瘍以外が原因の死亡率は50％以内が望ましく，対照群あるいは低用量群で累積死亡率が75％に達した時点で，生存動物をすべて屠殺し試験を終了する．がん死以外で早期死亡すれば，その群でのがん発生は少なく評価は不能である．

4：未変化体や代謝物が特定の組織や臓器に蓄積し慢性的な刺激を生じる．
5：臨床投与期間が6か月以上継続する．

最高用量の決定

　動物にとって異物である医薬品に長期間にわたり大量に曝露されれば，薬理作用以外の物理的な影響や非特異的な変化が現れ，真の発がん性の評価が困難となる．とくに毒性が低い物質は大量に長期投与が可能である（⇒Column参照）．そのため最高用量の上限が決められている（ICH-S1C〈R〉[10, 11]）．

　遺伝毒性が陰性で臨床推定投与量が500 mg/kg/日未満で，かつげっ歯類で曝露がヒトの10倍以上ある場合の投与上限値は1,500 mg/kgでよい．また毒性が

表8 マウスで発がん性を示す非遺伝毒性物質の特徴と原因（機序）

特徴	原因（機序）と考えられるもの
・未変化体および代謝物がDNAと反応しない物質 ・自然発生腫瘍の増加・早期化・悪性化など発がん性を示す ・発生まで比較的大量あるいは長期間の曝露が必要 ・動物種や臓器特異性を示すものが多い	・プロモーター：TPA, フェノバルビタール, サッカリン ・細胞傷害物質：四塩化炭素, トリニトリル酢酸 ・物理的刺激：アスベスト, 埋植剤, メガネ, パイプ ・内因性物質：各種ホルモン ・免疫作用物質：免疫抑制薬

非遺伝毒性物質とは遺伝毒性をもたない発がん物質である.
TPA (12-O-tetradecanoylphorbol 13-acetate；12-O-テトラデカノイルホルボール 13-アセテート).

低い場合は臨床推定量の100倍量でもよい．ただし，いずれの場合も体重増加抑制率が10％未満（対照群との体重差が1割以内）である必要がある．MTDも容認される．薬物動態的指標からは未変化体あるいは代謝物がヒトでの血漿AUCの25倍程度があれば上限としてもよい．その他，生理的な変動や恒常性を破綻しない量，吸収飽和量，関節腔や髄腔内など物理的投与限界量などを考慮し可能な条件で最高用量を決める．

判定方法

がん原性試験は通常2種の動物種で行う（ICH-S1B[11])．特別な理由がない限りマウスとラットが使われる．両種が陽性あるいは陰性の場合は問題ないが，ラットで陽性の場合は発がん性ありとするが，マウスのみが陽性の場合，判定は迷うことがある．多くの発がん性物質の標的は肝臓であり，マウスは非遺伝毒性物質（表8）の投与でも肝腫瘍が容易に発生し，また，ある系統の動物で高率に肝腫瘍が自然発生する．マウスだけに発生する肝腫瘍はヒトに発生する可能性は低いことがわかっている．マウスでは擬陽性結果が高く，ヒトへの外挿性が困難なことから，①遺伝子改変（トランスジェニック）動物での試験，②二段階発がんモデル試験，③新生児マウス発がん試験，のいずれかをマウスがん原性試験の代わりに行うことも容認される．

発がん性試験結果の陽性判定（表9）は腫瘍発生の増加だけではなく，そのほかの要因でも陽性と判断する．

3.5 生殖発生毒性試験

生殖発生毒性は表10のように分類される．

生殖発生毒性試験の目的は，生殖発生過程において医薬品投与によりなんらかの影響を及ぼす可能性について情報を得ることである．通常の毒性所見は臨床試験や市販後に発生の確認や予防が可能であるが，発がん性と生殖系への影響はヒトで検証が不可能なので，動物試験での情報が重要となる．

1963年（昭和38年），サリドマイド薬害（⇒3章1のColumn「サリドマイド」〈p.143〉参照）を機に日本最初の非臨床毒性試験が制定された．「医薬品の胎児に及ぼす影響に関する動物試験法」[12]である．それまでは動物での毒性試験は必要

一口メモ

遺伝子改変動物
ヒトがん遺伝子を導入したrasH2マウス，がん抑制遺伝子のヘテロをノックアウトしたp53$^{+/-}$マウス，皮膚発がんに感受性が高いTg.ACマウスなどがある．入手しやすさ，背景データ，感受性の高さなどを考慮し使用する．

二段階発がんモデル
イニシエーション・プロモーションモデルともいう．非発がん量の発がん物質を事前に投与して発がん閾値を高めた動物に，被験物質を投与して発がん性を調べる．事前投与する発がん物質の種類・量・投与経路により，特定臓器での発がん誘発作用の検討が可能である．

新生児マウス発がん試験
離乳前の仔動物に被験物質を微量投与し，無処置で長期飼育する試験法である．通常，がん原性試験では多数の動物に被験物質を長期間投与するため多量の検体が必要である．本試験では検体量は少ないが，投与法の煩雑さ，試験経験者と背景データの不足，試験結果の解析が困難なことから，ほとんど実施された経験がない．

表9 発がん性試験結果の判定

1. 腫瘍の発生頻度が有意に増加する
2. 自然発生腫瘍の数が増える
3. 複数の動物種や両性での腫瘍発生
4. 過形成や前がん病変など増殖性病変がみられる
5. 自然発生腫瘍が早期化する
6. 悪性腫瘍が増える
7. 腫瘍に大型化や転移がみられる
8. 腫瘍の総数が増える
9. まれな腫瘍が発生
10. 腫瘍発生に用量相関性がある

表10 生殖発生毒性の分類

生殖毒性	諸要因により不妊や次世代への発生障害：不妊，妊娠維持・分娩・哺育いずれかの過程に影響・障害を及ぼす事象：親側の影響
発生毒性	諸要因により生殖細胞の発育・形成から交配・受精・胎内発育・出生・成熟いずれかの過程に影響・障害を及ぼす事象：次世代側の影響 ・胎児毒性：催奇形性を含み，胎生期に諸要因により作用し出生前胎児に障害を及ぼす事象 ・催奇形性：諸要因が胎生期に作用し，形態的・機能的な発生障害を及ぼす事象

なかった．

生殖発生毒性試験の特徴は，検査する目的が明確に決められていることである．

I試験：受胎能，着床までの初期胚発生に関する影響をみる

当然，雌雄の影響をみるので交配前の雌雄に投与し，交尾行動，着床，発生初期に関する情報を得る．親動物の生殖器の器質的な変化は，反復投与毒性試験の病理組織学的検査で評価できるが，機能的な影響はわからない．

母動物の生殖関連以外の生理的な変化も影響するので，注意が必要である．

II試験：出生前および出生後の発生ならびに母動物の機能に関する影響をみる

着床から出産，離乳までの期間に継続して投与する．親の妊娠維持や分娩哺育，出産児の生死，発育発達過程，行動・機能や性成熟と生殖機能における影響をみる．

乳汁への薬物移行を把握することは毒性発現を解析するため重要である．妊娠動物を使用し，出産児の観察も行うため，試験期間が長くなる．

III試験：胚・胎児発生に関する影響をみる

着床から硬口蓋が閉鎖する器官形成期における医薬品の影響をみる．妊娠末期に帝王切開により親の妊娠維持，胚・胎児の生死，発育や催奇形性などの形態異常を調べる．

母動物の血中を介した薬物の胎盤移行（表11）や乳汁移行からの直接曝露による胎児への影響と母動物の原因に起因する胎児への影響を区別することが必要である．

一口メモ：生殖試験オプション

I・II・III試験を単独で行う方法が一般に行われている．ほかにすべての試験を一度に通して行う単一試験法や，(I+II) 試験とIII試験，I試験と (II+III) 試験，I試験とII試験，(I+III) 試験とII試験がある．各試験法は投与濃度の条件や検査する項目が細かく規定されているので「医薬品非臨床試験ガイドライン解説 2013」[2] などを参照されたい．

語句：乳汁移行

多くの医薬品の乳汁移行は1％以内とわずかだが，乳児へ5〜700 mL/日授乳すると影響が出る可能性がある．弱塩基性薬物 > 弱酸性薬物（エリスロマイシン，アンフェタミン > フェノバルビタール，クマリン系薬），脂溶性 > 水溶性（バルビツール酸系，サリチル酸系薬 > 尿素），低分子（200以下）> 高分子（アルコール，モルヒネ > ヘパリン・ワルファリン），タンパク結合：遊離型 > 結合型（アルコール類，イソニアジド > ジアゼパム，イブプロフェン）である．

表11 薬物の胎盤移行性

分子量	300〜600 程度は比較的容易に胎盤を通過するが，1,000 以上は難通過（妊娠希望者はワルファリンからヘパリンに変更）
脂溶性	水溶性と比べ容易に胎盤を通過する（ビタミンAやフェノバルビタールは胎児に移行）
タンパク結合	タンパク結合率の低い薬物は胎児，羊水に移行する（タンパク結合率の高い薬物は遊離型のみ通過するため，母体では高く胎児では低い）
薬物代謝	胎盤による薬物代謝もある（プレドニゾロンは胎盤で代謝され失活，胎児の治療はデキサメサゾンを用いる）
胎盤関門	トランスポーターが関与する（種差がある）

表12 毒性評価に用いる略語

略語	フルスペル	和名
DLT	dose limiting toxicity	用量（投与）制限毒性
HED	human equivalent dose	ヒト相当量
LOAEL	lowest observed adverse effect level	最小毒性量
LOEL	lowest observed effect level	最小影響量
MABEL	minimum anticipated biological effect level	推定最小薬理作用量
MFD	maximum feasible dose	投与可能最大量
MRD	maximum daily recommended dose	臨床最大一日量
MRSD	maximum recommended starting dose	最大推奨初回投与量
MTD	maximum tolerated dose	最大耐用量
NOAEL	no-observed adverse effect level	最大無毒性量
NOEL	no-observed effect level	最大無影響量

3.6 局所刺激性試験

投与物質が最初に接触した箇所や塗布剤のように曝露局所での刺激性について評価する．製造者への安全性が目的でないので，臨床で使用するのと同じ医薬品を臨床投与経路で検討する．各種毒性試験の中で評価可能で，単独での刺激性試験は推奨されない．

3.7 その他の毒性試験（光毒性）

光毒性は太陽光の吸収とそれに伴う化合物の励起が必要で，双方のどちらが欠けても起こらない．光毒性には，光刺激性，光アレルギー，光遺伝毒性，光がん原性があるが，光刺激性と光アレルギーの区別は困難である．太陽光の吸収についてはモル吸光係数で，光照射による薬物反応は *in vitro* の ROS（reactive oxygen species；一重項酸素）で評価できる（ROSアッセイ）．薬剤性光線過敏症の原因となる光化学反応物質を予測でき，開発初期のスクリーニングに有用である．代表的な光毒性を有する医薬品にケトプロフェンがあるが，太陽光に当たらなけ

れば問題はない．

4 まとめ

　医薬品の非臨床安全性試験には，広い知識が必要である．

　動物試験を実施するためには試験計画書立案，動物飼育や処置手技，それらの信頼性を確保するためのGLP準拠，剖検や試料採取，病変を発見し正確に診断するための毒性病理診断学，各実験動物の種差や背景病変の把握，毒性病変と薬理作用の量的・質的関係などの生理学，薬理学，分子生物学，遺伝学を駆使し，統計学的手法で，医薬品（候補）のヒトに対する安全性を外挿する．

　非臨床毒性評価は，有効な医薬品が安全に使用できる条件を提供することである．ADI（acceptable daily intake；一日摂取許容量）は医薬品では使用しないことは理解できたはずである．毒性評価に用いる略語を**表12**にまとめた．

（小野寺博志）

● 引用文献

1) 医薬品の安全性に関する非臨床試験の実施の基準に関する省令（平成9年3月26日厚生省令第21号）．http://law.e-gov.go.jp/htmldata/H09/H09F03601000021.html
2) 医薬品非臨床ガイドライン研究会編．医薬品非臨床試験ガイドライン解説2013．薬事日報社；2013．
3) 厚生労働省医薬食品局審査管理課長．「医薬品の臨床試験及び製造販売承認申請のための非臨床安全性試験の実施についてのガイダンス」について．平成22年2月19日．薬食審査発0219第4号．https://www.pmda.go.jp/files/000156948.pdf
4) U. S. Department of Health and Human Services Food and Drug Administration, Center for Drug Evaluation and Research（CDER）. Guidance for Industry：Estimating the Maximum Safe Starting Dose in Initial Clinical Trials for Therapeutics in Adult Healthy Volunteers. July 2005. http://www.fda.gov/downloads/drugs/guidances/ucm078932.pdf
5) 厚生労働省医薬食品局審査管理課長．抗悪性腫瘍薬の非臨床評価に関連するガイドラインについて．平成22年6月4日．薬食審査発0604第1号．https://www.pmda.go.jp/files/000156648.pdf
6) 厚生労働省医薬食品局審査管理課長．医薬品の遺伝毒性試験及び解釈に関するガイダンスについて．平成24年9月20日．薬食審査発0920第2号．https://www.pmda.go.jp/files/000155984.pdf
7) 各都道府県衛生主管部（局）長あて厚生省薬務局審査第一・審査第二・生物製剤課長連名通知．医薬品の製造（輸入）承認申請に必要な毒性試験のガイドラインについて．平成元年9月11日．薬審1第24号．https://www.pmda.go.jp/files/000206737.pdf
8) 厚生省生活衛生局長．食品添加物の指定及び使用基準改正に関する指針について．平成8年3月22日．衛化第29号．http://www.mhlw.go.jp/topics/bukyoku/iyaku/syokuten/960322/
9) 厚生省薬務局審査課長．医薬品におけるがん原性試験の必要性に関するガイダンスについて．平成9年4月14日．薬審第315号．https://www.pmda.go.jp/files/000156340.pdf
10) 厚生省薬務局審査課長．医薬品のがん原性試験のための用量選択のガイダンスについて．平成8年8月6日．https://www.pmda.go.jp/int-activities/int-harmony/ich/0074.html
11) 厚生省医薬安全局審査課長．「医薬品のがん原性を検出するための試験に関するガイダンス」について．平成10年7月9日．医薬審第548号．https://www.pmda.go.jp/files/000156682.

pdf
12) 厚生省薬務局製薬課長通知. 医薬品に胎児に及ぼす影響に関する動物試験法. 昭和38年薬製等120号.

●参考資料
1. 一般社団法人レギュラトリーサイエンス学会監. 医薬品製造販売指針2016. じほう；2016.
2. 日本トキシコロジー学会教育委員会編. 新版　トキシコロジー. 朝倉書店；2009.

5 治験（GCP）

Summary
- 医薬品の有効性・安全性の最終的な評価のために治験が実施される．
- 治験は，通常，健常人対象の第Ⅰ相試験，少数の患者対象の第Ⅱ相試験，多くの患者対象の第Ⅲ相試験と安全対策を優先的に考えて慎重に実施される．
- 実施基準であるGCPはヘルシンキ宣言の内容を反映している．治験実施計画の作成，計画に対する治験審査委員会の承認，被験者のインフォームドコンセントが倫理性の確保にとって重要である．
- 治験依頼者，規制当局は治験計画届出制度や重篤副作用報告制度により，治験時の安全対策を実施している．

Keywords ▶ 治験，GCP，ヘルシンキ宣言，治験計画届出制度

1 治験の種類

非臨床試験で必要な試験を終了した後，臨床試験（治験〈clinical trial〉）が開始される．

治験で実施される臨床試験の種類と概要を**表1**に示した．通常，第Ⅰ相，第Ⅱ相，第Ⅲ相試験を順次行うことになるが，個々の品目の臨床試験は，対象の疾患，外国での開発状況，類薬の存在の有無などにより異なってくる．試験の性格を表す「臨床薬理試験」，「探索的試験」，「検証的試験」とよぶ場合もある．医薬品医療機器総合機構（Pharmaccuticals and Medical Devices Agency：PMDA）では，開発者の依頼により対面相談を実施して，個々の品目の最適な臨床試験の方法や結果の評価などについて助言を行っている．対面相談の主なものは**表2**のとおりである．

また，製造販売後に実施される臨床試験についても，**表3**に示したように，第Ⅳ相試験または治療的使用とよんでいる．

2 臨床試験の実施の基準に関する省令（GCP省令）

臨床試験（治験）は，ヒトを対象にする試験であり，また，医薬品の使用価値を最終的に決定する試験を含むことから，被験者に対する倫理性およびデータの信頼性が厳格に守られなければならない．このため，治験を実施（依頼）する製薬企業（治験依頼者）と医療機関（治験実施医療機関）に対して「臨床試験の実施

語句 治験

治験とは，医薬品の製造販売承認申請のために提出すべき資料のうち，臨床試験の試験成績に関する資料の収集を目的とする試験の実施をいう（薬機法第2条第17項）．

PMDA

⇒本章「6 承認審査，薬価基準収載」(p.109)，本章「8 安全対策と医薬品リスク管理計画（RMP）」(p.117) 参照．

表1 治験で実施する臨床試験の種類と概要

相		試験の内容	試験の目的	試験の種類
第Ⅰ相 (Phase Ⅰ)		・少数の健常成人（通常，男性）が被験者 ・単回投与から反復投与へ ・低用量から順次高用量へ	・安全性の範囲を確認 ・薬物動態試験 ・場合により薬力学試験	臨床薬理試験
第Ⅱ相 (Phase Ⅱ)	前期第Ⅱ相 (Phase Ⅱa)	・少数の患者が被験者 ・薬効が現れる期間の投与 ・複数の用量群で有効性を比較	・用量-反応関係の目安を確認	探索的試験
	後期第Ⅱ相 (Phase Ⅱb)	・比較的多数の患者が被験者 ・薬効が現れる期間の投与 ・3～4用量群で有効性を比較	・至適用量を決定 ・適応疾患の特定	
第Ⅲ相 (Phase Ⅲ)		・多数の患者が被験者 ・薬効が現れる期間の投与 ・プラセボ群または標準薬群との比較	・至適用量を用いて，薬効を検証 ・標準薬との有効性・安全性の比較 ・有効性と安全性を総合的に評価	検証的試験
		・高齢者が被験者または1年間の長期投与	・高齢者，長期投与時の安全性を確認	
その他 (拡大治験)		・より広範囲の患者が被験者 ・承認までの実施	・致死的な疾患患者の早期の治療	人道的治験

表2 治験時に実施される主な対面相談

対面相談の種類例	相談内容例
第Ⅰ相試験開始前相談	・治験開始に必要な非臨床試験の実施状況およびその結果の解釈 ・第Ⅰ相試験実施計画での初期用量の妥当性
前期第Ⅱ相試験開始前相談	・第Ⅰ相試験の結果の解釈 ・前期第Ⅱ相試験実施計画での用量群の妥当性，評価項目の妥当性
後期第Ⅱ相試験開始前相談	・前期第Ⅱ相試験の結果の解釈 ・後期第Ⅱ相試験実施計画での用量群の妥当性，評価項目の妥当性，統計手法の妥当性
第Ⅱ相試験終了後相談	・後期第Ⅱ相試験の結果の解釈 ・第Ⅲ相試験実施計画での対照群，評価項目，統計手法などの妥当性
申請前相談	・第Ⅲ相試験の結果の解釈
拡大治験開始前相談	・拡大治験の実施の是非 ・実施計画での患者の範囲，用法・用量の妥当性

の基準に関する省令」（Good Clinical Practice：GCP）が適用される．

　なお，GCPの遵守には専門的かつ膨大な業務量に対応した人材を確保する必要があり，このため製薬企業は治験に関する業務の一部または全部を開発業務受託機関（Contract Research Organization, Clinical Research Organization：CRO）に，治験実施医療機関は治験の実施業務の一部を治験施設支援機関（Site

表3 製造販売後に実施する臨床試験

相	試験の内容	試験の目的	試験の種類
第IV相 (Phase IV)	・大多数の患者が被験者 ・長期にわたる場合が多い ・承認された用法・用量を使用 ・評価項目は，合併症の予防や延命効果 ・プラセボ群または標準薬群との比較	・体系的な薬物治療の中の位置づけを確定 ・一般的な患者における医薬品使用の真の価値の検証 ・ほかの医薬品との併用時の有効性・安全性の評価	治療的使用

Management Organization：SMO）に委託することができる．

2.1 GCPの歴史

日本でのGCPは，1989年に「医薬品の臨床試験の実施に関する基準」（旧GCP）が局長通知され，開始された．その後，ソリブジン事件などの反省から医薬品の開発段階の規制強化の一環として，1996年にGLP（Good Laboratory Practice；医薬品の安全性に関する非臨床試験の実施の基準に関する省令），GCPの法制化が行われた．その際，ICHで議論されていた共通GCPが合意されたことから，法制化は旧GCPではなく，ICH-GCPが採用され，「医薬品の臨床試験の実施の基準に関する省令」〈GCP省令〉が制定された．より厳格な管理が必要となるICH-GCPであったため，とくに医療機関での対応が滞ることとなった．厚生労働省は，治験活性化計画を実施し，医療機関での治験事務局の設置，治験コーディネーター（Clinical Research Coordinator：CRC）の養成，治験ネットワークの構築などを推進し，現在の治験実施環境は国際的に遜色ないレベルに至っている．

なお，2003年には，医療上必要性が高く，医師からの開発要望が強いにもかかわらず，採算性などの理由で企業が開発をしない場合，医師自らが治験を実施して開発を行うことを可能にするため，「自ら治験を実施しようとする者による治験」（医師主導治験）がGCPに追加されている．

2.2 ヘルシンキ宣言とGCP

治験を含め，ヒトを対象とする医学研究に対しては，倫理的な配慮が必要不可欠であるため，国際的なコンセンサスとして世界医師会が「人間を対象とする医学研究の倫理的原則」（ヘルシンキ宣言）を作成している．ヘルシンキ宣言は，ナチスの人体実験に対する裁判で示された，臨床研究を実施する場合に遵守するべき事項（ニュルンベルク綱領）をもとに，より医療現場で実施することを想定した内容に対応する形で1964年に作成された．その後，医療における患者に対する倫理的配慮の変化や医学研究で発生した問題などに対応し，これまでに9回の改定が行われている．ヘルシンキ宣言の重要な項目は，以下のとおりである．

①被験者の自発的・自由意思による参加，不利益を受けることがない途中での離脱

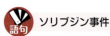

語句

ソリブジン事件
⇒3章1のColumn（p.148）参照．

ICH
⇒本章「1　レギュラトリーサイエンスと法規制」（p.20）参照．

治験活性化計画
厚生労働省と文部科学省が2003～2011年（平成15～23年）に2期にわたり実施した計画．本計画により，国内の治験実施体制が整備された．詳細は厚生労働省のホームページ（http://www.mhlw.go.jp/topics/bukyoku/isei/chiken/02.html）を参照．

治験コーディネーター
治験実施医療機関において，治験医の業務を支援し，治験実施計画どおりに治験を進める役割を担当する．「CRC」ともいわれる．

ヘルシンキ宣言
⇒「付録2」（p.269）参照．

ニュルンベルク綱領
⇒「付録1」（p.268）参照．

②研究計画書の作成と研究倫理委員会の承認
③被験者のインフォームドコンセントの取得

治験は，医学研究に含まれているので，治験に適用される実施基準であるGCPは，当然ヘルシンキ宣言の倫理的な配慮を反映した内容になっている．

2.3 GCP 省令の概要[1]

GCP 省令は，「総則」，「治験の準備に関する基準」，「治験の管理に関する基準」，および「治験を行う基準」で構成されている．

GCP で使用される用語および関連の事項について，それぞれの定義を表4に示した．

> **一口メモ GCP遵守の規定**
> 薬機法第80条の2第1項（準備基準），第4項（実施基準），第5項（管理基準）にある．

治験の準備に関する基準

治験を依頼しようとする者（通常，製薬企業）が治験開始前に遵守する項目が規定されている．

---

①被験薬の品質，毒性，薬理に関する試験など，治験を依頼するために必要な試験を終了していること．
②治験実施計画書の作成，実施医療機関および治験責任医師の選定，治験薬の管理，副作用情報などの収集，記録の保存などの手順書を作成し，医師などの治験の依頼や管理に関する業務につき専門的知識を有する者を確保する．
③治験実施計画書，治験薬概要書，症例報告書を作成する．
④治験責任医師に同意説明文書の作成を依頼する．
⑤実施医療機関と文書による治験の契約を締結し，その後に治験薬を交付する．
⑥被験者に生じた健康被害に対する補償のために，保険など必要な措置を講じておく．

治験の管理に関する基準

治験依頼者が，治験の開始前から終了後に至る期間に実施するべき治験管理の項目が規定されている．

> **語句 GMP**
> Good Manufacturing Practice の略．⇒本章3-2の一口メモ（p.49）参照．

---

①治験薬は治験薬 GMP[2] に従って製造し，製造・配布・回収に関する記録を作成しなければならない．また，治験薬の表示の規定（表5）を遵守する．
②被験薬の品質，有効性および安全性に関する事項など治験を適正に実施するために必要な情報を収集，検討し，実施医療機関の長にこれを提供する．
③治験の継続，変更を審議する効果安全性評価委員会（データモニタリング委員会ともいう）の手順書を作成して設置する．
④副作用情報などを収集し，予測できるものは1年ごとにまとめて，予測できな

表4 GCPに関連する主な用語とその定義

用語	定義
治験薬	被験薬および対照薬（治験に係るものに限る）をいう
被験薬	治験の対象とされる薬物をいう
対照薬	治験において被験薬と比較する目的で用いられる医薬品または薬物，その他の物質をいう
治験責任医師	実施医療機関において治験にかかわる業務を統括する医師または歯科医師をいう
治験分担医師	実施医療機関において，治験責任医師の指導の下に治験にかかわる業務を分担する医師または歯科医師をいう
治験協力者	実施医療機関において，治験責任医師または治験分担医師の指導の下にこれらの者の治験にかかわる業務に協力する薬剤師，看護師，その他の医療関係者をいう（CRC〈Clinical Research Coordinator；治験コーディネーター〉）
治験薬管理者	治験薬を管理する者．実施医療機関の長が，原則として薬剤師から選任する
被験者	治験薬を投与される者または当該者の対照とされる者をいう
代諾者	被験者の親権を行う者，配偶者，後見人，その他これらに準じる者をいう
モニター	モニタリングに従事する者（CRA〈Clinical Research Associate；治験モニタリング担当者〉）
監査担当者	監査に従事する者
モニタリング	治験が適正に実施されることを確保するために，治験の進捗状況および治験実施計画書に従って行われているかどうかについて治験依頼者が実施医療機関に対して行う調査．医師主導治験の場合，自ら治験を実施する者が特定の者を指定して行わせる
監査	治験により収集される資料の信頼性を確保するため，治験がGCPおよび治験実施計画書に従って行われたかどうかについて治験依頼者が実施する調査．医師主導治験の場合，自ら治験を実施する者が特定の者を指定して行わせる
原資料	被験者に対する治験薬の投与および診療により得られたデータ，その他の記録をいう
症例報告書	原資料のデータおよびそれに対する治験責任医師などの評価を被験者ごとに記載した文書をいう
有害事象	治験薬を投与された被験者に生じたすべての疾患またはその徴候をいう
副作用	投与された治験薬に対するあらゆる有害で意図しない反応．治験薬と有害事象とのあいだの因果関係について，少なくとも合理的な可能性があり，因果関係を否定できない反応をさす
開発業務受託機関	医薬品の開発業務を製薬企業などから受託する機関（CRO〈Contract Research Organization〉）
治験施設支援機関	治験の実施にかかわる業務の一部を実施医療機関から受託する機関（SMO〈Site Management Organization〉）

（医薬品の臨床試験の実施の基準に関する省令〈平成9年3月27日厚生省令第28号〉．http://law.e-gov.go.jp/htmldata/H09/H09F03601000028.html[1]）をもとに著者作成）

いものは直ちに治験責任医師および実施医療機関の長に通知する．
⑤モニタリングに関する手順書を作成し，原則として実施医療機関において治験実施前，実施中，実施後にモニタリングを行う．また，モニターは，GCPまたは治験実施計画書に従って行われていないことを知った場合は，治験依頼者，治験責任医師に告げなければならない．
⑥治験依頼者は，監査に関する計画および手順書を作成し，監査担当者に実施させなければならない．なお，監査担当者は，開発部門，モニタリング部門に所属してはならない．

⑦治験に関する記録を，被験薬である医薬品の製造販売承認の日または治験の中止・終了の日から3年後のいずれか遅い日まで保存しなければならない．

治験を行う基準

治験が実施される医療機関で行うべき項目が規定されている．

①実施医療機関の長は，治験の実施，継続，中止などの調査審議を行わせる目的で治験審査委員会を設置しなければならない．治験審査委員会の設置，運営に関する手順書を整備し，表6の要件を満たすようにしなければならない．なお，実施医療機関の長は，治験に関する審査を自施設以外の治験審査委員会に契約を結んだうえで依頼することも可能である．

②治験審査委員会では，新規治験の承認の可否，実施中の治験の計画などの変更，安全性情報に関する審議，自施設で発生した逸脱や重篤副作用への対応などの審議が行われる．委員の審議や採決への参加については表7のような禁止事項が示されている．治験審査委員会の手順書，委員名簿，審議の概要は公表されることになっている．

③治験責任医師などは，被験者候補者に対して，あらかじめ表8のような治験の内容などを文書により説明し，文書による同意を得なければならない．

④治験責任医師は，治験薬の副作用によると疑われる死亡，その他の重篤な有害事象の発生を認めたときは，直ちに実施医療機関の長に報告するとともに，治験依頼者に通知しなければならない．

表5 治験薬の表示規定

表示しなければならない事項
1. 治験用である旨
2. 治験依頼者の氏名・住所
3. 化学名または識別記号
4. 製造番号または製造記号
5. 貯蔵方法，有効期間などを定める必要のあるものについては，その内容

表示してはならない事項
1. 予定される販売名
2. 予定される効能または効果
3. 予定される用法または用量

(医薬品の臨床試験の実施の基準に関する省令〈平成9年3月27日厚生省令第28号〉．http://law.e-gov.go.jp/htmldata/H09/H09F03601000028.html[1]）をもとに著者作成）

3 治験時の安全対策

治験は薬物の有効性・安全性を確認する過程であり，副作用に関する情報が十分ではない状況での対応になる．このため，被験者の体調管理を徹底し，副作用の発生状況を製造販売後よりも迅速に把握して対応できる体制がとられている．

3.1 治験依頼者の安全対策（GCP省令[1]第20条）

個々の治験では，治験開始前に得られていた非臨床試験や終了した治験の結果などを反映した安全対策がとられ，その内容は治験実施計画書中に記載されている．これまでに得られている安全性情報は治験薬概要書や適時の安全性情報の提供により治験責任医師などに伝達され，被験者には同意説明文書に記載して周知されている．治験中に死亡やこれまでに知られていない重篤な副作用が発生した場合には，直ちに治験責任医師から治験依頼者に報告され，必要に応じて，治験依頼者はあらかじめ組織していた効果安全性評価委員会の意見を聴いて，対応策を講じ，治験実施医療機関に情報が伝達される．

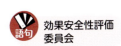

効果安全性評価委員会

治験依頼者が設置する，治験実施時の安全性，有効性に関する重要事項に助言を与える組織．外部の専門家で構成される．

表6 治験審査委員会の要件

1. 治験について倫理的及び科学的観点から十分に審議を行うことができること
2. 5名以上の委員からなること
3. 委員のうち，医学，歯学，薬学その他の医療又は臨床試験に関する専門的知識を有する者以外の者が加えられていること
4. 委員のうち，実施医療機関と利害関係を有しない者が加えられていること
5. 委員のうち，治験審査委員会の設置者と利害関係を有しない者が加えられていること

（医薬品の臨床試験の実施の基準に関する省令〈平成9年3月27日厚生省令第28号〉．http://law.e-gov.go.jp/htmldata/H09/H09F03601000028.html[1] より）

表7 治験審査委員会の会議

1. 次に掲げる委員は，審査の対象となる治験に係る審議及び採決に参加することができない
    1) 治験依頼者の役員又は職員その他の治験依頼者と密接な関係を有する者
    2) 自ら治験を実施する者又は自ら治験を実施する者と密接な関係を有する者
    3) 実施医療機関の長，治験責任医師等又は治験協力者
2. 審議に参加していない委員は，採決に参加することができない

（医薬品の臨床試験の実施の基準に関する省令〈平成9年3月27日厚生省令第28号〉．http://law.e-gov.go.jp/htmldata/H09/H09F03601000028.html[1] より）

表8 同意説明文書に記載されるべき項目

1. 治験が研究を伴うこと
2. 治験の目的
3. 治験責任医師または治験分担医師の氏名，職名および連絡先
4. 治験の方法
5. 予期される臨床上の利益および危険性または不便（被験者にとって予期される利益がない場合はその旨）
6. ほかの治療方法に関する事項
7. 治験に参加する期間
8. 治験の参加は被験者の自由意思によるものであり，被験者・代諾者は被験者の治験への参加を何時でも取りやめることができる旨，治験に参加しないこと，または参加を取りやめることにより被験者が不利益な取扱いを受けない旨
9. 被験者の秘密が保全されることを条件に，モニター，監査担当者，治験審査委員会及び規制当局が原資料を閲覧できる旨
10. 治験の結果が公表される場合でも，被験者に係る秘密が保全されること
11. 健康被害が発生した場合における実施医療機関の連絡先
12. 健康被害が発生した場合に被験者が受けることのできる補償および治療
13. 治験に参加する予定の被験者数
14. 治験への参加の継続について，被験者・代諾者の意思に影響を与える可能性のある情報が得られた場合には速やかに被験者・代諾者に伝えること
15. 治験への参加を中止させる場合の条件または理由
16. 被験者が費用負担をする必要がある場合にはその内容
17. 被験者に金銭などが支払われる場合にはその内容
18. 被験者が守るべき事項
19. 治験審査委員会に関する事項

（医薬品の臨床試験の実施の基準に関する省令〈平成9年3月27日厚生省令第28号〉．http://law.e-gov.go.jp/htmldata/H09/H09F03601000028.html[1] をもとに著者作成）

3.2 規制当局の安全対策

治験依頼者は，規制当局（PMDA）に治験実施計画をあらかじめ届出し，重篤

表9 治験時に発現した被験薬の副作用・感染症の規制当局への報告期限

7日以内
1　未知の死亡例又は死亡のおそれのある症例

15日以内
2　未知の重篤（治療のため医療機関への入院または入院期間の延長が必要な）症例
3　未知の障害または障害につながるおそれのある症例
4　未知の上記1～3に準じて重篤な症例
5　既知の死亡または死亡のおそれのある症例
6　未知の後世代における先天性の疾病または異常
7　海外での回収措置等保健衛生上の危害の発生または拡大を防止するための措置が行われた場合
8　がんなどの重篤な副作用の発生
9　治験の対象となる疾患に対して効能・効果を有しないことを示す研究報告

1年ごと
10　上記1～5の症例などについては，その発現症例一覧表など（治験安全性最新報告 DSUR〈the development safety update report〉）を，初めて治験実施計画を届け出た日から起算して1年ごとに，その期間の満了後2月以内に報告する

注1　「未知」とは，そのような症例などの発生または発生数・発生頻度・発生条件などの発生傾向が治験薬概要書から予測できないものをいう．
注2　「既知」とは，そのような症例などの発生または発生数・発生頻度・発生条件などの発生傾向が治験薬概要書から予測できるものをいう．
(医薬品，医療機器等の品質，有効性及び安全性の確保等に関する法律施行規則〈昭和36年2月1日厚生省令第1号〉．http://law.e-gov.go.jp/htmldata/S36/S36F03601000001.html をもとに著者作成)

な副作用など安全性に影響の大きい情報を規定の期間内に報告することとされている．規制当局は，得られた情報をもとに，必要に応じ，治験依頼者に治験の中止などの指示を出すことができる．

治験計画届出制度（薬機法第80条の2第2項：届出，第3項：30日調査）

　治験依頼者はあらかじめ治験実施計画をPMDAに届け出なければならない．とくに，初めて新有効成分含有医薬品などの薬物の治験を実施する場合，届出を出した日から30日を経過した日以降でなければ治験を開始してはならない．PMDAはこの30日間で，初めて治験を開始する場合に必要とされる非臨床試験が実施され，その結果を反映した治験実施計画になっているかを調査することになっている（30日調査）．必要があれば，規制当局は治験の中止・変更などを指示できる．その後は，治験実施計画の変更時，新たな治験の実施時，治験の中断・中止時，治験の終了時に届出を行うこととされている．

　なお，特例承認の対象となるような緊急やむをえない場合，治験を開始した日から30日以内に届出を行うこともできるようにされている．

治験時の副作用報告（薬機法第 80 条の 2 第 6 項，同施行規則第 273 条）

治験依頼者は，治験責任医師から死亡または重篤な副作用症例を報告された場合，表 9 に示したように症例の内容に応じ，7 日または 15 日以内に規制当局（PMDA）に報告しなければならない．

規制当局の監督権限（薬機法第80条の2第7項：立入検査，第9項：中止などの指示）

GCP に適合するかどうかを調査するため必要があると認める場合，治験依頼者，治験実施医療機関，関係機関などに対して，必要な報告をさせ，立入検査を実施することができる．また，被験薬の使用により保健衛生上の危害の発生または拡大を防止する必要があると認める場合，治験依頼者，治験実施医療機関に対して，治験の依頼の取り消し・変更，治験の中止・変更などを指示することができる．

（平山佳伸）

● 引用文献

1) 医薬品の臨床試験の実施の基準に関する省令（平成 9 年 3 月 27 日厚生省令第 28 号）．http://law.e-gov.go.jp/htmldata/H09/H09F03601000028.html
2) 厚生労働省医薬食品局長．治験薬の製造管理，品質管理等に関する基準（治験薬 GMP）について．平成 20 年 7 月 9 日．薬食発第 0709002 号．http://www.nihs.go.jp/dbcb/TEXT/yakusyokuhatu-0709002.pdf

6 承認審査，薬価基準収載

Summary
- 医薬品の製造販売承認の基準が薬機法で規定されている．
- 審査は，PMDAでのチーム審査，厚生労働省での薬事・食品衛生審議会での審議により行われる．
- 製造販売承認には通常の製造販売承認以外に，「外国製造医薬品等特例承認」，「緊急時の特例承認」，「再生医療等製品に対する条件及び期限付承認」がある．
- 希少疾病用医薬品などは優先審査が行われる．
- 医療用医薬品が医療現場で使用されるには，薬価基準に収載される必要がある．

Keywords ▶ 承認拒否事由，チーム審査，優先審査，薬価基準収載

1 承認拒否事由

医薬品の製造販売の承認は，品目ごとに厚生労働大臣が与えることになっている．承認の基準は，法律で規定されているが，その運用にあたっては，医学・薬学の専門的な観点や社会的な観点からの判断が行われる．

承認の基準は，法律上，承認拒否事由として規定されている．すなわち，基本的原則として，以下の場合は，承認を与えないとしている（薬機法第14条第2項第3号）．

① 医薬品が，その申請の効能・効果を有すると認められないとき．
② 医薬品が，その効能・効果に比して著しく有害な作用を有することにより，医薬品としての使用価値がないと認められたとき．

さらに，医薬品の性状・品質が保健衛生上著しく不適当なとき（同法施行規則第39条），名称・形状がほかの医薬品や食品などとの誤用，混同を招くおそれのあるとき，配合剤に合理的な理由が認められないとき，添付資料に不備があり，相当期間内に補正されないとき，添付資料に虚偽の記載があるとき（昭和55年4月10日薬発第483号局長通知[1]）も承認は与えられない．

2 審査体制と審査方法

2.1 審査機関

医薬品の製造販売承認の審査は，厚生労働大臣の委託を受けた医薬品医療機器

承認の条件

承認に際しては，品目に関する承認拒否事由に該当しないこととともに，医薬品を取り扱う申請者などに関し，医薬品の種類に対応した製造販売業の許可や製造業の許可（または認定）を受け，医薬品の製造所のGMP（Good Manufacturing Practice：医薬品及び医薬部外品の製造管理及び品質管理の基準に関する省令）適合が必要である．

総合機構（Pharmaceuticals and Medical Devices Agency：PMDA）が実施し（薬機法第13条の2），その結果報告を受けて，厚生労働大臣の諮問を受けた薬事・食品衛生審議会が最終的な審議を行い，その結果を答申することにより行われる（薬機法第14条第8項）．厚生労働大臣は答申の内容に従い，申請者に製造販売承認を与える．

PMDA

PMDA の審査は，医薬品の種類により担当するチームが決まっている（チーム審査）．たとえば，抗悪性腫瘍薬チーム，消化器官用薬チーム，循環器官用薬チームなどである．チームは，品質，有効性，安全性に関係する膨大な審査資料に対応するため，医学・歯学，薬学，獣医学，生物統計学の専門知識を有する審査員にチームの取りまとめ役の主任2人を加えて10人程度で構成されている（図1）．また，チームは，品目ごとに選任される外部専門家からの助言を受けながら審査を実施している．

PMDA
⇒本章「8 安全対策と医薬品リスク管理計画（RMP）」〈p.117〉も参照）．

薬事・食品衛生審議会

厚生労働大臣の諮問機関である薬事・食品衛生審議会は，外部の医学，歯学，薬学，獣医学，生物統計学，法律の専門家および患者や一般国民の意見を代弁するような有識者から構成され，品質，有効性，安全性などの専門的な判断と一般国民や患者の視点からの判断を総合的に行っている．

2.2 製造販売承認の種類

ほとんどの場合，国内で医薬品の種類に対応する製造販売業の許可をもっている申請者が厚生労働大臣に申請し，厚生労働大臣から医薬品としての製造販売承認を与えられる．

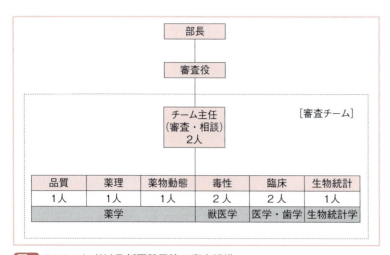

図1 PMDA における新医薬品等の審査組織

外国で製造などをする者が直接申請する場合，国内の医薬品の種類に対応する製造販売業の許可を有する製造販売業者を選任する（「選任外国製造医薬品等製造販売業者」という）必要がある．この場合を「外国製造医薬品等特例承認」といい，承認後の安全対策は選任外国製造医薬品等製造販売業者が実施する（薬機法第19条の2）．

特例承認

新たな感染症の蔓延時など緊急事態に対応するため，健康被害の拡大を防止するために必要な医薬品で，そのもの以外に適当な方法がない，外国で承認されているという条件を満たすものを緊急に承認することが可能である．この場合を「特例承認」といい，承認拒否事由，医薬品の通常の審査，申請資料の信頼性調査，GMP調査，通常の薬事・食品衛生審議会の意見聴取の規定を考慮せずに，薬事・食品衛生審議会の意見を聴いて，承認を与えることができる．なお，承認後には省略された部分の審査，副作用報告の徹底，使用者などへの特例承認である旨の説明，販売実態の報告を義務づけることができる（薬機法第14条の3）．

条件及び期限付承認

医薬品ではないが，再生医療等製品の場合，「条件及び期限付承認」を取得することが可能である．申請する再生医療等製品が，均質でない，有効性が推定される，有効性と安全性の総合判断で使用価値が推定されるという条件を満たす場合，適正使用に必要な条件と7年（場合によりさらに3年延長可能）を超えない期限を付けて承認を与えることができる．期限中に必要な使用成績調査などを行い，正式な承認の可否を審査されることになる（薬機法第23条の26）．

2.3 審査方法

医薬品がPMDAに申請されると，医薬品の薬効分野に対応したチームが審査を担当する．審査は，図2のフローチャートのように進行する．

①チームは，申請資料を審査し，疑問点などを申請者に照会し，面談のうえ議論する．

②申請者から照会した質問に回答があり，チームは，あらかじめ選任しておいた外部専門家からの助言を参考に，チームとしての最初の考えをまとめ，「審査報告(1)」を作成する．

③チームは，主要な問題点について，外部専門家と面談のうえ議論を行い（「審査専門協議Ⅰ」），チームとしての考えを取りまとめ，申請者に照会する．

④申請者からの回答内容が妥当なものであれば，その内容を「審査報告(2)」として作成する．

⑤申請者からの回答がチームとして受け入れられない場合，申請者側，チーム側およびそれぞれの側の専門家を交えて「面接審査会」が開催される．その

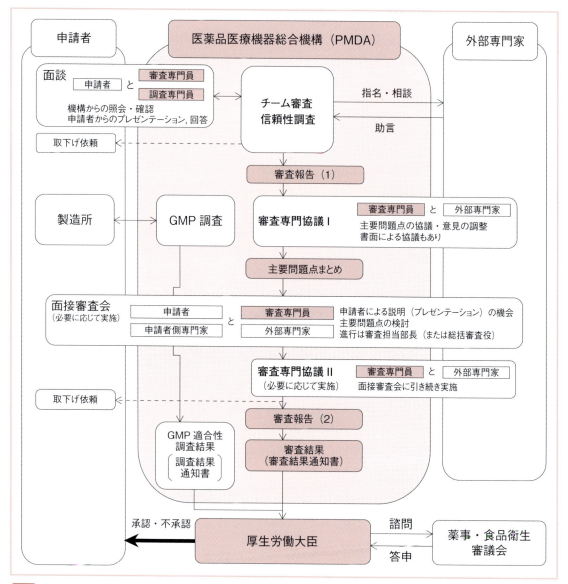

図2 医薬品の審査業務のフローチャート
(医薬品医療機器総合機構.承認審査業務〈申請・審査等〉.http://www.pmda.go.jp/review-services/drug-reviews/0001.html より)

議論の後に,チームと外部専門家は2回目の協議を行い(審査専門協議Ⅱ),チームとしての最終判断を行い,「審査報告(2)」を作成する.

⑥審査報告(1)と審査報告(2)を合わせ,申請資料の信頼性調査の結果も含めて,PMDAとしての承認の可否を決定し,「審査結果通知書」を作成する.

⑦審査結果通知書は,当該医薬品の製造所のGMP適合性調査結果とともに厚生労働省に送付され,薬事・食品衛生審議会の諮問答申の後,厚生労働大臣が申請者に承認を与える(または,不承認を通知する).

⑧承認(不承認)後,審査結果通知書および薬事・食品衛生審議会での審議内

表1 類似薬効比較方式で採用されている加算

加算の種類	加算率	算定要件（すべての要件を満たす）
画期性加算	70〜120%	新規の作用機序，高い有効性・安全性，疾病の治療方法を改善
有用性加算（I）	35〜60%	画期性加算の要件のうち2つ
有用性加算（II）	5〜30%	画期性加算の要件のうち1つ，または製剤工夫
市場性加算（I）	10〜20%	希少疾病用医薬品，比較薬が市場性加算（I）の適用を受けていない
市場性加算（II）	5%	市場規模が小さい，比較薬が市場性加算を受けていない
小児加算	5〜20%	小児用の用法・用量の設定，国内での治験実施，比較薬が小児加算の適用を受けていない
先駆導入加算	10%	先進国・日本で新規の作用機序，外国に先駆け日本で承認，画期性加算・有用性加算（I）の適用

容は公開される．

チーム審査では，類似した医薬品は同じチームが担当するため，一つのチームは複数の申請品目を順次審査することになる．審査は，照会，回答を繰り返し，そのつど順番に処理されることになる．しかし，厚生労働大臣が指定を行った「希少疾病用医薬品その他の医療上特にその必要性が高い」と認められる医薬品は，ほかの医薬品に優先して審査され，より早く承認されることになっている（優先審査）（薬機法第14条第7項）．

3 薬価基準収載

日本は皆保険制度であるため，医療用医薬品は，薬価基準に収載されて初めて医療現場で使用されることになる．薬価基準とは医療保険で使用できる医薬品の品目表であり，価格表である．薬価は，卸売販売業者と医療機関とのあいだの取引価格（実勢価格）を基に決定され，既収載の医療用医薬品は2年ごとに薬価調査のうえ，改定が行われている．しかし，新たに製造販売承認を得た医薬品は販売実績がないために，既収載の医薬品の薬価を基に価格が決められている．原則として，同じ薬効のものは同じ薬価にするという考えにより，類似薬効比較方式が採用されている．たとえば，既収載の医薬品の薬価が，1錠100円で，1日3錠で使用されるのに対し，新医薬品は1日2錠で同じ効果が得られる場合，新医薬品の薬価は，100円×3錠/2錠＝150円と算定される．この価格に，**表1**のような治験の成績や市場規模などが加味され，最後に外国平均価格との比較で調整が行われ，価格が決定する．類似薬がない場合，原価計算方式が採用される．

（平山佳伸）

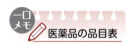

医薬品の品目表

健康保険法第70条，72条，保険医療機関及び保険医療養担当規則第19条，保険薬局及び保険薬剤師療養担当規則第9条，療担規則及び薬担規則並びに療担基準に基づき厚生労働大臣が定める掲示事項等[2]，に規定されている．

医薬品の価格表

健康保険法第76条，診療報酬の算定方法[3]，使用薬剤の薬価（薬価基準）[4]に規定されている．

● **引用文献**

1) 各都道府県知事あて厚生省薬務局長通知. 薬事法の一部を改正する法律の施行について. 昭和55年4月10日. 薬発第483号. http://www.japal.org/wp-content/uploads/mt/19800410_483.pdf
2) 療担規則及び薬担規則並びに療担基準に基づき厚生労働大臣が定める掲示事項等. 平成14年3月18日. 厚生労働省告示第99号. http://www.mhlw.go.jp/topics/bukyoku/hoken/sinryou/02kokuji/dl/kokuji26a.pdf
3) 診療報酬の算定方法. 平成20年3月5日. 厚生労働省告示第59号. http://www.mhlw.go.jp/topics/2008/03/dl/tp00305-1z.pdf
4) 使用薬剤の薬価（薬価基準）. 平成20年3月5日. 厚生労働省告示第60号. http://www.hourei.mhlw.go.jp/cgi-bin/t_docframe2.cgi?MODE=hourei&DMODE=SEARCH&SMODE=NORMAL&KEYWORD=%8e%67%97%70%96%f2%8d%dc%82%cc%96%f2%89%bf&EFSNO=2322&FILE=FIRST&POS=0&HITSU=5

7 製造販売（GMP, GVP, GQP）と流通

Summary
- 医薬品の製造から流通に関与する事業者は，規制当局の許可を受けている．
- 医薬品は，ほかの一般の商品とは別の専用の流通経路を有している．

Keywords ▶ 業許可，GMP, GQP, GVP

1 医薬品専用の流通経路

医薬品の製造から流通には規制当局の許可（外国製造所は認定）（業許可）を受けた事業者が関与し，ほかの一般の商品と混在しないように医薬品専用の流通経路が構築されている．医薬品が生命関連商品で，取り扱いに専門的な知識を要するためである．

たとえば，医療用医薬品は**表1**のような事業者がそれぞれ必要な構造設備を有し，人員配置を行い，「医薬品及び医薬部外品の製造管理及び品質管理の基準に関する省令（Good Manufacturing Practice：GMP）」[1]，「医薬品，医薬部外品，化粧品，医療機器及び再生医療等製品の製造販売後安全管理の基準に関する省令（Good Vigilance Practice：GVP）」[2]，「医薬品，医薬部外品，化粧品及び再生医療等製品の品質管理の基準に関する省令（Good Quality Practice：GQP）」[3] という実施基準を遵守しながら業務を実施している．

GMP
⇒本章 3-2 の一口メモ（p.49）参照．

表1 医療用医薬品の製造・流通に関与する業の許可

	製造業	製造販売業	卸売販売業	薬局
許可の種類	製造所ごとに，次の5区分の許可 ①生物学的製剤，②放射性医薬品，③無菌製剤，④一般製剤，⑤包装・表示・保管のみ	個人・法人ごとに，第一種：処方箋医薬品，第二種：その他の医薬品	営業所ごと	薬局ごと
許可基準	構造設備規則 人的欠格条項（注）	GQP省令 GVP省令 人的欠格条項（注）	構造設備規則 人的欠格条項（注）	構造設備規則 業務体制省令 人的欠格条項（注）
管理者	製造管理者 （原則，薬剤師）	総括製造販売責任者 （原則，薬剤師）	医薬品営業所管理者 （原則，薬剤師）	薬局管理者 （薬剤師）
実施基準	GMP省令	GQP省令，GVP省令	—	—
許可の有効期間	5年	5年	6年	6年
許可権者	厚生労働大臣（法第13条） （外国製造業者は認定：法第13条の3） ただし，国内の区分③，④，⑤（新医薬品の承認時を除く）は都道府県知事に委任	厚生労働大臣（法第12条） ただし，都道府県知事に委任	都道府県知事（法第34条）	都道府県知事（保健所設置市長・特別区長）（法第4条）

（注）人的欠格条項とは，申請者が許可の取消し，刑事罰，薬事関連の法違反，成年被後見人，麻薬等の中毒者，心身障害の状況に該当していないこと．
　　法とは「薬機法」のこと．

（平山佳伸）

● 引用文献

1) 医薬品及び医薬部外品の製造管理及び品質管理の基準に関する省令（平成16年12月24日厚生労働省令第179号）．http://law.e-gov.go.jp/htmldata/H16/H16F19001000179.html
2) 医薬品，医薬部外品，化粧品，医療機器及び再生医療等製品の製造販売後安全管理の基準に関する省令（平成16年9月22日厚生労働省令第135号）．http://law.e-gov.go.jp/htmldata/H16/H16F19001000135.html
3) 医薬品，医薬部外品，化粧品及び再生医療等製品の品質管理の基準に関する省令（平成16年9月22日厚生労働省令第136号）．http://law.e-gov.go.jp/htmldata/H16/H16F19001000136.html

⑧ 安全対策と医薬品リスク管理計画（RMP）

Summary

- 治験時に収集できる安全性情報には限界があり，製造販売後の副作用などの収集が安全対策上重要である．
- 製造販売後の安全対策は，総括製造販売責任者を中心に，GVPの安全管理責任者，GQPの品質保証責任者が連携して安全管理業務を実施する．
- 医薬品リスク管理計画は，安全性に関する情報を体系的に検討し，重篤な副作用ごとに監視計画やリスク最小化計画を立案して実施する．医療機関などでの安全対策に活用されている．
- 市販直後調査は，市販後6か月間新医薬品に関する適正使用の徹底と，重篤な副作用収集を積極的に行うもので，市販直後の最もリスクの高い時期に対応する制度である．
- 副作用・感染症報告制度により，製造販売後に発生する新たな副作用に対する対策が適切に実行されている．
- 収集された副作用などの情報は規制当局で評価され，その内容に応じて対策がとられている．PMDAでは各種の情報をインターネットを介して提供している．

Keywords ▶ GVP，GQP，医薬品リスク管理計画（RMP），市販直後調査，副作用・感染症報告制度

1 製造販売後安全対策の必要性

医薬品は有効性と安全性を総合的に評価して承認が与えられるが，治験の段階の有効性と安全性の情報の質には違いがある．

有効性に関しては，第Ⅱ相試験で至適な用法・用量を探索し，その結果を第Ⅲ相試験で検証するため（⇒本章「5 治験（GCP）」〈p.100〉参照），有効性があることは確実に検証された情報である．一方，安全性に関しては，多様な状況の患者から情報を得る必要があるにもかかわらず，治験段階では，被験者の患者数が少なく，重症者，高齢者，合併症のある患者，腎機能・肝機能障害者など副作用の発生の可能性が高い患者の参加がほとんどないなど，十分な情報を得ることができない．

このため，製造販売後に副作用の発現状況に関する情報を収集することが治験の段階以上に重要である．しかし，製造販売後の医薬品の使用状況は，多くの医療機関や患者で使用される状況であることから全数を把握することが困難であり，また発生する副作用がすべて医療機関から製薬企業に通報されるかも確実ではない．このような状況を少しでも改善するためにさまざまな方法が導入されてきた．

2 製造販売後安全対策

2.1 製造販売後安全管理業務

2002年薬事法改正により，医薬品等の承認は，製造承認から製造販売承認に変更されている．これは，品質の確保が重要であった時代から製造販売後の安全対策が重要と考えられる時代になったことの現れである．この改正に対応して，医薬品等すべてのものに対して，GVP (Good Vigilance Practice；医薬品，医薬部外品，化粧品，医療機器及び再生医療等製品の製造販売後安全管理の基準に関する省令)[1]とGQP (Good Quality Practice：医薬品，医薬部外品，化粧品及び再生医療等製品の品質管理の基準に関する省令)[2]が制定され，製造販売承認の必要条件とされた．GVPは副作用などの情報に対する，GQPは品質に起因するリスクに対する管理基準である．GVPでは，発生する可能性のあるリスクの高低に応じて，3種類の製造販売業者が規定され，たとえば，リスクの高い処方箋医薬品は第一種，リスクの低いその他の医薬品は第二種，さらにリスクの低い医薬部外品や化粧品は第三種としての組織体制や実施基準が定められている．

図1に第一種製造販売業者の安全管理業務のフローチャートを示す．安全管理責任者または安全管理実施責任者は，医療機関や，学会・文献などから医薬品の品質，有効性および安全性に関する情報を収集し，その情報を解析・検討して，必要な場合は安全確保措置案を作成する．措置案は総括製造販売責任者に報告され，総括製造販売責任者は措置案を適切に評価して措置を決定し，安全管理責任者や品質保証責任者に措置の実施を指示する．措置の内容は，規制当局や医療機

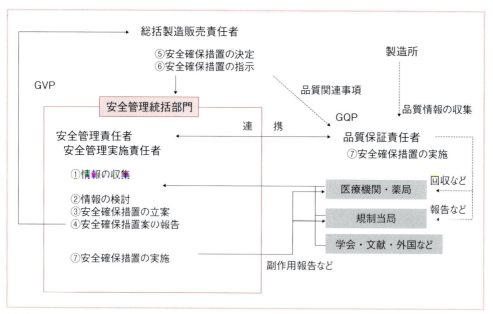

図1 製造販売後安全管理業務のフローチャート（第一種製造販売業者の場合）

関などに報告される.

2.2 医薬品リスク管理計画（RMP）（GVP省令[1)]第9条の2）

医薬品リスク管理計画（Risk Management Plan：RMP）とは，医薬品ごとに安全性および有効性に関してとくに検討すべき事項を特定し，それに関連する情報収集や調査を実施して監視するとともに，使用時のリスクを最小化するための活動を計画することをいい，2013年から新医薬品などの承認時に製造販売後の実施が義務づけられている．

RMPでは，医薬品の安全性に関して，①重要な特定されたリスク（すでに治験で発生した副作用など），②重要な潜在的リスク（類薬や非臨床試験の結果から想定できる副作用など），③重要な不足情報（妊婦や小児などは治験などでは対象外にされているが，使用の可能性がある患者集団の情報）に分類し，それぞれに対して製造販売後に実施する監視活動を通常の自発的な副作用報告制度などでの対応にするのか，それとも使用成績調査など，さらに重点的な監視活動をするのかを決定し，また，リスク最小化計画としては，添付文書などでの情報提供という通常の対応か，使用条件の設定等さらに厳密な対応をするのかを決定し，医療関係者の協力を得て実行することとされている（図2）．

RMPは，PMDA（Pharmaceuticals and Medical Devices Agency；医薬品医療機器総合機構，後述）のホームページに公開され，医療関係者にも周知が図られている．

語句 PMDA
⇒本章「6 承認審査，薬価基準収載」(p.109) 参照.

2.3 市販直後調査（GVP省令[1)]第10条）

製造販売後安全対策の重要性を前述したが，販売直後が治験から市販に至る状況の変化が最も大きい時期で，安全性に関する確定的な情報が少ない中で新医薬品への期待から使用量が急増する，安全性の観点からは最もリスクの高い時期である．この時期に，新医薬品の適正な使用を促し，重篤な副作用などの発生をいち早く把握して必要な安全対策を迅速に講じるために実施されるのが，市販直後調査である．

市販直後調査では，原則として事前に医療関係者に対し，当該医薬品が市販直後調査の対象である旨，適正使用の説明，重篤な副作用のすみやかな報告の依頼を行い，納入後2か月間は2週間以内に1回，以後は1か月以内に1回程度の頻度で医療機関を訪問することとされている．この対応を市販後6か月間実施し，終了後に実施内容はPMDAに報告される．

2.4 副作用・感染症報告制度

製造販売後に発生する副作用を把握するためには，副作用の発生を医薬関係者が製造販売業者や規制当局などに報告する必要がある．このため，薬機法では，医師などの医薬関係者は，製造販売業者などが行う適正使用のために必要な情報

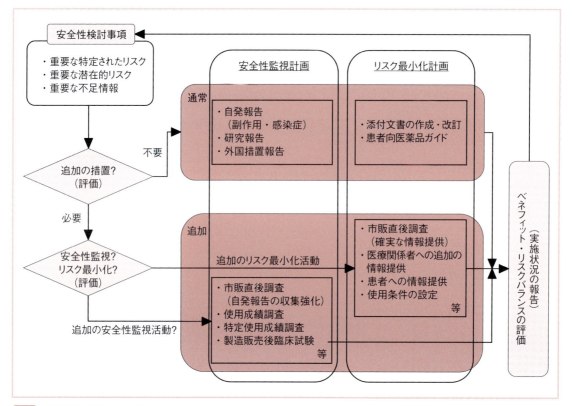

図2 RMP 全体のイメージ
(医薬品医療機器総合機構．医薬品リスク管理計画〈RMP：Risk Management Plan〉．http://www.pmda.go.jp/safety/info-services/drugs/items-information/rmp/0002.html より)

収集に協力するよう努力し（薬機法第68条の2第2項），製造販売業者等は医薬品等に起因する重篤な副作用や感染症を知ったときは，**表1**の期限内に厚生労働大臣（窓口はPMDA）に報告しなければならない（企業報告）（薬機法第68条の10第1項）と規定されている．または，医薬関係者は，医薬品等に起因する重篤な副作用・感染症を知った場合で，保健衛生上の危害の発生または拡大の防止に必要があると認めるときは，厚生労働大臣（窓口はPMDA）に報告しなければならない（医薬品・医療機器等安全性情報報告制度）（薬機法第68条の10第2項）とされている．さらに，患者らから規制当局への直接報告も試行されている．

2.5 安全性情報の提供

　副作用・感染症報告制度などで収集された情報は，規制当局において適宜評価され，緊急かつ重要な情報は「緊急安全性情報（イエローレター）」，またはそれに準じる情報は「安全性速報（ブルーレター）」として厚生労働省から直接医療関係者に伝達される．その他の情報については使用上の注意の改訂が行われ，添付文書により関係者に伝達される．

表1 企業報告の報告期限

予測性	重篤性	副作用報告		感染症報告	
		当該医薬品	外国医薬品*3	当該医薬品	外国医薬品*3
未知*1	死亡	15日	15日	15日	15日
	その他重篤*4	15日	15日	15日	15日
	非重篤	集積報告*5	―	15日	―
発生傾向の変化	重篤	15日	15日	15日	15日
	非重篤	―	―	―	―
既知*2	死亡	15日	―	15日	15日
	その他重篤*4	15日／30日*6	―	15日	15日
	非重篤	―	―	―	―

*1：未知とは，使用上の注意などから発生が予測できないもの．
*2：既知とは，使用上の注意などから発生が予測できるもの．
*3：外国医薬品とは，外国において使用（治験を含む）されている同じ有効成分を含む医薬品のこと．
*4：その他重篤とは，①障害，②死亡または障害につながるおそれのある症例，③入院または入院期間の延長，④死亡または①～③に準じて重篤，⑤後世代における先天性の疾病または異常．
*5：集積報告とは，再審査期限内の医薬品は，最初の2年間は半年ごと，その後は1年ごとに報告．再審査対象外の医薬品は，国際誕生日または承認日から1年ごと．
*6：市販直後調査期間または新有効成分含有医薬品の承認後2年間は15日，その他は30日．
その他の報告期限
・外国措置情報：15日．
・次の研究報告：30日．
　がんなどの重大疾病等の発生・発生傾向の著しい変化・効能効果の否定．

PMDA

　PMDAでは，インターネットを介して医薬品等の情報を提供している．たとえば，添付文書，厚生労働省から出された安全性情報，製造販売業者などから出された安全性情報，副作用が疑われる症例報告に関する情報（2004年〈平成16年〉度以降は全症例公開），患者向医薬品ガイド，ワクチン接種を受ける人へのガイド，重篤副作用疾患別対応マニュアル，新薬の承認に関する情報，医薬品等の回収に関する情報，などである．また，医薬品等に関して安全性上とくに重要な情報が発出されたときに，登録した人へタイムリーに配信するサービス（医薬品医療機器情報配信サービス：PMDAメディナビ）も行われている．

〈平山佳伸〉

引用文献

1) 医薬品，医薬部外品，化粧品，医療機器及び再生医療等製品の製造販売後安全管理の基準に関する省令（平成16年9月22日厚生労働省令第135号）．http://law.e-gov.go.jp/htmldata/H16/H16F19001000135.html
2) 医薬品，医薬部外品，化粧品及び再生医療等製品の品質管理の基準に関する省令（平成16年9月22日厚生労働省令第136号）．http://law.e-gov.go.jp/htmldata/H16/H16F19001000136.html

9 再審査, 再評価 (GPSP)

Summary
- 新医薬品は, 製造販売後調査などを実施して再審査を受け, 医薬品としての価値を定める.
- 再審査期間は, 新医薬品の種類に応じて決められており, 新有効成分含有医薬品は 8 年, 希少疾病用医薬品は 10 年である.
- 医学, 薬学の進歩に応じて, 既承認の医薬品を見直すのが再評価制度である.
- 再評価の指定があり, 必要な資料を作成した後, 再評価を受ける.

Keywords ▶ 再審査, 製造販売後調査等, GPSP, 再評価

1 再審査 (薬機法第 14 条の 4)

　医薬品の有効性・安全性は承認審査時にいちおうの評価が行われ, 有効性に比べて著しく有害な作用がなく使用価値があるとして使用が承認される. しかし, 安全性に関しては治験時の限界からすべてを明らかにすることはできず, 製造販売後に多種多様な患者が使用する中で新たな副作用などの存在を発見し, 徐々に安全性の全体像が明らかになっていく. このため, 新医薬品では, 承認時に医薬品リスク管理計画が作成され, その中の潜在的なリスクや不足情報, あるいは真の評価項目による医薬品の評価について調査や臨床試験が計画され, 実施されることになっている. その調査・試験はある一定の期間内に実施し, 再度審査を受けることにより, 医薬品としての価値を定めることとされている. これが再審査の制度である.

1.1 製造販売後調査等[1)]

　製造販売後に実施する調査や臨床試験は,「医薬品の製造販売後の調査及び試験の実施の基準に関する省令 (Good Post-Marketing Study Practice: GPSP)」[1)] の実施基準に従って実施される. 再審査では, 次のような調査や臨床試験が計画される.

使用成績調査

　医薬品を使用する患者の条件を定めることなく, 契約をした医療機関で, 副作用の発現状況, 品質, 有効性または安全性に関する情報の収集を行い, 評価する調査である.

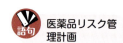

語句 医薬品リスク管理計画

⇒本章「8 安全対策と医薬品リスク管理計画 (RMP)」(p.117) 参照.

特定使用成績調査

小児，高齢者，妊産婦，腎機能障害または肝機能障害を有する患者，長期使用する患者など治験時に不足していた患者層の副作用の発現状況や品質，有効性または安全性に関する情報を収集する調査である．

製造販売後臨床試験

治験または使用成績調査の結果を検討した結果，得られた推定などの検証，または長期使用時の延命効果や合併症予防効果など患者に対する総合的な治療効果（真の評価項目）を指標とした評価のために実施する臨床試験である．

1.2 再審査

新医薬品の承認時に次のような再審査期間が定められる．

①次のいずれかの新医薬品：10年
- 希少疾病用医薬品
- 長期使用による延命効果など患者に対する総合的な治療効果を指標とした評価を，薬剤疫学的手法を用いて行う必要があると承認時に認められる医薬品

②次のいずれかの新医薬品：4年以上6年未満
- 既承認の医薬品と効能効果のみが異なる医薬品
- 既承認の医薬品と用法（投与経路は同じ）・用量が明らかに異なる医薬品

③①または②以外の医薬品
- 新有効成分含有医薬品：8年
- 新医療用配合剤，新投与経路医薬品：6年

なお，承認後において，長期使用時の延命効果などを指標とする薬剤疫学研究を実施する必要があると認められたり，特別使用成績調査の結果から小児における用法・用量設定のために新たに治験などを実施する必要が認められたりした場合は，再審査期間が10年を超えない範囲で延長されることがある．

定められた期間内に製造販売後調査などを実施して，その結果を添付して再審査を申請すると，承認時と同様，PMDA（Pharmaceuticals and Medical Devices Agency；医薬品医療機器総合機構）での審査，薬事・食品衛生審議会での審査を経て，承認に対して，変更なし，一部変更，承認取消の判断が行われる．

2 再評価（薬機法第14条の6）

医学・薬学の進歩により，従来の考えが変更されることが起こる．医薬品の臨

PMDA

⇒本章「6 承認審査，薬価基準収載」(p.109)，本章「8 安全対策と医薬品リスク管理計画（RMP）」(p.117) 参照．

薬事・食品衛生審議会

⇒本章「6 承認審査，薬価基準収載」(p.109) 参照．

床評価方法の変更や規制内容の変更が実施された場合，既承認の医薬品も新たな方法や規制内容で見直される．これが再評価の制度である．

再評価に際しては，薬事・食品衛生審議会の意見を聴いて，再評価が必要とされた医薬品について，再評価を受けるべき旨が公示される．公示では，再評価対象の医薬品の範囲，提出すべき資料，資料の提出期限などが示される．

製造販売業者は，必要な提出資料をGPSPなどを遵守して作成し，期限内にその結果を提出する．PMDA，薬事・食品衛生審議会において審議が行われ，評価の結果に応じ，承認継続，承認内容の一部変更，承認取消の判断が行われる．

〔平山佳伸〕

● 引用文献
1) 医薬品の製造販売後の調査及び試験の実施の基準に関する省令（平成16年12月20日厚生労働省令第171号）．http://law.e-gov.go.jp/htmldata/H16/H16F19001000171.html

⑩ DDS（新剤形医薬品開発）

Summary
- 身体で投与部位から作用部位に至る薬物の動きを精密に制御し，最高の治療効果を得ることを目指した投与形態が DDS（ドラッグデリバリーシステム）である．
- DDS は目的により，放出制御型 DDS，吸収改善を目的とする DDS，標的指向型 DDS に分類される．
- DDS 開発の対象医薬品としては，抗がん剤をはじめとして循環器用薬，抗炎症薬など幅広い医薬品が取りあげられており，最近ではホルモンやサイトカインなどのタンパク質医薬品の実用化，あるいは遺伝子治療の実現に DDS は不可欠の技術と考えられている．
- DDS 医薬品製剤は，その特性に応じて新有効成分含有医薬品，新投与経路医薬品，新剤形医薬品などとして開発される．
- 製剤技術を利用して放出制御や標的指向化を目指した DDS 製剤は新剤形医薬品として開発され，リポソームや高分子ミセルなどの新規性と汎用性を兼ね備えた剤形については，開発のガイドラインやリフレクション・ペーパーが作成されている．

Keywords ▶ DDS（ドラッグデリバリーシステム），放出制御型 DDS，標的指向型 DDS，新剤形医薬品

1 DDS とは

　医薬品は投与に便利で，治療効果が効率良く発現されるように"剤形"に加工された後，さまざまな経路を用いて人体に投与される．投与された薬物は，吸収された後，血液の流れに乗って各臓器に分布し，代謝や尿中排泄などによって身体から消失する．薬物の効果は，身体中に存在する薬理作用発現部位に到達した薬物分子によって発現され，ほかの部位へ移行した薬物はしばしば副作用発現の原因となる．したがって，薬物治療を有効かつ安全に行うためには，できるかぎり選択的かつ望ましい濃度-時間パターンのもとに，薬物を作用部位に送達させなければならない．こうした考えのもとに，薬物の投与部位から作用部位に至る動きを各種創薬・製剤技術を利用して制御することにより，最高の治療効果を得ることを目指した投与形態が DDS（drug delivery system；ドラッグデリバリーシステム）である[1]．

　DDS は，現代医療において薬物治療の最適化を担う投与の方法論として広く実用化され，また同時に遺伝子治療や細胞治療などの未来型医療を支える基盤技術としても，注目を集めている．薬物体内動態の精密制御を目指す DDS の設計は，全身から細胞内に至るまでの物質動態機構の解析と，新しい要素技術，素材や加工技術の導入に基づく動態制御技術の開発を基盤に展開されている．

このように，DDSは創薬における一つの科学・技術的概念として位置づけられるが，これを医薬品の開発，レギュラトリーサイエンスの側面からみると，新規に開発されるDDS医薬品製剤は，医療用医薬品の中の新有効成分含有医薬品，新投与経路医薬品，新剤形医薬品などに分類され，これはまた要指導・一般用医薬品においても同様に扱われる．

2 DDS開発の目的と方法論

DDSの考え方に基づいて薬物の体内動態を精密に制御するためには，投与部位から作用発現部位に至る薬物の体内動態をトータルシステムとしてとらえ，そのシステム特性の解析結果に基づいて制御を行う，システム工学的なアプローチが必要である．また，DDSの設計・評価においては薬物の体内動態を時間の関数としてとらえ数理学的に解析するファーマコキネティクス（pharmacokinetics：PK ⇒本章「4-2 吸収・分布・代謝・排泄」〈p.69〉参照）が重要な役割を果たす．

2.1 DDS開発の目的

薬物の体内動態は，一般に吸収，分布，代謝，排泄の4過程に分けて議論される．しかし，薬物の分子特性と動態の相関を議論するためには，生理学や物理化学を基盤とした動態機構の解析が不可欠である．DDSの開発において，理論上は対象医薬品に対し，その体内動態を構成するすべての過程を制御することが理想となる．しかし，実際には薬物の動態特性や作用機序に応じ，必要な過程のみを重点的に調節することによって，臨床上十分な治療効果が期待できる場合が多い．現在検討されているDDS開発のアプローチの多くは，各種生体内移行過程のなかでも，①生体に対する薬物供給，②生体表面の吸収障壁の通過，③臓器・組織間での分布の振り分け，のいずれかの過程の制御を主目的としている（図1）[3]．

放出制御（コントロールドリリース）

薬物によっては①の過程の制御，すなわち薬物を生体にコントロールされた速度で供給することにより，作用部位で適切な濃度-時間パターンを得ることが可能な場合も多く，このため放出制御（コントロールドリリース）型DDS製剤の開発が活発に進められている．これらは適用方法の観点から，体表面に適用するものと体内への注入により適用するものに分類され，また作用発現の様式より，全身作用発現を目的としたものと局所作用発現を目的としたものに分けることもできる．

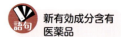

新有効成分含有医薬品

すでに製造販売の承認を与えられている医薬品および日本薬局方に定められている医薬品（以下，既承認医薬品等）のいずれにも有効成分として含有されていない成分を有効成分として含有する医薬品をいう．

新投与経路医薬品

既承認医薬品等と有効成分は同一であるが，投与経路（経口，皮下・筋肉内，静脈内，経皮，経直腸，経腟，点眼，点耳，点鼻，吸入などの別をいう）が異なる医薬品をいう．

新剤形医薬品

既承認医薬品等と有効成分，投与経路及び効能・効果は同一であるが，徐放化等の薬剤学的な変更により用法等が異なるような新たな剤形の医薬品をいう[2]．

要指導医薬品

要指導医薬品とは，一般用医薬品とは異なる「医療用医薬品に準じたカテゴリーの医薬品」であり，従来のスイッチ直後品目等（医療用医薬品から一般用医薬品に移行して間もなく，一般用医薬品としてのリスクが確定していない薬や劇薬など）が該当する．

一般用医薬品

医療用医薬品として取り扱われる医薬品以外の医薬品をいう．すなわち，一般の人が薬局などで購入し，自らの判断で使用する医薬品であって，通常，安全性が確保できる成分の配合によるものが多い．

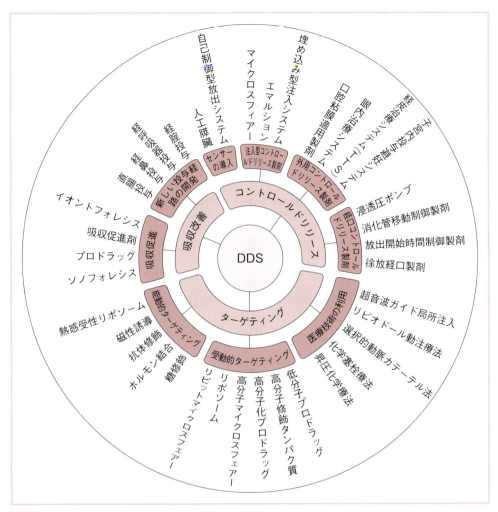

図1 DDS 開発の目的と方法論・技術
(橋田　充監, 髙倉喜信編. 図解で学ぶ DDS. じほう; 2010. p.6[3] より)

吸収改善

　薬物治療において, 多くの場合, ②にあげたように, 投与された薬物は最初に消化管や皮膚など身体の表面を覆う障壁を効率良く通過しなくてはならない. しかし, 薬物の中には生体表面から内部に到達できないものが多数存在することから, 薬物の投与部位からの効率良い吸収を目指してさまざまな検討が行われている. 吸収改善を目的とした薬物の分子構造修飾, 主薬の吸収を促進する製剤添加物の開発, あるいは吸収障壁能の低い新しい投与部位を探す試みは, その例である.

標的指向化 (ターゲティング)

　医薬品の治療効果は, 標的部位に薬物分子が到達 (分布) し作用することによ

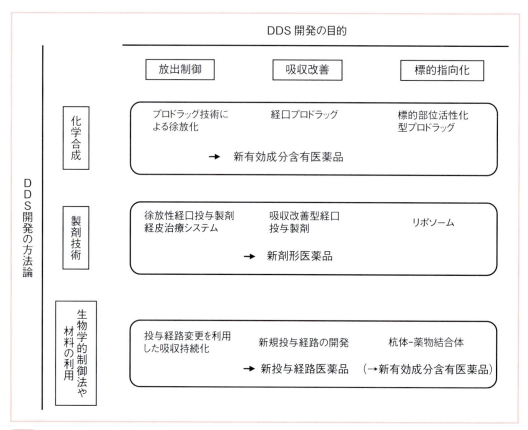

図2 DDS開発の目的・方法論と開発における一般的な取り扱い

って発現される．標的部位以外への薬物の移行はしばしば副作用の原因となることから，③の過程を制御し，薬物に標的部位を指向する性質を与える標的指向化（ターゲティング）技術も重要である．

2.2 DDS 開発の方法論

一方，DDS 開発の方法論を技術的な観点から整理すると，①化学的手法（化学合成），②物理化学的手法（製剤技術），③生物学的制御法や材料の利用，の3項目に分類される（図2）．

化学的手法：化学合成

対象となる医薬品の分子構造を化学的手法を用いて修飾し，その体内挙動を制御しようとする方法で，この考え方に基づいて合成された化合物は，一般に元の薬物に戻ってから作用部位で活性を発現することから，プロドラッグ（prodrug）とよばれる．化学的手法は，本来，医薬品原体そのものの創製・合成に大きな役割を果たしてきたが，最近のDDS研究の活性化に伴って，薬物の体内動態制御に化学修飾を利用するアプローチも大きく注目を集めている[4]．

プロドラッグはその代表例であるが，そのほか，投与局所で治療効果を発揮し全身循環へ吸収された後は代謝により効果を失うように設計されたアンテドラッグ（antedrug）なども考案されている．また，薬物を高分子物質に結合させた高分子化医薬品や，ポリエチレングリコールなどを用いたタンパク質医薬品の高分子修飾体の開発も，体内動態制御に化学的手法を応用したアプローチであり，最近は抗体と薬物の結合体の開発が大きな注目を集めている．

プロドラッグ化修飾は吸収改善，標的指向化などの動態制御のほか，水溶性の付与（例：コハク酸ヒドロコルチゾン）など製剤技術上の難点の解消や，粘膜傷害性の防止（例：アセメタシン，アンピロキシカム）などを目的として開発されている．化学的手法に基づき開発されたDDSの多くは，新有効成分含有医薬品と位置づけられる．

物理化学的手法：製剤技術

物理化学理論を基礎とし，剤形の形状を利用して医薬品を修飾する方法をさし，放出制御型DDS製剤や微粒子キャリアを利用したDDS製剤が含まれる．薬事行政上の分類では，新剤形医薬品と分類される場合が多い．

生物学的制御法や材料の利用

薬物の移行を支配する生体側の機能を製剤学的に修飾しようとする吸収促進剤の利用のような方法や，抗体や細胞のように生物学的な機能をもった素材をDDSの調製に利用する方法が含まれる．吸収促進剤や新しい製剤技術の導入により，投与経路の拡大が可能となり，新投与経路医薬品として開発される事例も多い．

また前述したように，抗体製造技術の発展を基盤として，抗体をキャリアに利用するアプローチはきわめて重要となり，さらにその先には細胞製剤の言葉で整理される細胞を利用したDDS機能の開発なども位置づけられている．

3 対象疾患と薬物，治療の最適化

DDS開発の対象医薬品としては，細胞毒作用を作用機序とするため治療係数が小さく投与方法の難しい抗がん剤をはじめとして，循環器用薬，抗炎症薬など幅広い医薬品が取りあげられており，最近では，ホルモンやサイトカインなどのタンパク質医薬品の実用化，あるいは遺伝子治療の実現にDDSは不可欠の技術と考えられている（表1）．

遺伝子レベルでがん，エイズなどの難治性疾患や各種遺伝子性疾患を治療しようとするアプローチも新しい概念に基づく治療法として注目されている．具体的には，遺伝子そのものを利用あるいは編集することにより疾患の治癒を図る遺伝子治療や，内在遺伝子の発現を制御する核酸医薬品の開発が進められている．生

語句　微粒子キャリア

薬物の運搬体として用いられる微粒子性の製剤．脂質や高分子材料などを構成成分とし，通常数10 nmから数 μm の大きさを有する．

治療係数

ある治療薬における，治療効果を示す投与量と致死量の比較をさす．動物実験においては，投与した動物の半数が死亡する用量である半数致死量（LD_{50}）を投与した動物の半数が最小限の効果を示す用量である半数効果用量（ED_{50}）で除した値をいう．治療係数は大きいほうがより安全で望ましい．

LD_{50}

⇒ 本章4-3の豆知識（p.85）参照．

表1 DDS 製剤の対象となる疾患と薬物の例

疾患	薬物	DDS 技術	治療上の効果
悪性腫瘍	抗がん剤	がん標的指向化	治療効果増大，副作用軽減
	殺細胞毒	抗体結合	治療効果増大
内分泌異常	ホルモン	徐放性注射製剤	アドヒアランス向上，頻回投与回避
疼痛	麻薬	経口徐放化	アドヒアランス向上，副作用軽減
		経皮治療システム	アドヒアランス向上，副作用軽減
糖尿病	糖尿病治療薬	経口投与型徐放性製剤	アドヒアランス向上
	インスリン	徐放性注射剤	患者負担の軽減，頻回投与回避
高血圧症	高血圧治療薬	経口投与型徐放性製剤	アドヒアランス向上
		経皮治療システム	アドヒアランス向上
C 型慢性肝炎	インターフェロン	ポリエチレングリコール修飾	効果の持続，頻回投与回避
喘息	ステロイド	気管支標的指向化	治療効果増大，副作用軽減
	テオフィリン	経口徐放性製剤	副作用軽減
遺伝子欠損症	遺伝子医薬品	細胞特異的送達	治療効果発現・増強

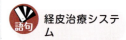

経皮治療システム

皮膚に貼付し，薬物を吸収させることを目的としたDDS．吸収の際，肝臓を通らないので薬物の分解が少ない．長時間の作用持続が期待される．

命現象の上流を標的とするこれらのアプローチにおいては，標的細胞への送達がきわめて重要な要素技術となっている．

今後，核酸医薬品や遺伝子を通常の医薬品と同様に生体へ直接投与する手法の確立が求められるが，この場合，①生体内分解，②臓器分布，③細胞取り込みなどの過程を精密に制御し，核酸・遺伝子医薬品を標的細胞の細胞内にまで到達させることが必須条件となり，これを可能とするDDSの開発が望まれている．

4 新剤形医薬品としてのDDSの開発

すでに述べたように，DDSの概念や技術に基づいて開発される新しい医療用医薬品は，その特性に応じて異なった区分のもとに治験が行われ，製造販売承認の審査を受ける．プロドラッグや高分子修飾タンパク質医薬品，抗体-薬物結合体などは，化学的に新規物質となるので，新有効成分含有医薬品として非臨床試験，治験を行い審査が行われる．この場合には，DDS機能が新薬開発のポイントになるので，化合物の規格，薬理作用，体内動態，毒性などに関して，目的とするDDS機能との対応を十分に評価する必要がある．DDS技術によって投与経路を拡大した新投与経路医薬品の場合も，バイオアベイラビリティ（bioavailability；生物学的利用能）や毒性などに関する精査が必要となる．

製剤技術を用いて，徐放化や標的指向化機能を付与したDDS医薬品製剤の場合は，新剤形医薬品として開発され審査を受ける事例が多い．プラミペキソール

バイオアベイラビリティ

⇒本章3-2の語句（p.50），本章11の語句（p.135）参照．

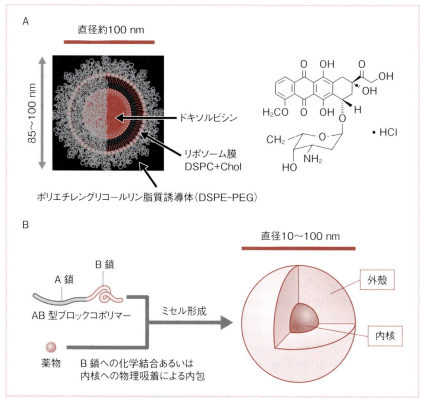

図3 リポソーム（A）と高分子ミセル（B）製剤の構造

　塩酸塩水和物など多くの薬物の経口投与型徐放性製剤，全身的効果発現を目的とするニトログリセリン，ツロブテロールやエストラジオールなどの経皮治療システム（transdermal therapeutic system：TTS），フェンタニルクエン酸塩のバッカル錠，リュープロレリン酢酸塩の12週間，あるいは24週間持続型の徐放性注射製剤などは新剤形医薬品として開発された．

　最近では，注射による標的指向化あるいは臓器レベルでの動態制御を目的として，リポソームや高分子ミセルとよばれるDDS製剤技術の開発が進んでいる（図3）．これらを利用した医薬品製剤は，高度な機能をもったDDSであるが，薬物の"容器"としてみれば多くの薬物に対して汎用性の高い剤形であり，その意味で基本的なDDS製剤と位置づけられている．たとえば，リポソームの開発の指針として，「リポソーム製剤の開発に関するガイドライン」[5]が厚生労働省から発出されている．同様に，「ブロック共重合体ミセル医薬品の開発に関する厚生労働省／欧州医薬品庁の共同リフレクション・ペーパー」[6]や，「核酸（siRNA）搭載ナノ製剤に関するリフレクションペーパー」[7]も作成されている．

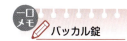

バッカル錠

突出痛の鎮痛を効能・効果とする．歯茎と頬のあいだに挟んで吸収させる．

リュープロレリン酢酸塩の徐放性注射製剤

前立腺がんおよび閉経前乳がんを効能・効果とする．

5 おわりに

　現在，精密な薬物治療を実現する方法としては，個々の患者レベルで薬物処理能力など対象薬物の体内動態を決定する生理的パラメータを評価し，あるいは薬物の血中濃度を解析して，これを投薬設計（投薬パターンの設定）にフィードバックする治療薬物モニタリング（therapeutic drug monitoring：TDM）や，患者個人の遺伝子解析などと並んで，製剤技術の立場からは，剤形や投与技術を工夫し，これらに特殊な機能性を付与することにより薬物の体内動態を精密に制御するDDSのアプローチが重要な役割を果たしている．その意味では，新規医薬品の開発においてはDDS技術の重要性がますます大きくなるものと思われる．

（橋田　充）

●引用文献

1) 橋田　充．ドラッグデリバリーシステム．化学同人；1995．
2) 厚生労働省医薬食品局長．医薬品の承認申請について．平成26年11月21日．薬食発1121第2号．http://www.mhlw.go.jp/file/06-Seisakujouhou-11120000-Iyakushokuhinkyoku/0000092759.pdf
3) 橋田　充監，髙倉喜信編．図解で学ぶDDS．じほう；2010．
4) 橋田　充．有機高分子化学品／材料．日本化学会編．化学便覧　応用化学編．第7版．p.1011-1084．丸善出版；2014．
5) 厚生労働省医薬・生活衛生局審査管理課長．「リポソーム製剤の開発に関するガイドライン」について．平成28年3月28日．薬生審査発0328第19号．http://www.nihs.go.jp/drug/section4/nanomedicine_j/20160328_liposome_0328-19.pdf
6) 厚生労働省医薬食品局審査管理課長．ブロック共重合体ミセル医薬品の開発に関する厚生労働省／欧州医薬品庁の共同リフレクション・ペーパーの公表等について．平成26年1月10日．薬食審査発0110第1号．http://www.nihs.go.jp/drug/section4/nanomedicine_j/20140110micelle%200110-1.pdf
7) 厚生労働省医薬・生活衛生局審査管理課．「核酸（siRNA）搭載ナノ製剤に関するリフレクションペーパー」について．平成28年3月28日．事務連絡．http://www.nihs.go.jp/drug/section4/nanomedicine_j/20160328_jim_siRNA.pdf

11 生物学的同等性（後発医薬品）

Summary
- 後発医薬品は，先発医薬品の再審査期間および特許満了後に，先発医薬品との同等性を有する製剤として承認される医薬品である．
- 後発医薬品の承認申請にあたっては，先発医薬品と後発医薬品の製剤間の差を比較することに主眼をおいた生物学的同等性試験が行われる．
- 生物学的同等性試験を行う目的は，先発医薬品に対する後発医薬品の治療学的同等性を保証することにある．

Keywords ▶ 生物学的同等性試験，バイオアベイラビリティ，後発医薬品，先発医薬品

1 後発医薬品とは

図1に示すように，医薬品は医療用医薬品と一般用医薬品（いわゆるOTC〈over the counter〉）の2つに大別される．医療用医薬品は医師の処方箋が必要なのに対し，一般用医薬品は患者の自由意思により，薬局などで購入できる医薬品である．医療用医薬品は，さらに先発医薬品（innovator drug）と後発（ジェネリック）医薬品（generic drug）の2種類に大別される．

先発医薬品は膨大な研究費と10年以上の歳月をかけて開発され，製造販売承認申請時に再審査期間が付与されることで，承認後もその有効性および安全性を再確認することが要求される．一方で，製薬企業は特許を取得することにより，その知的財産を保護し，その有効成分や使用法に対して独占的に製造販売する権利を獲得することができる．

後発医薬品の承認申請には再審査期間が満了していること，審査終了時までには特許の保護期間が満了していることが要求される．後発医薬品の開発は先発医薬品に比べ求められるデータが少ないことにより，開発期間が短く，少ない研究

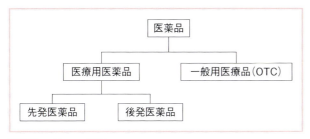

図1 医薬品の分類

 先発医薬品

新医薬品として承認を与えられた医薬品又はそれに準じる医薬品[1]．

後発医薬品

先発医薬品と同一の有効成分を同一量含む同一剤形の製剤で，用法用量も等しい医薬品[1]．

再審査

先発医薬品について，承認後一定期間（例：新有効成分含有医薬品の場合，承認の日後8年）が経過した後に，企業が実際に医療機関で使用されたデータを集め，承認された効能効果，安全性などについて，再度確認する[2] 制度（⇒本章「9 再審査，再評価（GPSP）」〈p.122〉参照）．

133

開発費で開発を行うことができるため、先発医薬品に比べ安価な価格で国民に提供することができる。

2 後発医薬品の開発

後発医薬品の申請時には、通常、品質および生物学的同等性に関する資料が求められている。一方、先発医薬品の申請時に必要とされる動物を用いた薬理、毒性および薬物動態に関する資料（非臨床試験成績）、ならびにヒトを対象とした薬物動態、有効性および安全性に関する資料（臨床試験成績）は求められていない。

先発医薬品の承認申請時には、一般に申請された効能・効果および用法・用量に対する有効成分としての有効性および安全性が確立していないため、これらの非臨床試験および臨床試験の成績が求められている。一方、後発医薬品の承認申請時には先発医薬品の再審査期間が満了していることが求められており、その時点では有効成分としての有効性および安全性は確立しているとの考えに基づき、先発医薬品と有効成分が同一で品質に問題がなく、製剤の生物学的同等性が示されれば、臨床的に同等とみなすことができると考えられる。なお、バイオ後続品（biosimilar）については、Column 参照。

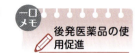

後発医薬品の使用促進

諸外国に比べ日本の後発医薬品数量シェアは低い（2013～2014 年で日本 49%、アメリカ 92%、ドイツ 83%、イギリス 73% など）[3]。政府は 2015 年（平成 27 年）6 月の閣議決定で、後発医薬品のシェアを 2017 年（平成 29 年）中に 70% 以上、2018 年（平成 30 年）度から 2020 年（平成 32 年）度末までのあいだのなるべく早い時期に 80% 以上という目標を設定した。その理由について、厚生労働省は、後発医薬品を普及させることは、患者負担の軽減や医療保険財政の改善に資すると説明している。

Column

バイオ後続品（biosimilar）

近年、微生物や培養細胞を用いて生産され、高純度に精製される遺伝子組換えタンパク質（たとえば、抗体医薬品）で、国内ですでに新有効成分含有医薬品として承認されたバイオテクノロジー応用医薬品（先行バイオ医薬品）と同等／同質の品質、安全性および有効性を有する医薬品として開発される医薬品であるバイオ後続品に注目が集まっている。後発医薬品は主に化学合成によりつくられるため有効成分の構造を特定することが容易であるが、バイオ後続品では、先行バイオ医薬品と異なる製造方法（たとえば、細胞の亜株、培養条件）で製造されることに伴う、糖鎖、N 末端や C 末端アミノ酸欠損などに由来する不均一性を有するため、先行バイオ医薬品との有効成分の同一性を実証することが困難である。そのため、バイオ後続品の開発においては、同等性／同質性（先行バイオ医薬品に対して、バイオ後続品の品質特性がまったく同一であるということを意味するのではなく、品質特性において類似性が高く、かつ品質特性になんらかの差異があったとしても、最終製品の安全性や有効性に有害な影響を及ぼさないと科学的に判断できること）の評価を行うことが要求されている[4]。

3 生物学的同等性試験

3.1 概念

生物学的同等性試験（bioequivalence study）を行う目的は，先発医薬品に対する後発医薬品の治療学的同等性を保証することにある．先発医薬品の評価にあたっては，有効成分を含めた製剤の有効性および安全性の評価が主眼となるが，後発医薬品の評価にあたっては，先発医薬品と後発医薬品の製剤間の差を比較することに主眼をおいた試験が行われる．有効成分が同一である先発医薬品と後発医薬品の違いは製造方法，添加物などの違いによる製剤特性の違いとなる（図2）．その製剤特性の違いによる臨床的な影響を確認する方法として，生物学的同等性試験が求められている．

3.2 種類

生物学的同等性試験は，血中薬物濃度を比較した試験，薬力学的試験，臨床試験および溶出試験の，4つに分類されている[1]．

血中薬物濃度を比較した試験は，被験者に後発医薬品および先発医薬品を投与した際の全身循環血中における薬物の量と速度（AUC_t と C_{max}，後述）を指標に生物学的同等性の評価を行う試験であり，多くの後発医薬品は，当該指標をもとに試験が行われている．

薬力学的試験とは，ヒトにおける薬理効果を指標とする試験であり，血中薬物濃度の定量的測定が困難な医薬品，およびバイオアベイラビリティ（bioavailability；生物学的利用能）の測定が治療効果の指標とならない医薬品に対して適用される．

上記2つの試験の実施が困難な場合に，臨床効果を指標とする臨床試験が実施

> **語句 生物学的同等性試験**
>
> 後発医薬品と先発医薬品の薬剤に対する反応が，臨床的に重要な意味をもつほど異ならないことを示すことを主要な目的とする試験．

> **バイオアベイラビリティ**
>
> 有効成分の未変化体又は活性代謝物が体循環血中に入る速度と量[1]．本章 3-2 の語句（p.50）も参照．

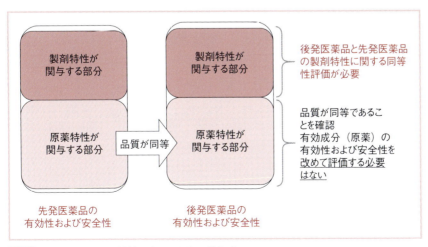

図2 後発医薬品の同等性評価に関する考え方

表1 即放性経口固形製剤の溶出試験条件

	回転数（rpm）	pH	界面活性剤
酸性薬物を含む製剤	50	(1) 1.2 (2) 5.5-6.5 (3) 6.8-7.5 (4) 水	
	100	(1), (2), (3) のうちのいずれか一つ	
中性または塩基性薬物を含む製剤 コーティング製剤	50	(1) 1.2 (2) 3.0-5.0 (3) 6.8 (4) 水	
	100	(1), (2), (3) のうちのいずれか一つ	
難溶性薬物を含む製剤	50	(1) 1.2 (2) 4.0 (3) 6.8 (4) 水 (5) 1.2 (6) 4.0 (7) 6.8	 ポリソルベート80 ポリソルベート80 ポリソルベート80
	100	(5), (6), (7) のうちのいずれか一つ	ポリソルベート80

（厚生労働省医薬食品局審査管理課長．後発医薬品の生物学的同等性試験ガイドライン等の一部改正について．平成24年2月29日．薬食審査発第0229第10号．https://www.pmda.go.jp/files/000160026.pdf[1] より抜粋）

たとえば、酸性薬物を含む製剤の場合、原則、(1) pH 1.2、(2) pH 5.5 – 6.5、(3) pH 6.8 – 7.5および水の試験液で回転数50 rpmの試験、ならびに上記 (1)、(2) および (3) の試験液のうちいずれか1つで回転数100 rpmの試験、計5条件での溶出試験の実施が求められる．

される（例：気管支喘息などを効能・効果とする吸入粉末剤〈1秒率変化量を指標とする〉）．

また、経口固形製剤間の溶出挙動の差が生物学的同等性に関する重要な情報を与えるとの考え方から、生物学的同等性試験を実施する前に、消化管内で想定されるさまざまなpHによる試験条件で、in vitro での溶出性を比較する試験が求められている．

表1に各薬物および製剤特性に基づく試験条件を示す．以下 **3.3** の節では、血中薬物濃度を比較した試験の詳細を記載する．

3.3 試験デザインの詳細

経口固形製剤の薬物が治療効果を発現するまでの流れを示す（図3）．経口投与された製剤は胃内で崩壊し、薬物が溶出した後、主に小腸で吸収され血中に移行する．血中に移行した薬物は、全身循環を介して分布し、作用部位に到達することで、治療効果を発揮する．この血中に移行後の過程は製剤に無関係であるため、製剤を投与した後の血中での薬物濃度が同等であれば、その後の分布および作用部位での薬物濃度は同等であり、同等の治療効果が期待できると考えることができる．そのため、後発医薬品の生物学的同等性の評価においては、製剤の血

語句 1秒率

息を努力して吐き出したときに呼出される空気量（努力肺活量）のうち、最初の1秒間に吐き出された量（1秒量）の割合．

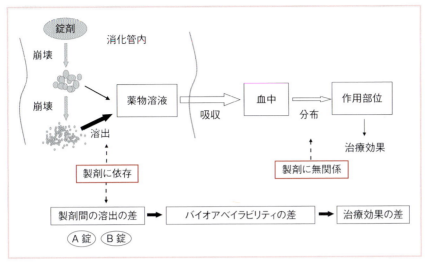

図3 経口固形製剤の治療効果を発現するまでの流れ

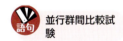

図4 クロスオーバー試験

中薬物濃度を指標に，ヒトを対象とした生物学的同等性試験が求められている．

方法：クロスオーバー試験

　生物学的同等性試験は，原則，健康成人を対象に2剤2期クロスオーバー試験で行われる．クロスオーバー試験とは，同一被験者に時期を変えて後発医薬品および先発医薬品を投与する試験方法（**図4**）で，並行群間比較試験法に比べてデータのばらつきを小さくできるため，少数の被験者数で生物学的同等性の評価を行うことが可能となる．一方で，第1期での両剤の影響を完全に除去するためのウォッシュアウト期が必要であること，試験期間が長くなると被験者の負担が増加すること，それに伴い脱落例が生じること，などのデメリットがある．

　絶食後（10時間以上の絶食後），100～200 mL（通常，150 mL）の一定量の水とともに錠剤1錠を単回投与する．投与後に複数時点での血中薬物濃度を測定し，算出した薬物の最高血中濃度（maximum blood drug concentration：C_{max}）と血中濃度-時間曲線下面積（area under the blood concentration-time curve：AUC_t）の2つの薬物動態パラメータを指標に，先発医薬品と後発医薬品との血中薬物濃度推移の比較を行う（**図5**）．通常，先発医薬品と後発医薬品の C_{max} および AUC_t の対数変換値の平均値の差の90％信頼区間が，log（0.80）から log

語句 並行群間比較試験

⇒3章2の語句（p.163）参照．

一口メモ ウォッシュアウト期

通常，測定対象としている有効成分の未変化体または活性代謝物の消失半減期の5倍以上．

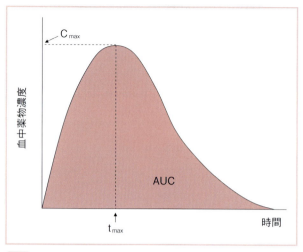

図5 生物学的同等性試験の薬物動態パラメータ
C_{max}（最高血中濃度），t_{max}（最高血中濃度到達時間），AUC（血中濃度-時間曲線下面積）．

(1.25) の範囲にあるとき，生物学的に同等と判定する（⇒4章「4 優越性・非劣性・同等性」〈p.220〉参照）．

4 まとめ

　本項では後発医薬品の定義や承認申請時に必要な資料を説明するとともに，後発医薬品の開発の中で，主要な試験である生物学的同等性試験について概説した．本項での記載が後発医薬品の生物学的同等性試験の概念やその科学的な考え方の理解を進め，後発医薬品を安心して使用できるよう，理解の一助になれば幸いである．

〈栗林亮佑〉

●引用文献

1) 厚生労働省医薬食品局審査管理課長．後発医薬品の生物学的同等性試験ガイドライン等の一部改正について．平成24年2月29日．薬食審査発第0229第10号．https://www.pmda.go.jp/files/000160026.pdf
2) 医薬品医療機器総合機構．再審査．https://www.pmda.go.jp/review-services/reexamine-reevaluate/re-examinations/0005.html
3) 厚生労働省．後発医薬品の市場シェア．http://www.mhlw.go.jp/file/06-Seisakujouhou-10800000-Iseikyoku/0000114903.pdf
4) 厚生労働省医薬食品局審査管理課長．バイオ後続品の品質・安全性・有効性確保のための指針．平成21年3月4日．薬食審査発第0304007号．https://www.pmda.go.jp/files/000206248.pdf

第3章

臨床研究

① 倫理性と科学性

Summary
- 新しい薬や治療法を世に出すには，人間を対象にして効果や安全性を確かめておかなくてはならず，これを評価する段階が臨床試験である．
- 人間を対象に試験をする際のさまざまなルールは，薬の開発や人体実験の歴史を背景に発展したもので，基本は「対象者や人間に申し訳の立たないことはしないこと」である．
- 臨床試験を実施するための指針は国内外に数多く存在するが，基本的な条件は，科学的・医学的な意義があること，適切な方法が用いられていること，対象者の選択が適正であること，リスクと利益が比較考量されていること，インフォームドコンセントを得ること，研究倫理審査委員会の承認を得ること，研究実施のモニタリングを受けること，結果を公表すること，などである．
- 研究計画を研究倫理審査委員会が審査して承認する，ならびに，指針を策定して遵守するという体制は，研究者集団が自己規制することを基本に構築されている．
- 試験にかかわる人が責任を自覚し，より良い医療の実現を目指して価値のある研究を計画し，参加者の福利を守りながら実施すること，そのために必要な行動を自ら起こすという姿勢が重要である．

Keywords ▶ 臨床試験，倫理指針，科学的正統性，倫理的妥当性，対象者保護

1 新しい薬を世に出すために必要なこと

あなたが，とある製薬会社で抗がん剤を開発している研究者だとしよう．ある日，開発番号87番の物質，通称「ハチナナ」という候補物質を投与したラットのケージをのぞくと，10匹のうち4匹のラットのがんが，かき消えたようになくなっていた．「ハチナナ」は，細胞増殖に関係する「G-TR」という受容体に結合することで，がんの増殖を阻害する分子標的薬であり，ひょっとしたら画期的な抗がん剤になるかもしれない．夢はふくらむばかりだが，ハチナナが抗がん剤として世に出て，患者の利益になるには，「人間のがんに効果があり，副作用でたいへんなことになったりしない」ということを確かめておかなくてはならない．薬の候補物質を人に投与して効果や副作用を調べ，薬として役に立つかどうかを評価する段階が臨床試験（clinical trial）であり，薬の開発のなかでも最も長い道のりである．

臨床試験における倫理的な問題というと，インフォームドコンセントや，個人情報の保護などに関する課題と思われることが多い．確かに，これらも問題の一部ではあるが，「Bad science is bad ethics」といわれるように，科学的に正統で

ない研究は，そもそも倫理的とはいえず，患者に参加を呼びかける前に検討しておかなくてはならないことはたくさんある．そして，医薬品は，新しいパソコンなどの製品とは異なり，新しいものが常に良いとは限らず，市販されて日常的に使用されるようになった後も注意が必要という特徴がある．

薬学出身者は，研究機関や製薬会社で医薬品の研究・開発業務に携わったり，薬剤師や臨床研究コーディネーター（clinical research coordinator：CRC）として臨床試験にかかわったり，調剤や服薬指導で患者に直接接したりする．したがって，薬がどのような過程を経て開発されて世に出るかを知っておくことは，薬の特性や限界を知ったうえで活用するという意味でも有益である．

本項では，どのような条件を満たせば，人間を対象にしてハチナナを試す試験ができるか，市販した後にどのような注意が必要かについて，臨床試験の歴史や，臨床試験が関連して起きた薬害などの例もまじえて述べる．

2 臨床試験の歴史

太古の昔から，病気に苦しむ人々は草を煎じて飲むなど薬を利用していたが，アスピリンが合成されたのは1897年，ペニシリンが発見されたのが1928年であり，人間が天然に存在しないものをつくって薬として利用するようになったのは20世紀に入ってからである．それに伴って，臨床試験の方法論やルールも発展したが，その紆余曲折の歴史は，臨床試験の指針や実施体制のありようを理解するために役に立つので，以下に概説する．

2.1 方法論の発展[1)]

「治療法の効果をきちんと評価する」という考えは昔からあり，10世紀のアラビア医学の権威アウィケンナ（Avicenna）は『医学典範』において，「治療法が人に有効かどうかは，動物ではわからないので人間に試してみること，再現性があること，効果が偶然に得られたものか否かを観察すること」などの，研究の条件を記している．複数の治療法を比較することの重要性に着目し，比較試験を実施した有名な人は，イギリス海軍の軍医であったジェームズ・リンド（James Lind）である．長い航海のあいだに船員を苦しめる壊血病をどうにかしたいと思ったリンドは，1747年5月20日，サルスベリー（Salisbury）号で壊血病の患者12人を選び，2人ずつ6組に分け，それぞれにリンゴ酒，硫酸エリキシル，食酢，海水，オレンジとレモン，ナツメグと舐薬を投与し，オレンジとレモンを与えた患者が回復することをつきとめ，船員の壊血病を予防するために柑橘類の果汁を与えることを提案した．

A治療とB治療の2つを患者にランダムに割り付けてA治療を受ける群とB治療を受ける群をつくり，効果や副作用を比較するランダム化臨床試験の最初の事例は，1946年に結核患者を対象に行われたストレプトマイシンと無治療の比

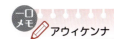

アウィケンナ

本名（略称）はIbn Sina（イブン・シーナー），980〜1037年．Avicennaの表記はラテン語で，英語圏ではアヴィセンナと発音される．

5月20日は「国際臨床試験の日」

リンドは，壊血病の予防に柑橘系の果汁を船員に与えることを提案したが，しばらく無視された．リンドの死後10年を経て，海軍は果汁の給付を義務づけ，壊血病がなくなった．レモンより安価なライムが用いられたことから，イギリスの水兵はアメリカのスラングで「limey（ライム野郎）」とよばれるようになった．「国際臨床試験の日」は，比較試験を実施したリンドの功績を称え，適正な臨床試験が実施されることや，臨床試験の重要性を市民に知ってもらうことを目的に欧州臨床試験基盤ネットワーク（European Clinical Research Infrastructure Network：ECRIN）により制定された．

較試験である．当時，結核は命を脅かす病気であり，しかも効果がある治療法がないところに劇的な効果をもつといわれる新薬（ストレプトマイシン）が登場したとあっては，患者であれば誰もがそれを受けたいと思う状況であった．しかし，ストレプトマイシンの供給量が少なかったこと，そして「今臨床試験をやらなければ，治療効果を早く的確に調べる機会を失うことになり，そのこと自体が非倫理的である」という正論を背景に実施された．

2.2 臨床試験のルールの発展

ニュルンベルク綱領とヘルシンキ宣言

　臨床試験は，人間扱いされない奴隷のような人々がいる時代であれば，その人たちを対象に実施するのが最も手っ取り早い．第二次世界大戦中，ナチス・ドイツは強制収容所のユダヤ人を対象に，旧日本軍の731部隊は中国で捕虜をマルタと称して，人体実験を実施したといわれている．いずれの実験も，戦地での兵士の健康を保つ方法や，細菌感染に関する知見などが得られたとされるが，人間を人間として扱っていなかったことを正当化できるはずもない．

　戦後，ナチス・ドイツの医師はニュルンベルクで行われた裁判で裁かれ，「人体実験を実施する条件」として「ニュルンベルク綱領」が提案された．その後1964年に，世界医師会は臨床試験にかかわる医師・研究者が遵守すべき指針として「ヘルシンキ宣言」を制定した．

アメリカのタスキギー研究とその後のルールづくり

　ヘルシンキ宣言などが出された後も，問題のある臨床試験は多数指摘されている．アメリカで大きな社会問題にまで発展したのは，1932年から約40年間にわたって梅毒の自然経過を観察する目的で行われた「タスキギー（Tuskegee）研究」であり[2]，治療薬の市販が始まった後も対象患者に投与されなかったことなど，多くの問題があった．特別調査班は報告書の中で，臨床試験の特性として，「医学の発展のために必須という大義名分を出されると，非倫理的な実験や目の前の患者の人権侵害が簡単に正当化されてしまう」ことを述べ，人を対象に研究をする際の体制構築やルール策定の必要性を示唆した[3]．これは，「医学研究者の性質が悪いのでしばり付けよ」と言っているのではなく，「研究者は，自分の研究は人の役に立つと強く思うため，熱心になればなるほど，目の前の患者の福利を侵害する可能性が高くなる」という特性を認識したうえで，「臨床試験は人権侵害の可能性を本質的に内包しているので，規制が必要であること」を指摘しているのである．ここから導かれた臨床試験の大原則は，「人間・対象者の尊厳・人権・安全を大きく侵害しない限りにおいて実施すること」であり，研究を実施するためのルールづくりは，この原則をふまえつつ進展した．

　アメリカでは1974年に国家研究法（National Research Act）が制定され，臨床試験には科学的妥当性と倫理的妥当性が必要なことを述べ，科学的妥当性につ

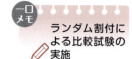

ランダム割付による比較試験の実施

ランダム割付による比較試験を実施するという考え方は，統計家ロナルド・エイルマー・フィッシャー（Ronald Aylmer Fisher）が農産物を効率良く生産するための条件を調べる試験（農事試験）で使用したもので，オースティン・ブラッドフォード・ヒル（Austin Bradford Hill）が医薬品の評価にも必要と考えて導入した．医薬品などの評価に必要な統計的手法は，このころ（1900年代半ば）にほぼ確立された．

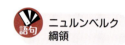

ニュルンベルク綱領
⇒「付録1」（p.268）参照．

ヘルシンキ宣言
⇒1章「3　職業倫理（医の倫理，薬の倫理）」（p.13），2章「5　治験（GCP）」（p.100），「付録2」（p.269）参照．

タスキギー研究
⇒1章「1　医療と生命倫理性」（p.2）参照．

> **Column**
>
> ### サリドマイド：人間がつくり出した物質が悲劇をもたらすことがわかった薬害
>
> ドイツで開発され，安全な催眠剤として1957年に市販され，日本でも1958年から市販された．妊娠初期の妊婦が服用することで四肢欠損の赤ちゃんが生まれることがわかり，販売停止となった．
>
> 医薬品開発の体制が未整備で，催奇形性の予測が難しかったことが直接の原因ではあるが，副作用の情報を入手してから使用停止になるまでに時間を要したことも被害拡大の原因となった．人間の苦しみを癒やす目的でつくった医薬品が，とんでもない悲劇を起こすこと，しかも，患者本人だけでなく次世代にも影響することが明らかとなり，世界中を震撼させた薬害である．
>
> サリドマイドの薬理作用は，腫瘍壊死因子（tumor necrosis factor：TNF）αを抑制することで，これが関与する疾患（Hansen〈ハンセン〉病の皮膚疾患，Behçet〈ベーチェット〉病）の治療薬として利用されている．日本では多発性骨髄腫の治療薬として市販されており，妊婦が使用しないように患者を特定する，残薬は回収する，などの対策がとられている．

いては研究倫理審査委員会（Institutional Review Board：IRB）で審査し，研究者集団で相互批判して実施する価値があるものを承認することを求めた．また，倫理的妥当性については，指針を策定してそれを遵守することを求め，「ベルモント・レポート（The Belmont Report）」としてまとめられた．

サリドマイドによる薬害とキーフォーバー・ハリス修正法

一方，1960年前後に起きたサリドマイドによる薬害（⇒ Column 参照）は，世界中に衝撃を与え，医薬品の有効性と安全性を評価する基準や方策全体を見直す大きな契機となった[5]．アメリカでは，1962年にキーフォーバー・ハリス修正法（Kefauver-Harris Amendments）が成立し，その後保健福祉省（Department of Health and Human Services：HHS）は，臨床試験の規則（45CFR46）を整備し，臨床試験を実施するうえでの基本的な考え方を示し，対象者の福利の保護や研究審査委員会のありよう，研究の手続きなどについて規定した．

2.3 日本における研究の規制

日本では，人体実験や薬害，臨床試験に関係するスキャンダルなど，アメリカと同じような経験をしてきたが，実効性のある対策を立てたり臨床試験の実施体制を整備したりするには，かなり時間を要した．1989年に，当時の厚生省から医薬品の臨床試験の実施に関する基準（旧GCP〈Good Clinical Practice〉）が出されたが，現在の基準からみれば不備な部分もあり，法的な強制力もなく遵守も義務づけられていなかった．そして，1997年にICHによるGCP（ICH-GCP）の受け入れに伴い，GCPが改定されて薬事法の中に位置づけられ，治験について

研究倫理審査委員会

⇒ 1章「2 研究倫理」(p.6) 参照．

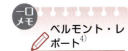
ベルモント・レポート[4]

「生物医学および行動学研究の対象者保護のための国家委員会」がまとめて1979年に提案したもので，臨床試験をする際に押さえるべき原則を述べている．基本的な原則として，人格尊重の原則，善行の原則，正義の原則を掲げ，それらを適応した考え方として，インフォームドコンセントの取得，リスクと利益の評価，対象者の選択について述べている（⇒ 1章「2 研究倫理」〈p.6〉参照）．

ICH

⇒ 2章「1 レギュラトリーサイエンスと法規制」(p.20) 参照．

は欧米と同等の基準が適用されるようになった．

　治験以外の臨床試験については，文部科学省と厚生労働省が2014年にまとめた「人を対象とする医学系研究に関する倫理指針」があるほか，遺伝子解析研究は文部科学省，厚生労働省，経済産業省による「ヒトゲノム・遺伝子解析研究に関する倫理指針」など，個別の領域に特化した指針も策定されている．しかし，臨床試験全体を規制する法は存在しておらず，治験かそれ以外の試験かにかかわらず，人間を対象にして研究をする限りは，踏襲すべき条件や基本的な規則は同じなので，研究を包括的に扱う仕組みが必要である．

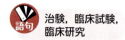

語句 治験，臨床試験，臨床研究

⇒1章2の図2（p.11），本章2の語句（p.157）参照．

3　臨床試験を実施するための条件[6]

　動物実験を繰り返し，がんに効果があることがわかった「ハチナナ」は，最終的には人間を対象にして，安全性や効果を確かめなくてはならない．ハチナナを製剤化して病院にもって行き，がん患者に説明したうえで同意が得られれば臨床試験ができるわけではなく，患者に参加をお願いする前に，満たしておかなくてはいけない条件がある．以下に，ハチナナの開発を例に，臨床試験を適正に実施するために必要な条件と，その根拠について述べる．

3.1　医学的・科学的な意義があること

　臨床試験は，何よりもまず，医学的・科学的な意義があり，実施する価値がなくてはならない[7]．

医学的・科学的な意義とは

　臨床試験は「医療上の不確実な部分を調べること」が目的であり，研究から得られた知見は，医療のコミュニティになんらかのインパクトのあるものでなくてはならない．研究の結果が思ったとおりの良い結果になるかどうかは，実施してみないとわからない．しかし，患者は身をもって試験に参加してくれているのであり，いずれの結果であったとしても，健康や福祉の増進に貢献する蓋然性を有していなくてはならないのは当然である．したがって，研究者が考えついた研究がすべて「意義のある研究」というわけではなく，すでに出ている結論を追認するための試験や一般化できないような結果しか得られない試験は，実施する意義はない．一方，タバコのように健康被害があるものを投与してその影響を調べる研究や，結果がある特定の集団に負の影響をもたらすような研究も実施する価値はない．

　研究者は，当該研究領域の現状をレビューして，「調べたいことは何か，何を検証するのか」をリサーチ・クエスチョンとして立て，そして「なぜそれを調べるのか」という実施する背景と根拠を述べ，「具体的に何をどうするか」という方法を示し，「実施した結果どういう意義があるのか」を研究計画書にて第三者が

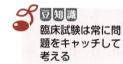

豆知識 臨床試験は常に問題をキャッチして考える

臨床試験は，個人差の大きい生身の人間を対象に実験する以上，患者の身に何が起こるかわからず，試験実施中には，さまざまな運営上の障害が起きて当初の予定どおりに進まないことも多々あり，研究にかかわる人はそのつど，問題を自分で考えて解決策を立てなくてはならない．

わかるように説明する必要がある．

ハチナナを世に出す意義

　ハチナナはこれまでにない機序でがん細胞の増殖を抑える新規の物質であり，動物のがんを小さくする効果がみられたので，「ハチナナをがんの患者に投与してみて，がんが小さくなるかどうかを調べる」という目的自体は悪くないと思われる．ただし，すでに市販されている抗がん剤と比べたときに，特筆すべき効果や利益が見込めないのであれば，世に出す価値は薄い．

　したがって，ハチナナが，これまでの抗がん剤より制がん作用がある，有効な治療法が存在しないがんに効果がある，効果はそれほど大きくないが副作用もなく生活の質（quality of life：QOL）が改善する，といった利点が期待できない限り，臨床試験を行う意義はないだろう．

3.2 適切な方法が用いられていること

　リサーチ・クエスチョンが立派でも，方法がよくないためにきちんとした結果が得られなければ，行う意義はない．

きちんとした結果を出すために

　臨床試験は，人間を対象に，大きな資源を投入して実施するものであり，「やってはみたが，結果はなんだかわからなかった」では，協力してくれた人にも申し訳なく，医療資源も無駄になる．

　動物実験は繰り返し実施することが可能であるが（できるだけ避けるべきだが），臨床試験は，人間を対象に実験させてもらう以上，一度できちんとした結論を出すことは道義的にも必要である．また，ストレプトマイシンのランダム化臨床試験の際にいわれたように，新治療が出てきた最初の時期でなければ，精確な結論を出すための試験を実施する機会を逃すこともある．このため，ゴールを見据えて開発計画を企画し，適切な仮説や評価項目を設定すること，目的を達成するデザインを選択すること，解析計画を作成することが不可欠であり，研究計画の立案段階で合理的かつ十分な検討が必要である．

ハチナナの開発過程

　新薬の開発計画は，以下のハチナナような過程を経るのが一般的である．

　ハチナナが効果のある薬剤だったとしても，投与量，投与方法，投与期間などが適切に設定されていなければ，適切な効果が出なくて評価もできないので，これらを適切に設定する．動物実験の結果を参考にしながら，まずハチナナの投与方法を決め，投与量を設定するための試験を実施する（第Ⅰ相試験）．副作用が大きい抗がん剤の場合は，副作用が許容できる最大の量（最大耐用量〈maximum tolerated dose：MTD〉）を投与量にすることも多い．

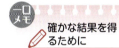

確かな結果を得るために

新しい薬剤治療の群と標準治療の群を比較して生存期間を比較する試験を企画し，各群500人が必要であったにもかかわらず50人ずつしか集められず，しかも2群間で差がなかった場合は，本当に差がなかったのか，患者数が足りなくて差が出なかったのかがわからない．ある薬剤の効果を調べる試験では，効果があった場合は「効果あり」，なかった場合は「効果なし」という確かな結果が得られなければならない．また，データ集積の方法に問題があって，欠測が多く質の低い情報しか集められなかった場合も，結論が得られないことになる．

次に，その投与量で腫瘍縮小効果が得られるかどうか，副作用はどれくらいかを調べる試験を実施して，期待どおりの効果があることや副作用がそれほど大きくないことを確認する（第II相試験）．そして，標準的な治療と比較して，生存期間を延長する効果があるかどうかを検証する試験を実施し（第III相試験），これらの結果をまとめて承認のための申請を行う．

3.3 対象者の選択が適正であること

自分のつくった薬剤に効果があるかどうかを調べるには，「まずは研究者集団が自ら試してみる」，すなわち，試験の意義を理解している人が対象になるのが基本である[8]．しかし，新規の抗がん剤が抗がん剤として使われるためには，がんが小さくなるかや，生存期間を延長するかを調べなくてはならないため，がん患者に試してみないことには評価ができない．

一方，副作用などで患者に大きな被害を与えるわけにはいかないので，心臓などの主要な臓器の機能が保たれていて安全に実施できる患者を選択する．

弱い立場の人を対象にすること

患者は，病気のために心身が弱っているうえに，医療者にみてもらわなくてはならないという弱い立場にあるが，臨床試験の目的を達成するには対象になってもらわなくてはならない．したがって，対象となる患者に試験の内容を説明し，将来の患者のために協力してほしいことを伝え，「それなら参加する」と言ってくれた人を対象にさせてもらうことになる．

患者のなかでも，同意能力が不十分な患者はさらに弱い立場にあり，これらの患者を対象にするのは，その患者を対象にせざるをえない合理的な理由がある場合に限られる．たとえば，子どもを対象とするのは，子ども特有の病気を改善するための治療法の試験のみであり，重度の精神疾患や意識障害の患者を対象にするのは，それらの病気の改善に寄与する可能性のある薬剤の試験のときのみである．降圧薬の臨床試験で，精神疾患の患者を対象に実施することは，特段の理由がない限りはできない．

同様に，大学や病院の医局で教授の下にいるスタッフや学生，製薬会社で雇用されている従業員など，服従関係にある人は不当な影響を受ける可能性があるため，特段の理由がない限り，対象にしないほうがよい．

ハチナナの臨床試験の対象

ハチナナの臨床試験を実施する場合は，安全性を確認する試験であれば，進行期の患者に協力してもらう．患者の中には，ほかに治療法がないなら，何かを試してみたいと思う人はいるので，安全性を調べるのが目的であり，効果は期待できないことなどを理解してもらったうえで同意してもらう．ただし，普通に3か月は生きられる患者が，ハチナナを投与されて3日で亡くなるのは論外であるの

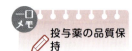

投与薬の品質保持

試験薬に不純物が混ざっていてそれで健康被害が出たのでは，肝心の薬剤の評価ができない．したがって，人に投与する物質の品質を保つことも重要であり，Good Manufacturing Practice (GMP) に準拠した施設やそれに準じた方法で調製する必要がある．

 GMP

⇒ 2章 3-2 の一口メモ (p.49) 参照．

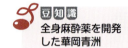

全身麻酔薬を開発した華岡青洲

江戸時代に，全身麻酔薬「通仙散」を開発した外科医の華岡青洲は，妻に投与してその効果を確かめ，その後乳がんの患者に投与して手術を成功させたという[9]．

で，安全に実施できるという蓋然性がなくてはならない．

一方，効果を調べる試験であれば，最も効果が見込めそうな人を対象に選択する必要がある．たとえば，ハチナナの作用機序が，がん細胞の「G-TR」という受容体に結合することがわかっていて，「G-TR」を発現している人に選択的に作用することが予想されていれば，対象をその人たちに絞るのが合理的である．

3.4 リスクと利益が比較考量され，リスクが最低限になっていること

臨床試験は，医学上の不確かなことを調べるのが目的であり，多かれ少なかれ予期できないリスクがある．薬剤の候補物質が，すでに市販されている薬剤の類似化合物であればリスクの予測もつきやすいが，まったく新しい作用機序の物質を人間に初めて投与するような場合は，どのような副作用がどれくらい出るのかを予測するのは難しい．しかし，「ヒポクラテスの誓い」のような伝統的な医の倫理が述べているように，医療の基本中の基本は「害をなすな（Do no harm）」であり，未知の副作用で対象者に大きな被害をもたらすことは避けなくてはならない．このため，予想されるリスクと利益のバランスをみて，慎重に判断することが求められる．

受け入れられるリスクの大きさ

リスクと利益のバランスがどの程度であれば研究を実施してよいかを判断する一定の基準があるわけではない．したがって，起こりうるリスクをすべてあげてみて，それが受け入れられるほど小さいものかどうか，そして，予想される利益の大きさはどれくらいかを見込んで，比較考量するという作業が必要である[2]．第Ⅰ相試験など薬剤の安全性を確かめたり投与量を決めたりする場合，抗がん剤や生物製剤では，進行期の患者を対象にするが，これは，抗がん剤は正常細胞にも影響を及ぼす可能性が高いため，健常人にはリスクが大きすぎると判断されるからである．また，健常人を対象に試験を実施する場合は，医療上の利益が0であるため，リスクの見極めは慎重に行わなくてはならない．

ハチナナのリスク

ハチナナの場合，10匹のラットで実験してみて4匹でがんが消滅したとしても，強い副作用が出ていたり，ほかのラットが死亡したりしていたのでは，薬にはなりえない．少なくとも，副作用がそれほど強くないことや，生命にかかわるようなリスクがないことを確認しておく必要があるだろう．

3.5 インフォームドコンセントを得ること

インフォームドコンセントが必要な理由

手術や投薬，検査などの医療措置は，程度の差はあるが患者の身体に侵襲を加

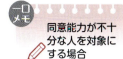

同意能力が不十分な人を対象にする場合

本人の利益を代弁できる人（通常は家族）が代理で同意することになるが，本人にいくらかでも判断力がある場合には，それにあわせて説明したり，了承を得たりすることも必要である．指針などには，「患者の同意能力が不十分な場合は，家族などから代諾を得る」と書かれているため，がんの患者が認知症などで同意能力が不十分な場合は，「家族から同意を得れば参加させてよい」と解釈している人もいるが，「臨床試験は理解して同意してくれた人を対象にする」という原則から考えれば，不適切である．がん領域の臨床試験においては，子どものがんや中枢神経系の腫瘍などの例外以外は，同意能力がある患者本人に対象を限って実施すべきである．

ヒポクラテスの誓い

古代ギリシアの医師集団によって作成された医療者の倫理規範で，神への宣誓の形をとっている．患者の生命を守ること，害をなさないこと，差別しないことなど，その多くは現在の医療倫理の基礎となっている．一方で，医師が治療法の選択をすること，薬を投与して安楽死させること，中絶を禁止することなど，現在では通用しない部分もある．世界医師会は現代版を作成し，1948年に「ジュネーブ宣言」（⇒「付録3」〈p.274〉参照）として提案した．

える行為であり，痛かったり苦しかったり，不便が残ったりするのは医師や家族ではなく，患者本人である．したがって，医療措置を受けるかどうかは，結果とともに生きていかなくてはならない患者自身が決めるのでなければ納得がいかないので，本人に決めてもらう，といういわば当たり前の考え方が根底にある[11]．

臨床研究のリスクや利益は，研究の目的や実験的な要素の程度によってさまざまであるが，いずれにせよ，人間に臨床試験に参加してもらうことは，医療の発展に役立つ知見を得るという目的のために献身してもらうことである．したがって，リスクの大小にかかわらず，対象となる人には，臨床試験の内容を説明し，自発的に参加してくれることをお願いしたうえで，「参加してもよい」と同意してくれた人のみを対象とするのが基本である．

インフォームドコンセントの要件

インフォームドコンセントを得る際に説明すべき情報は多岐にわたり，膨大な量となるが，中核をなすのは，治療や臨床試験の目的・内容，リスクと利益，コスト，試験に参加しない場合の選択肢である．これらは「自分が，治療や臨床試験を受けたら（受けなかったら）どうなるか」という「試験の全体像」を構成する要素であり，これがすっきり把握できるように伝えればよい．ただし，これらの項目の中身をばらばらに説明したのでは，全体のつながりがわからず全体像がみ

Column

ソリブジン：相互作用によるリスクは開発中に把握されていたにもかかわらず，市販後に死亡者を出した薬害[10]

ソリブジンは抗ウイルス薬であり，帯状疱疹の薬として1993年に日本で発売が開始されたが，発売開始後1か月のあいだに15人の死亡者を出した．ソリブジンは，それ自体は帯状疱疹に効果のある薬であったが，フルオロウラシル系抗がん剤と併用した際に抗がん剤の肝臓における代謝を阻害し，その結果，抗がん剤の血中濃度が上昇し，副作用が増強されて患者を死に至らしめた．製薬企業は，開発段階から相互作用によるリスクを把握していたが，フルオロウラシル系抗がん剤を服用している患者を特定してソリブジンの処方を避ければ，問題は起こらないと考えたようである．

しかし，当時は患者へのがんの告知が一般的ではなく，患者本人もフルオロウラシル系抗がん剤を服用していることを認識していないこと，帯状疱疹は，がんを診てもらっている病院とは別の皮膚科医院で診てもらってソリブジンを処方されたことなどの事情があった．したがって，医師や薬剤師が併用禁忌を知っていたとしても，帯状疱疹の患者がフルオロウラシル系抗がん剤を服用しているかどうかを確実に知ることができないため，併用の回避を徹底することは不可能であった．日本の医薬品行政の問題が縮約して現れた薬害であり，製薬会社だけに責任があるわけではないが，リスクの予測が甘かったことは確かであり，薬害というよりも人災というほうが適切かもしれない．

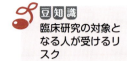

豆知識
臨床研究の対象となる人が受けるリスク

身体上のリスク（侵襲や副作用，次世代への影響），心理的なリスク（不安や心配，自尊感情の低下など），社会的なリスク（保険加入や雇用などで差別を受けるなど）などがあり，研究によってさまざまであるので，それぞれの研究ごとに検討されるべきである．

一口メモ
インフォームドコンセント

「患者が，医療措置について十分な説明を受け，理解したうえで同意すること」と訳され，医療行為を行うときや臨床試験への参加を依頼するときに必要な手続きである．患者の自己決定権を守ることが本質であるが，その基本は「結果を引き受ける本人に決めてもらう」という考え方である．

えないので，論理を物語に仕立てて説明するとよい[12]．

　ハチナナの腫瘍縮小効果を調べる試験に参加を依頼するときの論理は，「何をどうする（ハチナナの効果を調べる試験に参加してもらいたい）」「それはなぜか（ハチナナにどれくらい腫瘍縮小効果があるかを調べるため，あなたは試験の適格条件に合っているので）」「具体的にどうする（ハチナナを飲んでもらって，効果を調べる）」「飲んだ結果どうなる（薬が効けば病気の進行が抑えられる．効果があることがわかれば，将来の薬の候補になりうる）」ということである．

3.6 独立した第三者機関（研究倫理審査委員会）の審査・承認を受けること

　研究者は，「自分の開発した薬は効くに違いない，自分の研究は世のため人のために役に立つ」と信じているのが普通なので，目的を達成することに意識が集中していれば目的や手段の良し悪しが眼中にない場合も多い．したがって，専門を共有している研究者同士が研究計画を審査（ピア・レビュー）して，実施する価値があるかどうかを判断する必要がある．これが研究倫理審査委員会である．

研究計画書の審査と承認が必要な理由

　医療は高度に専門分化しており，なかでも研究は時代の最先端に位置しているので，研究が医学的・科学的な意義を有しているか，対象者に不当に大きなリスクを与えないかなどについて，本当のところを理解して妥当性を判断するのは，同じ領域の専門家でなければ不可能である．

　アメリカでは，研究倫理審査委員会による審査を研究助成金の交付の条件として法律で義務づけているが，研究から独立した第三者機関が研究の科学性と倫理性を審査して承認することは，換言すれば，対象者の人権が保護されており，研究に実施する価値があることを社会に向けて保障するという意味がある．臨床研究に不可欠の手続きであり[13]，単なるお墨付きを与える組織ではない．

研究の審査の実際

　研究計画の審査は，同領域の専門家が必要であるが，実際の委員会は，一つの専門性や性別に偏らないように配慮する．具体的には，医学，疫学，生物統計学，生命倫理学，法学などの専門家のほかに，対象者の利益を代弁できる立場の人で構成する．科学者の委員は，研究実施前に研究計画書をみて，研究の意義，方法の妥当性，実施可能性，対象者の選択，リスクと利益の比較考量，インフォームドコンセントの要や方法，結果の公表の方法など，研究計画から実施，報告までの過程すべてが適切であるかどうかを検討する役割がある．委員会に"倫理"がついているせいか，「同意取得や情報保護の方法などについてのみチェックをするところ」と解釈されることもあるが，科学的でないものは倫理的ではないので，研究が医学的・科学的な正統性を有しているかをチェックすることが本質であ

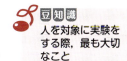

豆知識
人を対象に実験をする際，最も大切なこと

GCPや「人を対象とする医学系研究に関する倫理指針」には，研究者や施設長の責務として多くのことが記載されているが，人間を対象に研究をする際に何をすべきかは，自分が新しい薬を投与される立場となった場合に，「何をしてほしいか」を考えればわかる．一方，指針には，研究計画書を作成して研究倫理審査委員会の承認を得ることや，対象者からインフォームドコンセントを得ることなどが研究者の責務として記載されており，それらを遵守しさえすれば「倫理的に問題ない」と思っている人もいる．しかし最も大切なことは，人間を対象にして実験をする際に，「何をしてよいか，いけないか」「何をすべきか，すべきでないか」という基本的な部分を考え，「なぜそのような手続きが必要なのか」という根拠を理解することである．

る[14]．研究計画書に，「何がわかっていなくて何を調べるのか，それはなぜか，実施した結果どのような意義があり，社会の利益になるのか」について論理がわかるように述べられていなければ，承認すべきではない．

一方，委員会の科学者以外の人の役割は，審査が適正に行われているかをみたり，患者へのリスクや負担が適切であるかどうかや，患者への説明内容がわかりやすいかどうかなどをチェックしたりすることである．

また，研究計画が正統なものであったとしても，当該研究施設において，その研究が適正に実施できる体制にあるかどうか，たとえば，ハチナナを初めて人に投与する試験の場合は，新規物質の研究に慣れたスタッフがいるか，緊急対応ができる体制が整備されているか，CRCがいるか，などについても審査する必要がある．

3.7 研究実施をモニターすること

臨床試験が開始された後も，研究の質が保たれていることを，独立した機関（独立データモニタリング委員会〈independent data monitoring committee：IDMC〉）や監査担当者が確認する必要がある[15]．

モニタリングや監査の必要性

試験が実際に始まった後には，実施前にはわからなかったリスクが現れたり，研究を実施するうえでさまざまな問題点が起こったりする．多施設共同試験の進行中にある施設で大きな副作用が起きたときは，ほかの参加者の安全を守るために注意喚起をするなど，すみやかに対処しなくてはならないこともある．そして研究の進行全体についても，問題があれば修正したり，方向転換の判断をしたりしなくてはならないこともあり，定期的にチェックすることが必要である．

一方，監査は，モニタリングやそれに基づいた改善なども含めて，研究全体の運営が円滑に実施されているかどうかを確かめるものであり，研究実施者・研究機関から独立した組織が行う．

3.8 結果を公表すること

研究から得られた結果は，結果の良し悪しにかかわらず，雑誌や学会などで公表する必要がある．

社会に共有されなければ意味がない

臨床試験は，患者に協力してもらい，膨大な資源を投入して実施するからには，結果は内容が思いどおりのものかどうかには関係なく，公表しなくてはならない．

近年，オタワ声明などにより，介入を伴う臨床試験を公的登録機関に登録することが推奨されるようになり，医学雑誌によっては，登録していない試験の結果は採択しないという方針をとっているところもある．これは，望ましい結果が出

IDMC

大規模で長期にわたる臨床研究では，設置することが一般的である．これは，試験依頼者や研究実施者から独立した組織で，試験計画書は遵守されているか，患者の登録は予定どおりか，参加者の保護は適切か，大きな副作用は起きていないか，データを適正に集積・保管しているか，などをチェック・確認して，必要に応じて試験の継続・中止，研究計画の修正を勧告する役割がある．

オタワ声明

治療などの介入を伴う臨床試験のプロトコルを登録し，結果も公表するという原則を立て，それを実現する体制を確立することを求めたもの．臨床試験に参加した人は将来の患者のために献身したのであり，その結果は社会に還元しなくてはならないという考えに基づいている．登録することで，進行中の試験の情報共有，公表バイアスや無駄な繰り返しの回避などが期待できる．

公表バイアス

⇒本章「4 メタアナリシス」(p.178) 参照．

なかった研究は論文化されなかったり，投稿しても雑誌が掲載しなかったりする傾向があり，その結果，同じ試験が繰り返されてしまうことを避ける意味と，試験の実施を公開することで同じような試験を同時期にあちこちで実施する非効率を避けるという意味がある[16]．また，患者1,000人を対象に実施した試験で，全員を解析した結果は思わしくなく，サブグループの200人を解析した結果が望ましかった場合に，望ましい結果のみが公表されてしまうことがあるため，結果の質を担保するという意味もある．

4 新たに対処が必要な問題

研究倫理審査委員会で研究計画を審査・承認することによって試験の科学的妥当性を担保する，ならびに，指針を遵守することによって倫理的妥当性を担保する，というアメリカが構築した政策は，臨床試験を実施している国々に普及している．しかし2000年前後に，このシステムでは対処しきれない問題が起こるようになった．

4.1 ゲルシンガー事件とそれが意味するもの[17]

代表的なものは，1999年にアメリカで遺伝子治療の臨床試験に参加した18歳の男性（ジェシー・ゲルシンガー〈Jesse Gelsinger〉さん）が，遺伝子を導入する際にベクターとして使用したウイルスが原因で臓器不全を起こし，死亡した事件（ゲルシンガー事件）である．

ゲルシンガーさんは，オルニチントランスカルバミラーゼ欠損症という病気で，当時症状はコントロールされていて日常生活に支障がない状態であったが，同じ病気で苦しむ人たちのために参加することを決めた．家族も実験的な要素の強い治療ゆえの事故であったことを理解していたが，調査の結果，さまざまな問題が明らかになった．すなわち，以前に動物実験で死亡例が確認されていたこと，以前に実施した人にも副作用が出ていたこと，そして，これらのリスクが適切に評価されておらず，本人や家族へも知らされていなかったこと，ゲルシンガーさんの肝機能には問題があったにもかかわらず試験が行われたこと，などである．そして，問題の背景には，主任研究者の関係する企業が研究のスポンサーであり，試験を実施したペンシルバニア大学とスポンサー企業とのあいだに株などの授受があったこと，死亡原因となったウイルスは，研究者と大学が特許を有しているものであったことが判明した．

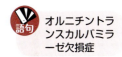

オルニチントランスカルバミラーゼ欠損症

オルニチントランスカルバミラーゼは，尿素サイクルにかかわる酵素の一つであり，遺伝子変異により酵素活性が不足すると，尿素サイクルが機能しない状態となる．アンモニアが代謝されないことで高アンモニア血症をきたし，それによるさまざまな症状が生じる．治療には，食事療法や薬物療法がある．

これらの事実は，薬や治療法の開発で得られる莫大な利益は「患者の利益を守る」という医師のプロフェッショナリズムや，「研究は，目の前の対象者に不当に大きな被害をもたらさない限りにおいて実施する」という研究の原則を毀損し，「医師や研究者は，自分の利益のために患者を危険にさらすことがある」ということを示している．この事態は，医師や研究者はもとより，医療や臨床研究全体

Column

利益相反のあれこれ

利益相反は，ある行為が一方の利益になるのと同時に他方の不利益になる状態をいう．

個人が受ける金銭などの経済的な利益だけではなく，たとえば，研究倫理審査委員会の委員が「自分がこの研究を却下したら研究費が施設に入らなくなってしまうので承認する」などの施設としての問題や，研究者の「とにかく新しい治療法の効果をみてみたい」という知的好奇心の問題，「ライバルの研究計画を邪魔する」，「先輩の研究計画には文句をつけにくい」などの心情的な問題も含まれる．個人だけではなく，「あの研究機関には負けたくない」など，組織にも利益相反は存在する．

一方，臨床家以外の評価やモニターする立場の人，たとえば統計家，研究倫理審査委員会やFDAの諮問委員会メンバー，規制当局の職員などについても，一定額以上の資金提供を受けられない，企業の上級役職にはつけない，といったルールが定められた．これは，利益の授受によって，評価やモニタリングに意識的・無意識的なバイアスがかかることを避けるためであり，雑誌に論文を投稿する際に著者の利益相反の明示が求められるのも，結果の妥当性を担保するためである．

に対する市民の信頼を根底から揺るがすほど重大であり，臨床研究をめぐる個人や組織の利害の問題に対処する必要が出てきた．

4.2 新たなルールの策定：利益相反のマネジメント

こうした動きに対応して，アメリカ生命倫理諮問委員会（National Bioethics Advisory Commission：NBAC）は研究対象者の保護を適切に行うための政策を提言し，利益相反（⇒Column 参照）を適切にマネジメントすること，研究開始後にも参加者の安全を確認するためのシステムを強化することなどを述べた[18]．利益相反については，「金銭等の授受があるのはしかたがないが，それを適切にマネジメントする」という方針が立てられ，研究にかかわる行政，企業や施設などで方針を定めて遵守することが求められるようになった．

アメリカでは，これらを徹底するために，2013年にサンシャイン法（Sunshine Act）を制定し，製薬企業から研究者や研究機関に提供した資金や知的財産にかかわる権利などについて公表することを求めている．

一方，試験開始後のモニタリングの強化については，従来の研究倫理審査委員会による審査は，試験開始前に研究計画書を検討するのみであり，試験中の参加者の安全を確認する体制が弱かった点を補うものである．具体的には，モニタリングの制度やIDMCなどのシステムを構築して機能させ，参加者に大きな健康被害や人権侵害がもたらされていないかどうかを確認することが求められた．

語句　利益相反

⇒1章「2　研究倫理 (p.6) 参照．

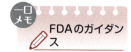

一口メモ　FDAのガイダンス

たとえば，食品医薬品局（Food and Drug Administration：FDA）のガイダンスでは，当該臨床試験にかかわる医師・研究者（直近の家族も含む）が得ている経済的な利益（謝金や株式など）を公開する，獲得できる資金総額の上限を設ける，資金の流れを規定する，などのルールが述べられている．

5 市販後の医薬品がもつ問題

　新しいパソコンや車は，問題が生じてリコールされることもまれにあるが，性能やデザインが改良された「良いもの」である．しかしこれらの製品と異なり，医薬品は，臨床試験を経て承認された新薬であっても必ずしも「良いもの」とはいえず，注意が必要である．

　その理由はいくつかある．1つ目は，4章「1　EBHCと医療統計学」(p.194) で述べられているように，臨床試験で得られた情報は，患者数や患者の背景，投与期間，併用薬などが限られた状態から得られたものであるため，臨床現場でさまざまな背景をもつ大勢の患者に使用されて初めてわかる副作用などがあることである．2つ目は，ある治験薬の臨床試験を世界で実施して日本で発売する場合や，海外で市販されている薬剤を日本で市販する場合など，日本人が使用した際の情報が足りない場合があることである．3つ目は，抗がん剤などでは，より早く患者に薬を届けるという意味で，第II相試験にて効果が確認された結果をもって承認されることも多く，市販後に効果や安全性の情報収集が承認条件になる場合があることである．

　これらの理由から，市販後も薬剤の安全性をモニターしたり効果を調べたりすることが重要視されるようになり，今後，革新的な医療や個別化医療（パーソナライズド・メディスン）の開発の進展とともにますます重要になるだろう．日本では，「医薬品，医療部外品，化粧品，医療機器及び再生医療等製品の製造販売後安全管理の基準に関する省令（Good Vigilance Practice：GVP）」ならびに「医薬品の製造販売後の調査及び試験の実施の基準に関する省令（Good Post-Marketing Study Practice：GPSP）」がある．

個別化医療
⇒2章2の語句 (p.30) 参照．

　現場で医薬品を使用する医療者は，新薬が臨床現場で使用できるようになったといえども，その特性がすべて明らかになったわけではないことを念頭に，常にアンテナを張って情報を収集することが重要である．

6 臨床試験にかかわる人の役割と責任

　臨床試験の指針や制度は整備されてきたが，それさえ守っていれば適正な試験ができるわけではなく，実際にかかわる人には相応の役割と責任がある．

　まず，臨床試験を企画・運営する研究者や支援するCRCなどの専門職については，「臨床試験が何をするもので，どうしたらよいか」を理解し，実践できる技能を有していなくてはならない．日本では，臨床研究を実施する研究者の教育や研究を支援する専門職育成の必要性は認識されてはいるが，医療系の大学や大学院でも，臨床研究に関する体系的な教育を実施しているところは限られており，臨床研究の体制の整備はいまだ途上にある．研究を企画・運営する技能をもたない人が臨床研究を実施したり，研究倫理審査委員会が形骸化していて審査とは名

> **Column**
>
> ### トログリタゾンの事例：アメリカで大勢の死亡者を出した理由は[19]
>
> 　トログリタゾンは，日本の製薬会社が開発したチアゾリジン系の血糖降下薬であり，日本では 1995 年に承認，1997 年から市販が開始された．イギリスとアメリカでも 1997 年に承認された．経口薬で血糖コントロールが優れている薬としてよく使われたが，重篤な肝障害を引き起こすことがわかり，イギリスでは発売後間もなく中止となり，アメリカと日本では 2000 年に市場から撤退した．肝障害の原因は，反応性代謝物が細胞の組織に結合することで，通常はこの代謝物はグルタチオン抱合により排泄されるところが，遺伝的にグルタチオン S 転移酵素が欠損している人は，これが代謝できないために体内に蓄積することが要因といわれている．
>
> 　緊急安全性情報によれば，推定使用患者数 15 万人のうち，肝障害が 13 人（発生割合は約 1 万人に 1 人），そのうち死亡が 3 人（5 万人に 1 人）であるので，数千人規模の臨床試験だったとしても，検出することは難しかったと思われる[20]．日本では，肝機能検査の実施の徹底や肝機能異常の人への投与中止などの注意喚起がなされ，大きな問題は起きなかったようである．
>
> 　ところがアメリカでは，2000 年に市場から撤退するまで 66 人の死亡者を出し，対応の不手際がマスコミにも取りあげられた．その要因は複雑で，臨床現場の事情としては，よく効く薬として医療者に好まれたこと，肝障害は患者の特異体質のせいで予見不可能であると思われたことが指摘されている．一方，製薬企業の事情として，治療効果が高く莫大な利益を上げている薬について，ネガティブな情報は出しにくいこと，使う人がいる限り市販を続けたいと思うこと，仮に患者から訴えられて裁判になり補償金を支払うことになったとしても利益を上げていれば差し引きで損失にはならないこと，といった思惑が示唆されている．FDA の最終報告書では，死亡者の中には，定期的な肝機能検査で正常であっても突然の肝機能低下で死亡した人がいることから，トログリタゾンによる肝障害は予見したり，適切に回避したりすることができないとしており，これが撤退を勧告した理由のようである．
>
> 　Gale は，「製薬企業が邪悪だと言うわけではないが，邪悪なものが存在していることは覚えておいたほうがよさそうだ」と述べたうえで，「医療者はみんな，"血糖降下薬を飲んで死ぬというのはありえない"と立ち上がって言ってほしい」と，臨床現場にいる医療者がリスクに対して"常識的な"感覚をもつことが患者の安全を守る砦であることを指摘している[19]．

ばかりの形式になっていたりする状態は，対象者保護という面からも，科学的に意義のある成果の創生という面からも危機的であり，改善が必要と思われる．

　また，臨床試験は医療者や診療科だけでできるものではないので，臨床試験を行う施設には，研究倫理審査委員会やモニタリングの体制を整備したり，医療者への教育を行ったりして試験が円滑に進むようにする役割がある．

　しかし何はともあれ，参加してくれた患者の厚意に応えるためには，試験にかかわる人が，自らの役割と責任を自覚し，より良い医療の実現を目指して価値の

ある研究を計画し，参加者の福利を守りながら実施する，そのために必要な行動を自ら起こすという積極的な姿勢を示すことが重要と考える．そうすることで，施設全体が臨床試験を実施する環境になり，研究のコミュニティとして社会の利益に資する成果を創出できるようになると思われる．

本項が，臨床試験に対する理解を深め，「何をどうするものか」を考える一助になれば幸いである．

(佐藤恵子)

● 引用文献

1) 佐久間昭. 佐久間昭の世界. サイエンティスト社；1996.
2) Jones HJ. The tuskegee syphilis experiment. Emanuel EJ, et al, eds. The Oxford Textbook of Clinical Research Ethics. Oxford University Press；2008. p.86-96.
3) FINAL REPORT of The Tuskegee Syphilis Study Ad Hoc Advisory Panel. 1973. http://biotech.law.lsu.edu/cphl/history/reports/tuskegee/tuskegee.htm
4) 生物医学および行動学研究の対象者保護のための国家委員会. 研究対象者保護のための倫理原則および指針. 1979年4月18日. http://www.med.kyushu-u.ac.jp/recnet_fukuoka/houki-rinri/pdf/belmont.pdf
5) 増山元三郎. サリドマイド. UP選書. 東京大学出版会；1971.
6) Emanuel EJ, et al. What makes clinical research ethical? JAMA 2000；283：2701-2711.
7) Levine RJ. Ethics and Regulation of Clinical Research. 2nd edition. Yale University Press；1988.
8) ハンス・ヨナス. 人体実験についての哲学的考察. 加藤尚武, 飯田亘之編. バイオエシックスの基礎 朝日出版社；1988. p.193-204.
9) 有吉佐和子. 華岡青洲の妻. 新潮文庫. 新潮社；1970.
10) 佐藤恵子. 薬害. 薬剤疫学の基礎と実践. 第2版. 医薬ジャーナル社；2016. p.116-133.
11) 加藤尚武. 二十一世紀のエチカ—応用倫理学のすすめ. 未來社；1993.
12) 佐藤恵子. 臨床試験におけるインフォームド・コンセント. 日本婦人科腫瘍学会雑誌 2014；32(4)：727-738.
13) Amdur RJ, Bankert EA. Institutional Review Board：Management and Function. Jones & Bartlett Publishers；2002.
14) 鈴木美香, 佐藤恵子. 研究倫理審査委員会の現状と改善策の提案. 臨床薬理 2010；41(3)：113-124.
15) Ellenberg SS, et al. Data Monitoring Committees in Clinical Trials：A Practical Perspective. John Wiley & Sons；2002.
16) 菊田健太郎, 津谷喜一郎訳. オタワ声明Part1：人を対象とした健康関連介入試験のプロトコール情報と結果の国際的登録に関する原則. 薬理と治療 2005；33(6)：544-548.
17) 三瀬朋子. 医学と利益相反. 弘文堂；2007.
18) U.S. Department of Health and Human Services, et al. GUIDANCE：FINANCIAL DISCLOSURE BY CLINICAL INVESTIGATORS. March 20, 2001. http://plaza.ufl.edu/rmelk/BestofBME/Publications/conflictFDA.pdf
19) Gale EA. Troglitazone：The lesson that nobody learned? Diabetologia 2006；49(1)：1-6.
20) 厚生省医薬安全局安全対策課. 糖尿病治療薬トログリタゾン投与に伴う重篤な肝障害に関する緊急安全性情報の配布について. 平成9年12月1日. https://www.pmda.go.jp/safety/info-services/drugs/calling-attention/esc-rsc/0011.html

2 臨床試験のデザイン

- 臨床試験のデザインは，目的に対応させて計画時に適切に設定することが重要である．
- 臨床試験のデザインは，医薬品や治療法の開発の段階にあわせて設定する．
- 最終的な結果の評価にできるだけバイアスが入らないように，計画時にデザインを設定する．
- 試験デザインの立案時に実施可能性を考えることも大事である．

Keywords ▶ 開発の段階，ランダム化，盲検化，バイアス，実施可能性

1 デザインの構成要素

1.1 研究目的とデザインの構成要素

　臨床試験は，治療法開発，診断法開発，予測因子の特定を目指すものなど，さまざまな目的で実施される．目的を達成するために，臨床試験を計画し，計画に従って実施し，結果を評価していく．このとき，ヒトを対象とする臨床試験では全員から同じ結果が得られるとは限らない．その中で真実に近い状態を評価するためには，集団の偏りや観測・測定などへの偏りを除いたり，試験をしていない自然な状態と試験結果を区別したりできるような工夫が必要となる．

臨床研究における統計的な骨格

　具体的には，実現可能な形で，研究デザイン，評価項目，解析方法，参加者数を設定していく．目的に対応するデザイン（対照群，ランダム化，盲検化など），評価したいものを測定できる評価項目，評価項目に対応する解析方法，主要評価項目の解析方法による参加者数の設定などであり，これらは互いに関係している．このような統計的な骨格を計画時に試験実施計画書に記載し，試験実施計画書に従った実施と解析を行うことにより，科学的に意義ある結果が導かれる．これらの関係を図1に示した．

治験における開発の相

　また，最終的に世の中で新しい治療法，診断法，予測因子を用いた予防法などが広く使えるようになるためには，一つの臨床試験だけでなく，複数の試験によるエビデンスの積み重ねが必要である．そのために，臨床試験の段階を考える必

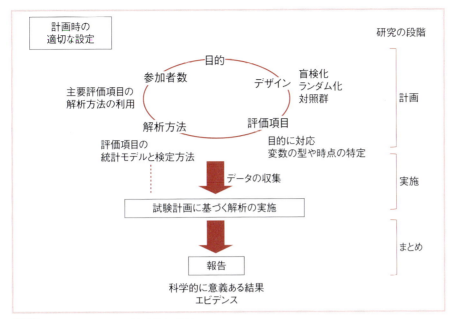

図1 臨床試験における統計的な骨格

要がある．治験においては，第Ⅰ，Ⅱ，Ⅲ，Ⅳ相という開発の段階を表す相の分類がある．第Ⅰ相試験はヒトでの初期の安全性や忍容性を確認する段階，第Ⅱ相試験はどの疾患に適しているかを定めたり，用法・用量の妥当性を探索したりする段階，第Ⅲ相試験は有効性と安全性を検証する段階，第Ⅳ相試験は承認され市販後に使われた場合の有効性と安全性の調査を行う段階である．

治療法開発の段階に応じた設定

治験と臨床試験では目的が違うため，試験デザインを立案するときに考慮・重視すべき点が異なる．ただし，その基盤となる考え方は同じであるため，ここでは治験以外の試験も含めて考える．当該試験は治療法開発のどの段階であるか，探索的か，検証的かに応じた設定とする．

探索的な段階とは，まだエビデンスが少ない状態で，罹患率，発生頻度，使用頻度の把握や，疾病の要因の探索，初めての治療法の安全性や特徴を把握することが主な目的となる．検証的な段階とは，エビデンスがある程度蓄積されてきており，治療法の有効性や安全性を統計的な仮説を用いて評価することが目的となる．これらの研究目的や段階をふまえたうえで，適応するデザインを設定していく．図2は治験の場合の開発の相とそれに応じた設定や実施を表している[1]．

臨床試験のデザインとは，広義には臨床試験で設定する群，対象集団，優越性か非劣性か，介入や治療の規定，用法・用量，エンドポイント，解析方法，施設数，参加者数，割付方法などさまざまな要素をさすが，ここでは主たる構成要素

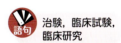
治験，臨床試験，臨床研究

臨床研究とは，治療法開発，診断法開発，疾病の予防法の確立，疾病原因や病態の理解，予測因子の特定，患者の生活の質の向上などを目的として実施される，ヒトを対象として行う医学系研究のことである．臨床研究には観察研究と介入研究があり，介入研究の部分が臨床試験である．治験は，臨床試験のなかで医薬品・医療機器の新規開発や効能追加のために行う試験が該当する（⇒1章の図2〈p.11〉も参照）．

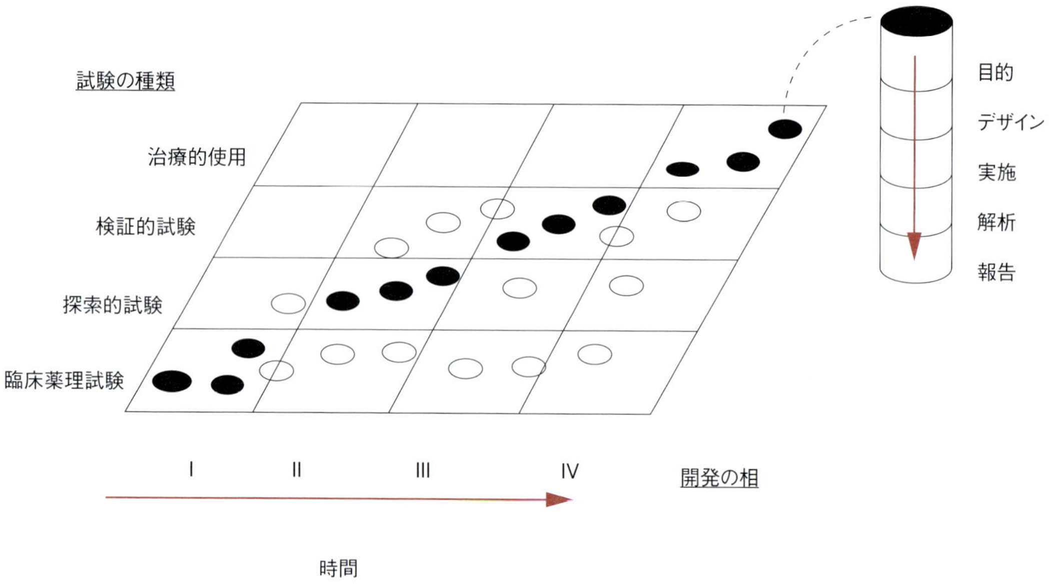

図2 治験における開発の相と試験の種類の関係
開発の相と，ある医薬品の臨床開発に際し実施される目的別試験の種類との関係を表す．●はある開発の相で最も一般的に実施される試験を示し，○はその相で実施されることが比較的まれな試験を示す．右側のカラムはそれぞれの試験の構成要素とその順序を表す．

として試験のタイプ（群の構成），対照群，ランダム化，盲検化を説明する．また，実施可能性の点から施設数，参加者数について言及する．

1.2 臨床試験で起こるバイアス（偏り）

臨床試験では計画，実施，まとめの各段階でバイアス（bias）の入る可能性がある．バイアスとは，臨床試験の計画，実施，解析および結果の評価と関連した因子の影響により，試験治療の効果の推定値と真の値に系統的な差が生じることをさす[2]．

たとえば，計画時に試験治療群の割付が不適切なために，リスクの低い患者が一方の試験治療群に系統的に割り付けられる場合がある．また，評価項目の測定時点や測定単位が適切に収集項目に設定されていない場合，解析結果に偏りをもたらす原因となる可能性がある．

実施の段階では，一方の治療法に反応しやすい人を意図的に組み入れる状況や，群間で試験参加者背景が異なる，併用療法が異なる，中止や脱落の状態が異なる状況であると結果に偏りが入ることとなる．

解析の段階でも，データをみた後で，試験実施計画書違反や不備のあるデータを解析から除外したり，一方の群に効果のある部分集団解析を行ったりすることもバイアスとなる．

計画時にできるだけバイアスを減らす工夫をしておくことが大切である．次に

> **Column**
> **「臨床試験のための統計的原則」について**[2]
>
> 平成10年11月30日厚生省から「臨床試験のための統計的原則」（ICH-E9）が発出された．これは，優れた医薬品の研究開発の促進と患者への迅速な提供のために，承認審査資料の国際的な調和を進める流れから始まっている．品質，安全性および有効性の3分野でハーモナイゼーションの促進を図るための活動が行われている．このガイドラインは，臨床試験から得られる結果の偏りを最小にし，精度を最大にすることを目標としている．ICH-E9の中では臨床開発全体，試験計画上，試験実施上，データ解析上で考慮すべき点を示している．

示すランダム化と盲検化は，試験結果への偏りを防ぐ強力な方法である．

1.3 ランダム化（無作為化）

ランダム化（randomizing）は言葉のとおり，ランダムに参加者を試験治療群に割り付ける操作のことである．この操作により，参加者数が多いと，平均的に年齢，病状などが群間で等しくなる．測定されていない喫煙状況，家族歴，性格，趣味なども等しいと考えることができる．ランダム化の意義は，予見による試験参加者選択の偏りを防ぐこと，変数の分布を群間で統計的に同じにすること，確率化により統計的な推論ができるようになること，である．

静的割付と動的割付

ランダム割付の方法としては，最初に割付順をすべて決めてしまう静的割付と，試験に順次登録されていく状況のバランスをとりながら割付を決めていく動的化がある．静的割付には，単純ランダム化，置換ブロック法，層別ランダム化があり，動的割付でよく用いられる方法は最小化法である．

●単純ランダム化

一定の確率でどちらかの群に割り付ける方法である．しかし，群ごとの最終人数の違いが大きくなる場合があり，ほとんど用いられない．

●置換ブロック法

組（ブロック）ごとにランダム化する方法である．2群の場合では，ブロックサイズを4，8などに設定する．たとえば，A群とB群にブロックサイズ4で割り付ける設定を考える．そのときのAとBの4人の並びは，AABB，ABAB，ABBA，BAAB，BABA，BBAAの6通りがある．各組にいずれかの並びをランダムにセットする．このようにして割付表が作成される．

●層別ランダム化

結果に影響を及ぼす可能性の高い因子がある場合，その因子の層ごとにランダム割付を行う．年齢の影響があると予想される場合に，2つの層ごとに置換ブロ

ック法を用いる層別置換ブロック法の例で考えよう．65歳未満に対して上記の方法で作成した割付表がIで，65歳以上に対して同様に作成した割付表がIIになる（**表1**）．参加者が登録されるごとに年齢を確認し，65歳未満であればIの表を上から順に割り当てていく．65歳以上であればIIの表を上から順に割り当てていく．ここでの年齢のように，割り付け時にバランスがとれるように調整する因子を割付調整因子とよぶ．

● 最小化法

割付調整因子が複数あり，各層の人数が小さすぎる場合によく用いられる．どのようにバランスをとるか，年齢，性別，重症度を割付調整因子とした場合の例をみてみよう．

表2は最小化法による割付の途中経過である．この時点で11人がA群とB群に割り付けられている．新たに組み入れられる参加者が，女性，65歳以上，重症度が高度としよう．割付状態を表すために，その参加者が特定の群に組み入れられた場合の層別因子ごとの参加数の総和を用いる．A群に割り付けられた場合の総和は 4 + 3 + 4 = 11，B群に割り付けられた場合の総和は 5 + 4 + 3 = 12 となる．総和はA群が少ないのでA群に高い割付確率で割り付ける．B群の総和が少ない場合はB群に高い確率で割り付ける．両群が同じ場合は確率1/2でいずれかに割り付ける．このようにして順次バランスをとっている．

また，いずれの割付方法においても実施上の留意点として，割付責任者は試験実施部門から独立させることが大切である．

表1 層別置換ブロック法の例

I. 65歳未満用		II. 65歳以上用	
1	A	1	A
2	B	2	A
3	A	3	B
4	B	4	B
5	B	5	A
6	B	6	B
7	A	7	B
8	A	8	A
9	B	9	B
10	A	10	A
11	A	11	B
12	B	12	A

表2 最小化法の途中経過

層別因子	層	A	B
性別	男性	2	2
	女性	3	4
年齢	65歳未満	3	3
	65歳以上	2	3
重症度	軽度	0	1
	中等度	2	3
	高度	3	2

1.4 盲検化（マスク化）

盲検化（blinding）とは，試験にかかわっている医師，看護師，検査技師，薬剤管理者などの医療関係者，参加者と家族，解析者が，各参加者にどの治療が行われているかを知りえないようにすることである．盲検化の意義は，試験参加者選択における偏りを防ぐこと，治療態度・併用治療の偏りを防ぐこと，評価における偏りを防ぐこと，である．

盲検化の段階

盲検化にはいくつかの段階がある．
① 非盲検：試験にかかわっているすべての人が治療内容を知っている．
② 単盲検：参加者か研究実施者のどちらか一方が治療内容を知らない．
③ 二重盲検（二重マスク）：参加者，研究実施者とも治療内容を知らない．

二重盲検ができない場合

二重盲検が適切に実施されれば，割り付けられた試験治療を知ることによる偏りがなくなるため，これらの段階の中でベストである．しかし，二重盲検ができない状況もある．たとえば，製剤の投与方法や剤形が異なる（注射と経口剤），プラセボがつくれない，倫理上プラセボをおく設定が難しい場合などである．非盲検の場合は，評価の客観性や群間の不均衡に留意し，可能な限りバイアスを減らす努力をする．

たとえば，介入が手術やケアの場合，参加者，実施者の盲検化が困難なことがある．その際に，評価する人を盲検化するのは一つの方法である．術者，麻酔科医師，ケアの実施者は非盲検だが，ケア内容を知っている関係者を限定し，評価する人は割付群を知らない状態とする．また，評価項目をできるだけ測定値などの客観的評価とすることも，バイアスを減らす方法の一つである．

1.5 コントロール

コントロールの役割は，治療により患者に起こった結果と，疾患の自然の進行，観察者・患者の期待，ほかの治療などの要因により引き起こされた結果との弁別を可能にすること，比較の妥当性を確保すること，である．

コントロールのレベル

コントロールには，**表3**に示したようにいくつかの段階がある．上にいくほどバイアスが少なく，下にいくほど多くなる．本当は全員が治療法Aを行う場合と，全員が治療法Aを行わない場合（理想のコントロール）を比べたいが，一人に対して一時に一つの治療しかできないため，いずれか一方は観察できない．理想に近いコントロールとして，Aを行う／Aを行わない以外はまったく同じ集団を設定する．ここで観察研究の形をとったときには，さまざまなAの使い方をしていることに加え，いろいろな集団の違いが生じる．それに対し，ランダム化を行った場合はAを行う／行わない以外は同じ設定にすることが可能である．

●ランダム化コントロール

プラセボ，既存治療，無治療の場合がある．既存治療と比較する場合，2つの治療法の投与方法や剤形が異なる場合でも，二重盲検で実施する方法として，ダブルダミー（double-dummy）を用いる方法がある[2]．そのときには，投与量や投与頻度が増えることに対する参加者への配慮や，たとえば二重盲検を保つために偽の手術を必要とする場合のように，倫理的な問題への配慮が十分必要である．

●ランダム化していないコントロール

ランダム化しない場合には，試験治療を行う対象者とコントロールの対象者が，正確に同じ背景をもつ対象者集団であることが想定し難いために比較可能性が保証できない．しかし，「試験治療が全ての既存の治療法より優れているとの事前の確信がきわめて強いため，他のデザインが受け入れ難いと考えられ，治療さ

表3 コントロールのレベル

① 理想のコントロール
② ランダム化コントロール
  ・プラセボ
  ・既存治療
  ・無治療
③ ランダム化していないコントロール
④ ヒストリカルコントロール
⑤ コントロールなし

語句　ヒストリカルコントロール

過去に治療が行われ，これから実施する試験と同じ評価項目の結果が得られており，これから実施する試験の比較参照となるデータ．ほかの治療薬で過去に実施された試験のデータ，標準治療の集積データ，疾患登録のデータなどが該当する．これから実施する試験治療が行われた対象者のデータが含まれていないことに留意する．

ダブルダミー[2]

臨床試験で2つの試験治療（A，B）の区別がつく場合に，試験治療Aについて，実際の製剤とともにそれと区別不能なプラセボを用意し，また試験治療Bについても，実際の製剤とともにそれと区別不能なプラセボを用意する．参加者は2組の試験治療（一つはAの実際の製剤とBのプラセボ，もう一つはAのプラセボとBの実際の製剤）のどちらかを受ける．

る疾患や症状の経過が文献上確立し十分予測できる場合」[3]，または希少疾病の場合は表3の③や④のコントロールを採用すべきかを検討する．

1.6 実施可能性

臨床試験を計画して実施したが，最後の結論が得られるところまで到達できないことは避けなければならない．そのためには計画時に本当に実施できるかどうか（実施可能性）を，実施体制，参加者数，費用，研究期間の点から十分検討しなければならない．計画時に実施医療機関から登録期間における登録の見込みを確認しておくことは重要である．

参加者数は，少なすぎると仮説が証明できなくなり，多すぎると小さい差でも検定で有意になる．参加者数設計では，①科学的に答えの出る形の研究であるか（科学的な正当性），②臨床試験により解決すべき重要な課題であるか（倫理的な正当性），③臨床試験にかかるコストに見合う内容であるか（経済的な正当性），についてよく検討する必要がある．これらがそろうことで，研究の目的を最も合理的に達成できることとなる．

検証的な試験における参加者数設定の方針（表4）

試験の目的に対応するように，治療効果の大きさを測る主要評価項目を決める．そして，その解析方法を定める．有意水準や検出力，信頼区間などの統計的な基準を定め，効果の大きさとばらつきの大きさを決めることで，あとはその解析方法の計算式で参加者数が算出される．

留意点として，仮定する効果の大きさやばらつきにより参加者数が変わること，先行研究などの事前情報から十分検討されていること，脱落率を加味すること，経済的な面を考えること，がある．無理な設計をすると，科学的に意義ある結果を導くことができない．また，研究期間内で結論を得るために，研究を2段階に分け1段階目をまず実施したり，エンドポイントを変えたりすることもある．

以降では，具体的な臨床試験のデザインを紹介する．

2 同時対照群を設定しない試験

2.1 単一群介入試験

対象集団全体が，単一の治療介入を行う．このときのコントロールの選択肢は，ランダム化していない別集団か，ヒストリカルコントロールとなる．観察研究ではないために，調べたい当該治療介入そのものは統一した介入となるが，ほかのコントロールと比べての評価が厳密にはできない．ヒストリカルコントロールがある場合には，試験参加者背景をそろえる工夫や，結果に影響する可能性のある変数を収集するなどバイアスを減らす努力が必要である．

表4 検証的な試験における参加者数設定の方針

仮説を検証するために
- **効果の大きさ**を測る指標を決める（主要評価項目）
- **統計的モデル**を定める（解析方法）
- **統計的仮説**を定め，数式で表現する
- **有意水準，検出力，信頼区間**など統計的基準を設定する
- **効果の大きさとばらつきの大きさ**を決める
- 参加者数を算出する

語句 主要評価項目，エンドポイント

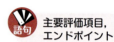

⇒4章「3 医薬品の有効性の推定」(p.208)，4章「5 評価項目と解析」(p.231) 参照．

有意水準

⇒4章2の一口メモ(p.199) 参照．

検出力

対立仮説が正しい場合に，指定した仮定（参加者数，効果の大きさとばらつき，α）で行った検定が正しく帰無仮説を棄却する確率のこと．仮説が正しい場合に正しいことを見逃す確率（第二種の過誤：β）を1から引いたもの $(1-β)$ と同じである．

信頼区間

⇒4章3の豆知識(p.214)，4章4の一口メモ(p.223) 参照．

Column
「臨床試験における対照群の選択とそれに関連する諸問題」について[3]

平成13年2月27日に厚生労働省から「臨床試験における対照群の選択とそれに関連する諸問題」(ICH-E10) が発出された．このガイドラインの目的は，ある治療の有効性を証明することを目的とした臨床試験に関し，対照群の選択において考慮すべき一般的原則を記述すること，関連する試験デザインや実施上の問題について議論することである．プラセボ同時対照，無治療同時対照，用量反応同時対照，実薬（陽性）同時対照，外部対照（既存対照を含む），複数の対照群の種類ごとに特徴，利点および欠点などをあげ，議論している．

2.2 希少疾病

希少疾病領域において臨床試験を行う場合，患者数が少ないために同時対照群をおくことが困難な場合が多い．また，真の治療効果を見いだしにくいという特徴がある．統計的な検出力が不足する中で個々の患者のリスクを最小限にして，いかに治療法開発やエビデンス構築を進めていくかが課題である．デザイン上の工夫として，ヒストリカルコントロールやランダム化しないコントロールの設定，疾患登録の利用，国際共同試験などが考えられる[4]．

3 比較試験

3.1 並行群間比較試験

検証的な段階で最もよく用いられるデザインは，並行群間比較試験である．参加者はそれぞれ異なる試験治療の群の一つにランダムに割り付けられる．

例：高齢の糖尿病患者の心臓手術後管理の研究（図3）

高齢の糖尿病患者に心臓手術が増えているが，糖尿病患者では心臓手術後の血糖コントロールが困難であり，入院死亡や敗血症，縦隔炎を起こす場合がある．そこで，高齢の糖尿病患者の心臓手術後管理において新規薬剤とチーム医療が従来法より効果があるか検討することを研究の目的とする．

デザインは，新規薬剤とチーム医療，従来法をランダムに割り付ける並行群間比較試験である．主要評価項目を術前から術後2週間の早朝血糖値の変化とする．参加者数設定は，評価項目である血糖値変化の群間差について，t検定により設定する．帰無仮説を群間差がないこととする．期待する群間差は 6 mg/dL，その標準偏差を 10 mg/dL と仮定し，有意水準 (α) を両側 0.05，検出力 0.80 の設定において参加者数を算出すると，合計 88 人となる．

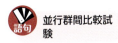

並行群間比較試験

参加者は，異なる試験治療が割り当てられた2つ以上の治療群のいずれかにランダムに割り付けられる．試験治療には，新規治療（複数の用量の場合もある），既存治療，プラセボ投与などが候補となる．定められた治療期間にわたって，参加者は割り付けられた治療法を実行し，その結果を治療群間で比較する．

t検定

アウトカム変数が連続量の場合に，母集団が正規分布に従うと仮定する検定方法である．観察されたデータの平均値とばらつきの情報を用いて算出される検定統計量が t 分布のどこに位置するかを評価する．1標本の場合は，標本から得られた平均値が母集団の平均値と等しいと考えてよいかという検定になる．2標本の場合は，2つの標本の平均値が等しいかという検定になる．

帰無仮説

⇒4章「2 検定の考え方」(p.197) 参照．

標準偏差

⇒4章2のColumn (p.199) 参照．

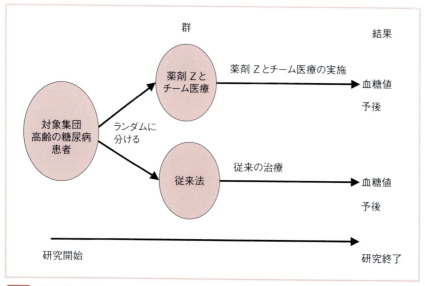

図3 並行群間比較試験：高齢の糖尿病患者の心臓手術後管理の研究

メリットとデメリット

このデザインのメリットは，①群間の差を示すことにより，有効性や安全性の強い証拠となること，②前提や仮説が少なく，実施しやすいこと，③試験期間の長さを任意に設定できること，④一人の参加者の中止による影響が比較的少ないこと，がある．一方，デメリットは，①同一参加者内での比較はできないこと，②参加者内での比較を行う試験に比べて，参加者数が大きくなること，である[5]．

3.2 クロスオーバー試験

クロスオーバー試験では，各参加者は2つまたはそれ以上の試験治療を行う順序をランダムに割り付けられる．したがって参加者自身を対照として試験治療比較が行われることになる．最も単純な2×2クロスオーバー試験では，各参加者は，多くの場合ウォッシュアウト期をはさんで連続した2つの試験治療期間（第1期，第2期）に，2つの試験治療をランダム化された順番で受ける．

高血圧患者において2つの降圧薬（YとZ）の血圧を抑える効果を比較する試験の例を考えてみよう（図4）．

参加者はY先行群かZ先行群に割り当てられる．Y先行群では第1期にYを，第2期にZを服用する．Z先行群では第1期にZを，第2期にYを服用する．

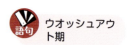

ウオッシュアウト期

⇒ 2章11の─ロメモ (p.137) 参照．

メリットとデメリット

クロスオーバー試験のメリットは，①参加者ごとに2つの治療法の評価が得られること，②必要となる参加者数が比較的少ないことである．デメリットは①用いてよい場合の条件が多いこと，②第2期以降の有害事象の評価が困難であるこ

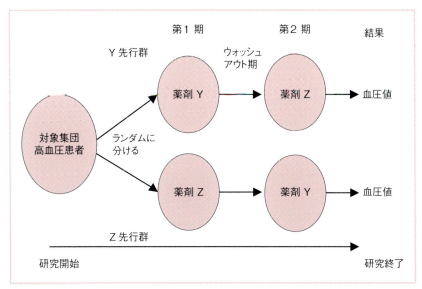

図4 クロスオーバー試験：高血圧患者において2つの降圧薬（YとZ）の血圧を抑える効果を比較する試験

と，③試験期間が長くなること，④一人の参加者の中止の影響が大きいこと，である．ここで用いてよい場合の条件とは，①治療効果が第1期と第2期で評価可能であること，②第2期の開始時点では第1期の開始時点の状態に戻っていること，③第1期から第2期への持ち越し効果がないこと，である．片頭痛，喘息，高血圧，糖尿病などの場合に条件を満たしやすい[5]．

4 中間解析を伴うデザイン

4.1 中間解析とは

　試験が正式に完了する前に行われる有効性または安全性に関する試験治療群間の比較を意図したすべての解析のことである．中間解析の結果で有効または無効の結論が出せるならば，その時点で試験を終了する手続きをとる．中間解析を行う意義は，予想以上の有効性がみられたり，予想外の重篤な有害事象が起こったり，試験薬が無効であったりと，試験の継続が参加者に不利益をもたらすおそれがある場合，倫理的な側面から早期に中止することにある．その結果として，平均参加者数の減少・費用・人員・時間，設備など資源の節約ができる．ただし，中間解析を行うと検定を繰り返すことになるため，多重性の問題が生じる（差がないのにあるといってしまう確率〈有意水準〉を一定レベルに抑えることができない）．そのため，下記にあげるような統計的な工夫が必要となる．

 持ち越し効果

第1期で用いた治療法の影響が，第2期に入っても継続して現れている状態をさす．この持ち越し効果があると，第2期で観察した結果は第1期の治療法が効いているのか，第2期の治療法が効いているのかわからないため，第2期での治療法の効果を正しく評価できない．

多重性の問題

⇒4章「2　検定の考え方」(p.197) 参照．

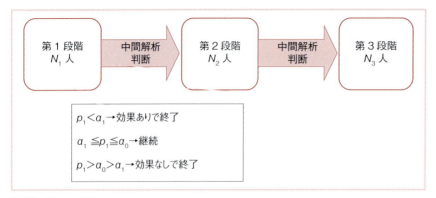

図5 群逐次デザイン

4.2 群逐次デザイン（図5）

　第1段階を N_1 人で実施し，そのデータを用いて中間解析により P 値（p_1）を算出し，あらかじめ定めた有意水準 α_1 より小さければ有効と判断し，試験を中止する．p_1 が α_1 より大きいが，無効と判断する基準 α_0 より小さければ，試験を N_2 人継続する．α_0 より大きければ効果がないと判断して試験を中止する．第3段階目もある場合は同様に繰り返す．

　群逐次デザインの代表的な方法は大きく分けて2つある．1つ目は，繰り返し検定のアプローチを使うもので，解析の時期・回数，各段階の有意水準 α_k を試験計画時に決めておく．Pocockの方法は，各段階すべて同じ基準で厳しく判定する．O'Brien & Flemingの方法では，はじめは厳しく後は緩く判定する．2つ目は α 消費関数法であり，この方法は解析時期や回数の変更に影響を受けず，全体の有意水準 α を保つことができる．

　各段階の有意水準がどのようになるか，5回の群逐次検定の設定でみてみよう．5回すべて $\alpha = 0.05$ とした場合，少なくとも1つの段階で有意となる確率は0.142であり，有意水準の増加を制御できていない．これに対し，Pocockの方法では全段階で0.016，O'Brien & Flemingの方法は1回目は0に近く，徐々に増えて5回目は0.04を上回る状態であり，全体での有意水準は0.05に制御できている（図6）．

4.3 独立データモニタリング委員会（IDMC）

　中間解析の実施においては，独立データモニタリング委員会（independent data monitoring committee：IDMC）を設置し，研究者とは独立に評価することが大事である．判定結果のみを研究者に知らせることで，結果を知ることによるその後の研究へのバイアスを制御する．IDMCの役割としては，有効性や安全性の評価，試験の進行，研究計画の変更に関する審議がある．

 α消費関数法

中間解析を，それまでに蓄積された情報量から算出される情報時間 t_k（$0 \leq t_k \leq 1$）で行うとする．試験計画時に，情報時間 t までに消費される有意水準を表す増加関数 $a(t)$ を設定しておく．ただし $a(1) = \alpha$ である．それぞれの中間解析時に $a(t_k)$ を読み取り，帰無仮説のもとで k 回目までに検定統計量が棄却される確率が $a(t_k)$ となるように，検定統計量が棄却される領域の端の値を定める．t_k での有意水準は $a(t_k) - a(t_{k-1})$ となり，全体の有意水準は α に保たれ，t_k で試験を中止するかの判断が可能となる．

IDMC

⇒本章1の語句（p.150）参照．

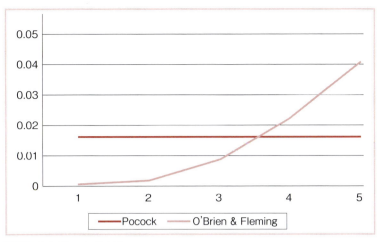

図6 各段階の有意水準

　以上，バイアスを減らすことに注目しながら，いくつかの試験デザインを説明した．これらに実施可能性も加味してデザインを設定することが大事である．

（嘉田晃子）

● 引用文献

1) 厚生省医薬安全局審査管理課長通知．臨床試験の一般指針．平成10年4月21日．医薬審第380号．https://www.pmda.go.jp/files/000156372.pdf
2) 厚生省医薬安全局審査管理課長．「臨床試験のための統計的原則」について．平成10年11月30日．医薬審第1047号．http://www.pmda.go.jp/files/000156112.pdf
3) 厚生労働省医薬局審査管理課長．「臨床試験における対照群の選択とそれに関連する諸問題」について．平成13年2月27日．医薬審発第136号．https://www.pmda.go.jp/files/000156634.pdf
4) 厚生労働省医薬食品局審査管理課長．「小児悪性腫瘍における抗悪性腫瘍薬の臨床評価方法に関するガイダンス」について．平成27年9月30日．薬食審査発1930第1号．https://www.pmda.go.jp/files/000208238.pdf
5) 上坂浩之．医薬開発のための臨床試験の計画と解析．医学統計学シリーズ6．朝倉書店；2006．p.44-50．

3 観察研究のデザイン

Summary
- 医薬品の市販後は，研究対象集団をありのままの状態で観察し，そこで収集したデータを記述・分析する観察研究による評価が行われる．
- コホート研究は，研究対象集団（コホート）を時間経過に沿って追跡し，疾病や有害事象の発生を測定する研究である．曝露（薬剤疫学では薬剤の使用）とアウトカムの関連を研究するために行われることが多い．
- ケース・コントロール研究は，関心のある疾病が発生した症例（ケース）を特定し，未発生の対照（コントロール）と，過去の曝露について比較する研究である．

Keywords ▶ 観察研究，薬剤疫学，コホート研究，ケース・コントロール研究，バイアス

1 はじめに：観察研究の必要性

医薬品の開発段階で行われる臨床試験（介入研究），とくにランダム化二重マスク化（盲検）比較試験は，医薬品の効果・影響（effects）を正しく評価することを可能にする優れた方法である．しかし，治験では例数の限界から，まれな副作用の検出・評価は困難である．また，通常は治験の対象とはならない小児，高齢者，妊婦・授乳婦，合併症や併用薬の多い患者，軽症または重症の患者などが使用した場合の効果・影響については，通常，十分な検討がなされない．

そこで，これらの点については，市販後（製造販売後）の調査・研究によって明らかにする必要がある．主に市販後の医薬品の効果・影響を評価する研究分野として，近年，薬剤疫学（pharmacoepidemiology）が発達してきた（⇒ Column 参照）．薬剤疫学は介入研究と観察研究の両方を含むが，市販後，とくに安全性

語句 臨床試験，治験

⇒本章 2 の語句（p.157）参照．

医薬品の効果・影響

疾病の予防・治療に役立つ効果と，副作用など好ましくない影響の両方を含む．

Column

薬剤疫学

薬剤疫学は，「多数の人々の集団における薬物の使用や効果・影響（effects）を研究する学問」と定義される．「薬の（pharmaco）」と「疫学（epidemiology）」の 2 つの語から成り，薬理学と疫学の橋渡しの科学といわれる．薬のリスク評価を出発点に発展した．医薬品の使用実態研究も含まれ，最近では，薬の日常診療下での有効性を評価する研究も行われている．医薬品リスク管理計画において重要な役割を担うことが期待されており，薬のリスク最小化策の評価にも役立ちうる．

を調べる場合にはランダム化臨床試験の実施が現実的でない場合が多く，観察研究（observational study）の手法が用いられることが多い．

観察研究では，ランダム割付のような介入を行わず，研究対象集団をありのままの状態で観察し，そこで収集したデータを記述・分析する．臨床試験では主に薬効（efficacy）の評価を目的とするのに対し，観察研究では日常診療下（real world）での薬剤の安全性（safety）または有効性（effectiveness）の評価を目的とする．市販後の評価には，未知または十分には知られていない副作用などに関する仮説が生成される過程と，その仮説が強化・検証される過程を含む．以下，観察研究の主なデザインについて概説する．

2 コホート研究

コホート（cohort）という言葉は，もともと古代ローマの歩兵隊の単位を意味し，疫学ではある特徴をもった（たとえば，喫煙習慣がある，ある特定の地域に居住している）人々の集団をさす．長い槍を持った歩兵隊が前へ前へと進むように，疫学におけるコホートでは集団の一人ひとりの健康状態が時間経過に沿って変化する．

コホート研究（cohort study）は，研究対象集団（コホート）を時間経過に沿って追跡し，疾病や有害事象の発生を測定する研究である．コホート研究は，疾病や有害事象の発生を測定し記述することを目的とする（比較群をもたない）記述的コホート研究と，曝露群（たとえば，薬剤A使用群）における疾病や有害事象（たとえば，急性心筋梗塞）の発生を非曝露群（薬剤A非使用群）と比較する分析的コホート研究に分けられる．ただし，通常，単にコホート研究というときは，曝露（exposure）とアウトカム（outcome）の関連を明らかにすることを目的とする分析的コホート研究をさすことが多い．

薬剤疫学におけるコホート研究では，通常，効果・影響を検討しようとする薬剤の使用を「曝露あり」，非使用（または比較対照の薬剤の使用）を「曝露なし」として，追跡開始後の疾病や有害事象の発生を比較する（図1）．このデザインは，関心のある薬剤の使用と非使用における疾病や有害事象の発生を比較する点でランダム化臨床試験と似ているが，ランダム割付を行わない点が異なる．そのため，患者背景が曝露群と非曝露群で異なることが多く，それに伴う研究結果の偏り（交絡）が生じやすい点に注意が必要である（⇒4章「6　交絡の調整」〈p.245〉参照）．

コホート研究では，明確に定義された研究対象集団の追跡によって，疾病や有害事象の発生頻度を求めることができる（表1）．発生頻度の指標には，発生割合と発生率の2つがある．

曝露とアウトカム

疫学で因果関係を考えるときに用いられる．曝露は，もともと放射線や化学物質などに"さらされる"ことを意味する．最近では，性別，年齢，食事，喫煙，運動，遺伝子，医薬品などについても，その因子と疾病発生の関連を検討するとき，曝露とよばれる．曝露との関連を検討する特定の疾病や死亡などの発生がアウトカムである．

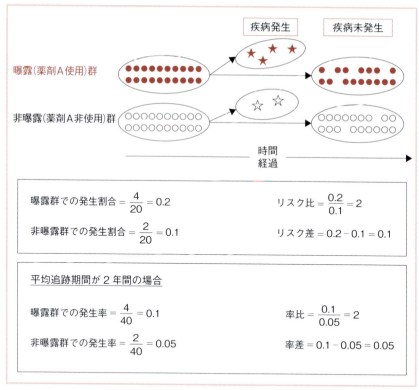

図1 コホート研究のデザイン

2.1 発生割合

発生割合（incidence proportion）は，ある集団を同じ期間追跡したとき，関心のある疾病や有害事象が発生した人の割合であり，次の式で表される．

$$発生割合 = \frac{ある一定期間に疾病や有害事象が発生した人数（A 人）}{ある一定期間追跡された研究対象集団の人数（N 人）} = \frac{A}{N}$$

この式で，分母となる研究対象集団（コホート，N 人）は，追跡開始時には疾病や有害事象を発生しておらず，将来それが発生しうる（at risk な）人々の集団である．たとえば，前立腺がんの発生をアウトカムとする研究では，追跡開始前にすでに前立腺がんになった患者や女性（前立腺がんになりえない）を研究対象集団に含めてはならない．分子の A 人は，分母 N 人のうち疾病や有害事象が発生した人数である．曝露群と非曝露群の発生割合を比較するコホート研究では，曝露とアウトカムの関連の指標として，発生割合の差（リスク差）または比（リスク比）が用いられる．図1に曝露（薬剤A使用）群20人，非曝露（薬剤A非使用）群20人のコホート研究から求めたリスク比とリスク差を示す．

2.2 発生率

発生率（incidence rate）は，分母に人-時間（person-time）という単位を用いて，疾病や有害事象発生の頻度（スピード）を表す指標であり，次の式で表される．

 人-時間

⇒ 4章「5 評価項目と解析」(p.231) も参照．

表1 コホート研究とケース・コントロール研究の特徴

	コホート研究	ケース・コントロール研究
発生割合・発生率の推定	可能	通常，不可能[*1]
リスク差・率差の推定	可能	通常，不可能[*1]
リスク比の推定	可能	可能
複数のアウトカムに関する研究	1つの研究で可能	複数の研究が必要
まれな曝露に関する研究	可能[*2]	困難（効率が悪い）
複数の曝露に関する研究	対象集団による[*3]	可能（適切）
まれなアウトカムに関する研究	困難[*4]	可能（効率が良い）
コスト（労力・費用）	高い	比較的低い

*1：ソース集団の人数が明確な場合にのみ可能．
*2：曝露された人々の割合が高い集団を対象とする場合には可能．
*3：地域コホートなどでは可能．特定の因子に曝露された集団を対象にする場合は不可能．
*4：大規模データベースにより適切なサンプルサイズが確保できれば可能．

$$発生率 = \frac{追跡期間に疾病や有害事象が発生した人数（A 人）}{対象者の追跡期間の総和（T 人-時間）} = \frac{A}{T}$$

発生率は，追跡期間が対象者によって異なる場合でも求めることができる．人-時間は，各々の対象者の追跡期間を足し合わせた追跡期間の総計であり，人-年，人-月，人-日といった単位で表される．たとえば，1,000人の対象者を1年間追跡したときの人-時間は1,000人-年であり，2,000人を半年間（0.5年間）追跡したときも1,000人-年となる．発生率を比較するコホート研究では，曝露とアウトカムの関連の指標として，発生率の差（率差）または比（率比）を用いることができる．また，ある前提条件のもとにCox回帰モデルを用いてハザード比を推定することもできる（⇒4章「医療統計学」〈p.194〉参照）．

コホート研究は，後述するケース・コントロール研究と比べて，複数のアウトカムについて同時に検討できるのが利点である（表1）．一方で，まれなアウトカムについて検討するためには，大規模な集団を追跡する必要があるため，調査票などを用いて前向きにデータを収集するコホート研究の実施は困難であるか，実施できても多大なコスト（労力・費用）を要する．医薬品の副作用には発生頻度が低いものが少なくないため，とくに薬剤疫学ではこの点が重大な問題となる．そこで，近年では，低コストで大規模な集団のデータが得られるデータベースを利用した研究が広く行われている．

3 ケース・コントロール研究

3.1 目的と方法

ケース・コントロール研究（case-control study）は，症例対照研究ともいわれ，

関心のある疾病が発生した症例（cases）を特定し，未発生の対照（controls）と，過去の曝露について比較する研究である（図2）．曝露とアウトカムの関連を調べることを目的とする分析的研究であり，薬剤疫学では，通常，関心のある疾病や有害事象が発生したケースを特定し，未発生のコントロールと過去の薬剤使用について比較する．

ケース・コントロール研究は，ある疾病発生の原因（リスク因子）かもしれない複数の曝露について同時に検討するときに適したデザインである（表1）．たとえば，サリドマイドと奇形の関連を明らかにしたケース・コントロール研究では，奇形のケースと健常児（コントロール）の母親について，洗剤，アルコール，食事，およびサリドマイドを含むいくつかの医薬品の妊娠中の使用・摂取割合が比較された．その結果，妊娠初期のサリドマイドの使用と奇形との強い関連が示された．

ケース・コントロール研究では，通常，発生割合や発生率の分母となる研究対象集団の人数や追跡期間がわからないため，発生割合や発生率を求めることはできない（表1）．しかし，オッズ比を求めることによりリスク比を推定することができる．賢明な読者は，図2で求めたオッズ比＝2が，図1で求めたリスク比＝2と等しいことに気づいたであろう．これは，ソース集団（ケースを生み出した集団）において発生したケースが全例特定され，かつコントロールがソース集団における薬剤A使用の割合（図2では明示されていないが図1と同じ20：20＝1：1）を代表していることが前提となっている．ただし，コントロールは

オッズ比

⇒ 4章「3 医薬品の有効性の推定」〈p.208〉，4章「5 評価項目と解析」〈p.231〉参照．

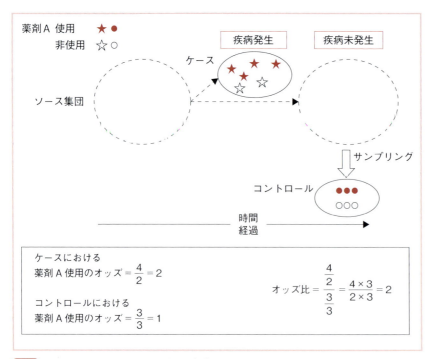

図2 ケース・コントロール研究のデザイン

ケース発生後の集団からサンプリングされるため正確には1：1とはならない（図1では16：18に相当する）．このため，この前提がおおむね成り立つのはケースの発生割合が比較的まれな場合に限られる．すなわち，ケース・コントロール研究におけるオッズ比がコホート研究から得られるリスク比とおおむね等しくなるためには，ケースの発生がまれで，コントロールがソース集団における曝露の割合を代表することが必要である．ケース・コントロール研究の目標は，コホート研究を行ったら得られるはずのリスク比を，オッズ比を求めることにより推定することなのである．

3.2 利点と欠点

　ケース・コントロール研究の利点は，調査票などを用いてデータを収集する場合，コホート研究に比べて低コストで実施できることにある（表1）．ケースとコントロールについてのみデータを収集すればよいため，効率が良い．図2ではケース6人とコントロール6人の計12人についてのみ薬剤A使用の有無を調べ，計40人を追跡したコホート研究で得られたリスク比と同じ値のオッズ比を得ることができた．この利点は，とくに発生頻度の低い疾病や有害事象について検討するとき，さらに大きくなる．たとえば，薬剤A使用群1万人と非使用群1万人を追跡するコホート研究を行い，使用群で180人（発生割合＝0.018），非使用群で90人（発生割合＝0.009）に疾病が発生したとする（リスク比＝2）．ケース・コントロール研究では，疾病が発生したケース270人と未発生の人々（1万9,730人）のサンプルであるコントロール（ケースと同数をサンプルとするなら270人）についてのみ，薬剤A使用の有無を調べればよい．

　このような利点がある一方で，ケース・コントロール研究を計画・実施するときの問題点として，選択バイアス（bias）が生じやすいことがあげられる．このデザインでは，通常，ソース集団が必ずしも明確に定義されていない（ソース集団の人数が数えられない）ため，ソース集団から生み出されたケース全員を特定できるか，またコントロールがソース集団における曝露の分布を代表するかが問題となりやすい．そのため，研究を計画し実施する際には，ケースとコントロールを同一のソース集団から得るように工夫するなど，バイアスを最小にするための細心の注意を必要とする．また，このデザインは，曝露がまれなときには，大きなサンプルサイズを必要とするため効率が悪く，コスト低下の度合いは小さくなる（表1）．

語句　バイアス
⇒本章「2　臨床試験のデザイン」（p.156）参照．

4 その他の研究デザイン

4.1 症例報告

　症例報告（case report）は，1人の患者に発生した，ある疾病・症状について

の報告である．薬剤の効果に関する症例報告もあれば，副作用（疑い）に関する報告もある．しかし，症例報告で報告された事象が，薬剤によるのか疾病の自然経過など薬剤とは別の要因によるのかを区別することは，多くの場合，困難である．したがって症例報告は，主として因果関係に関する仮説を提起するのに用いられる．提起された仮説は，必要に応じて，コホート研究やケース・コントロール研究などの比較観察研究，または市販後の臨床試験により検証される．

　副作用（疑い）症例については，副作用等報告制度により，毎年，多数の症例が報告されている（⇒2章「8　安全対策と医薬品リスク管理計画（RMP）」〈p.117〉参照）．最近は，多数の症例報告の中から，より厳密な研究デザインで検証すべき副作用のシグナルをいち早く検出して，早期の安全対策に結び付ける試みが行われるようになってきた．

4.2 症例集積

　症例集積（case series）は，一連の似たような症例を集積したものである．ある薬剤の使用後に発生した有害事象の症例を集積し検討する場合もあれば，同じような症状の症例を集積して共通の曝露がないかを検討する場合もある．症例集積は比較対照群をもたないため，薬剤との因果関係を決定することは困難であり，主に因果関係に関する仮説の生成・強化に用いられる．しかし，集積された症例に共通する特徴を明らかにすることにより，1例の報告では得られない情報を生み出すことができる．たとえば，薬害スモン事件では，原因不明の奇病といわれたスモン（subacute myelo-optico-neuropathy：SMON）患者の大多数が症状発現前にキノホルムを投与されていたことが疫学調査から明らかとなり，キノホルム原因説が提起された．

　最近では，同じ薬剤による副作用（疑い）症例の集積から，薬剤の用量，使用開始からの期間などにより副作用（疑い）症例の報告数が異なるかを検討し，副作用の発現パターンに関する情報を得ようとする研究も行われている．

4.3 傾向分析

　傾向分析（analyses of secular trends）は，曝露の傾向と疾病の傾向を集団レベルで比較し，両者の傾向が一致するかを調べる研究である．生態学的研究（ecological study）ともいわれる．曝露と疾病の傾向は，時間経過に伴う変化が比較されることもあれば，地域間の違いが比較されることもある．たとえば，サリドマイド薬害事件では，西ドイツにおけるサリドマイドの販売量の時間的変化と奇形発生数の時間的変化の傾向が一致した．傾向分析は簡便に実施できる半面，用いられるデータは個人レベルではなく集団レベルであるため，このデザインでは交絡の制御ができない．したがって，曝露と疾病の傾向が一致したとしても，そこに因果関係があるか否かについては，ほかのデザインによる研究結果との整合性などに基づき，総合的に考察する必要がある．

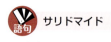

語句　サリドマイド

⇒本章1のColumn「サリドマイド」（p.143）参照．

4.4 断面研究(横断研究)

断面研究(cross-sectional study)は,ある時間の断面(ある年月日または短い期間)において曝露やアウトカムに関する情報を得る調査研究であり,横断研究ともよばれる.記述的な断面研究と分析的な断面研究がある.

記述的研究は,有病割合(prevalence)(たとえば,ある時点において糖尿病である人の割合),あるいは生活習慣(食事,運動,飲酒,喫煙など)や薬剤使用の分布などを記述することを目的とする.記述的な断面研究の結果は,健康増進や医療に関する政策を決める際の基礎的な資料となる.

分析的研究は,曝露とアウトカムの関連を検討することを目的とする.このデザインでは,ある時点における曝露とアウトカムの情報を同時に収集し分析する.たとえば,2000年代前半に,麦角系抗パーキンソン病薬の使用が心臓弁膜症発症のリスクを増加させるとの懸念が症例報告の蓄積から生じたが,この問題を解明した研究の多くは断面研究であった.

断面研究では,ある時点で調査を行うため,研究対象集団を追跡する必要がない.そのため,比較的簡便に実施できることが,このデザインの利点である.しかし,曝露とアウトカムの時間的前後関係(上の例では,麦角系抗パーキンソン病薬の使用開始と心臓弁膜症発症のどちらが先か)が不明であるため,曝露とアウトカムの関連が因果関係であるかについては,慎重な解釈を要する.

 語句 有病割合

ある時点での疾病や症状を有している人の割合である.有病率ともいわれることもあるが,発生率とは異なるので注意が必要である.

4.5 ネステッド・ケース・コントロール研究

ネステッド・ケース・コントロール研究(nested case-control study)と,後述するケース・コホート研究は,ハイブリッドデザインとよばれる.ハイブリッドデザインは,コホート研究とケース・コントロール研究の方法を組み合わせることにより,両者の利点を活かした研究を可能にするデザインである.

ネステッド・ケース・コントロール研究は,広義には,明確に定義され,研究対象者が特定されたコホート内で行うケース・コントロール研究をさす(図3).このデザインでは,コホート研究と同様に,コホートを時間経過に沿って追跡する.曝露に関する情報はコホートのメンバー全員について取得するが,交絡を起こしうる因子に関する情報は,関心のある疾病や有害事象が発生したケースとコントロール(コホートのサンプル)についてのみ収集する.そのため,コホート研究より低コストで研究を行うことができる.また,従来のケース・コントロール研究ではソース集団が明確に定義されていないことが多いが,このデザインではソース集団(=コホート)の人数が明らかであり,疾病や有害事象の発生割合や発生率を求めることができる.

ただし通常,ネステッド・ケース・コントロール研究というときは,上記に加えて,コントロールのサンプリングをコホート追跡における曝露と非曝露の人-時間を代表するように行う場合をさす.このサンプリング方法はdensity-based

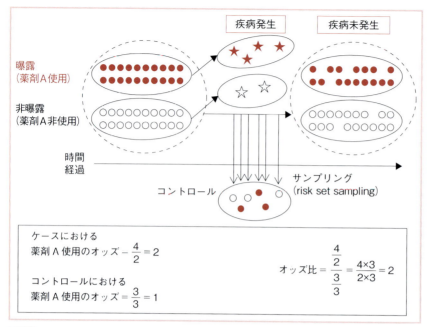

図3 ネステッド・ケース・コントロール研究のデザイン

samplingとよばれ，その代表的な方法としてrisk set samplingが用いられることが多い（図3）．これは，ある1人のケースが発生した時点で追跡の途中にある（at riskにある）ケース以外の人々から，コントロール（1〜数人程度が多い）をランダムに選択する方法である（コントロールとして選択された人は，その後ケースとなることがある）．ケースとその時点でコントロールとなりうる人々を合わせてrisk setという．このサンプリング方法によって，コントロールにおける曝露と非曝露の比は，コホートを追跡したときの曝露の人-時間と非曝露の人-時間の比と等しくなる．したがって，このサンプリング方法を用いたネステッド・ケース・コントロール研究から得られるオッズ比は，コホート研究から得られる発生率比と（サンプリングによる偶然誤差を除けば）理論的に等しくなる（ケースの発生がまれであるという前提を必要としない）．

4.6 ケース・コホート研究

ケース・コホート研究（case-cohort study）は，ケースにおける曝露の分布を，コホートの一部であるサブコホートにおける曝露の分布と比較する研究である（図4）．

サブコホートは，ケース・コントロール研究におけるコントロールに相当する．ただし，従来のケース・コントロール研究ではすべてのケースが発生した後に当該の疾病や有害事象が未発生の人々からコントロールを抽出するのに対し，ケース・コホート研究では追跡開始時点におけるコホートからサブコホートを抽出する．そして，コホートのメンバー全員を時間経過に沿って追跡する．したがって，

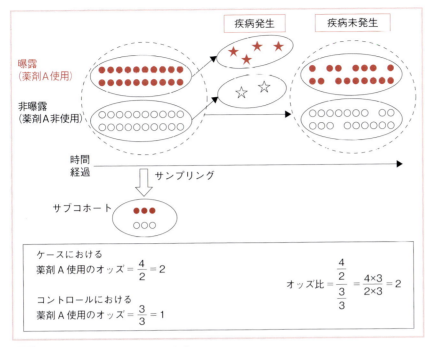

図4 ケース・コホート研究のデザイン

　サブコホートとして選択された人が追跡後にケースとなることがある．このデザインでも，通常，曝露に関する情報はコホートのメンバー全員について取得するが，交絡を起こしうる因子に関する情報はケースとサブコホートについてのみ収集する．それにより，コホート研究より低コストで研究を行うことができる．この方法で得られるオッズ比は，コホート研究により得られるリスク比と（サンプリングによる偶然誤差を除けば）理論的に等しくなる（ケースの発生がまれであるという前提を必要としない）．

　ケース・コホート研究では，ケースを特定する前にサブコホートを選択するので，特定の曝露と複数のアウトカムとの関連を同時に検討できるというコホート研究の利点を活かすことができる．たとえば，日本で行われたスタチン（脂質異常症治療薬）使用を曝露とするケース・コホート研究では，筋，肝，腎の有害事象発生との関連が同時に検討された．

（佐藤嗣道）

● 参考資料
1. 景山　茂，久保田潔編．薬剤疫学の基礎と実践．第2版．医薬ジャーナル社；2016．
2. Kenneth J. Rothman. Epidemiology；An Introduction. 2nd edition. Oxford University Press；2012. 矢野栄二ほか監訳．ロスマンの疫学．第2版．篠原出版新社；2013．
3. 藤田利治．副作用評価におけるシグナル検出．薬剤疫学 2009；14（1）：27-36．
4. 竹内久朗，鍵村達夫．コホート内ケース・コントロール研究．薬剤疫学 2013；18（2）：77-83．
5. 佐々木紀幸，鍵村達夫．ケース・コホート研究．薬剤疫学 2013；18（2）：84-89．

4 メタアナリシス

> **Summary**
> - メタアナリシスとは,いくつかの類似した研究を併合して,総合的な評価を下すための統計的方法論である.
> - ランダム化臨床試験のメタアナリシスは科学的な証拠能力が最も高いと考えられている.理由は精度,比較可能性,一般化可能性の3つの観点で,メタアナリシスが優れた研究方法だからである.
> - メタアナリスを理解するうえで最低限必要な数理について解説し,メタアナリシスを行ううえでの,非常に重要な問題である公表バイアスについて解説する.
> - 非小細胞肺がんについてのUFTの術後補助化学療法のメタアナリシスの実例について紹介する.

Keywords ▶ メタアナリシス,公表バイアス,フォレストプロット,固定効果モデル,変量効果モデル

1 メタアナリシスの歴史と現状

1.1 システマティックレビューとメタアナリシス

システマティックレビュー(systematic review)とは従来の総説論文(review)に似ているが,その過程を系統的に行ったものである.すなわち,参考にした論文の収集法を明確にし,それらの論文の評価法を明示し,個々の論文の結果を総合的に評価するための方法を示し,客観的に行った総説が,システマティックレビューである.したがって,従来の総説よりテーマが明確であることが多い.

一方,メタアナリシス(meta-analysis)をタイトルにつけた研究論文も,最近の医学分野では多くなっている.広義にはシステマティックレビューもメタアナリシスに入れることができる.狭義には,システマティックレビューの一部分,すなわち個々の論文の結果を統合するための統計解析がメタアナリシスである[1].簡単にいえば,いくつかの類似した研究を併合して,総合的な評価を下すための統計的な方法論である.各研究の解析結果をもう一度解析するので,"analysis of analysis"ともいえる[2].

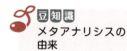

豆知識 メタアナリシスの由来

メタアナリシスという用語は,"primary-analysis","secondary-analysis","meta-analysis"という流れで生まれた.

1.2 医学分野へのメタアナリシスの応用

歴史的には医学分野への応用は,欧米を中心に1980年代から行われ始め,総説論文をSimon[3,4]がまとめ,早期乳がんの治療に対するタモキシフェンの有効

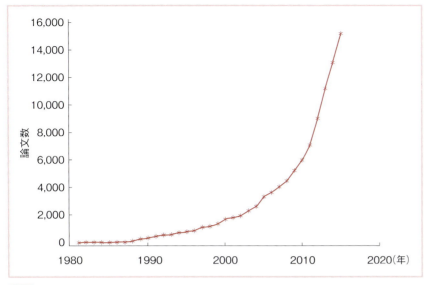

図1 メタアナリシスをキーワードとした医学論文数の経年変化

性をメタアナリシスによって評価したことで一躍有名になった.

また,メタアナリシスを組織的,継続的に行うための組織としてイギリスのコクランセンター(Cochrane Center)が1993年に開設され,大腸がんの治療法,抗血小板療法,線溶療法などについては,すでにメタアナリシスの結果が多く公表されている.全世界の研究者がデータをもち寄って,分担・共同作業を行う.しかも重要なことは,コクランセンターでは,これらの総合評価の結果を時代とともに更新する体制をとっている点である[5].コクランセンターの行ったメタアナリシスの結果については,コクランライブラリー(Cochrane Library)としてhttp://www.cochranelibrary.com/ から,またCD-ROMとしても入手可能である.

医学分野では,最近メタアナリシスの数が爆発的に増大している(図1).Lauら[6]は,1970年代にはわずか16のメタアナリシスが発表されたにすぎなかったのが,1980年代には279,1990年から1992年にかけては134,1996年だけで500以上が発表されていることを報告している.以降の傾向を調べるために,著者が医学文献の最大のデータベース MEDLINE で'meta-analysis'をキーワードとして検索した結果,1999年では1,315件だったものが2015年には1万5,144件と,10倍以上も増加していた.キーワードに'meta-analysis'という単語を含んでいる論文を検索したので,メタアナリシスについての方法論の論文もある程度含まれているが,メタアナリシスに関する研究が医学分野で急激に増加しているといえる.EBM(evidence-based medicine;根拠に基づく医療)の流れの中で,現在では複数のランダム化臨床試験のメタアナリシスが,科学的証拠能力が最も高いとされている.

本項ではメタアナリシスが科学的証拠能力が最も高い理由を説明し,理解する

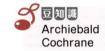

豆知識
Archiebald Cochrane

コクランセンターの名称は,イギリスの医師 Archiebald Cochrane(1908~1988)の名に由来している.1972年に出版された著書「Effectiveness and Efficiency:Random Reflections on Health Services」で,多大な影響を与えたことでよく知られている.

うえで最低限必要な数理について述べる．またメタアナリシスを行ううえでの，非常に重要な問題である公表バイアスの現状について解説し，最後に非小細胞肺がんについてのテガフール・ウラシル配合（ユーエフティ®）（以下，UFT）の術後補助化学療法のメタアナリシスの実例について紹介する．

2 医学研究の3つの目標[7]とメタアナリシス

医学研究を始める際には，まず研究計画書を作成する．このときには研究対象とする疾患を規定するが，患者集団全体（いわゆる想定する母集団〈population〉）が直接研究対象となるわけではない．臨床試験では患者の適格基準と除外基準を設定して，研究対象集団を定義する．通常は腎臓や肝臓に重篤な疾患をもつ患者や，妊婦，極端な高齢者は安全性あるいは評価が困難であるという理由で除かれることになる．この意味で，対象疾患をもつ患者全体の母集団と，研究対象集団は厳密には一致していない．また，併用禁止薬が設定され，投与方法や投与期間が厳密に規定されるので，実地医療とは多少異なることになる．

研究計画書を作成後，各医療機関のIRB（Institutional Review Board；研究倫理審査委員会）（⇒1章「2　研究倫理」〈p.6〉参照）で審査を行い，契約をかわし，登録期間中に来院した患者を試験に組み入れることになる．これが実際の研究対象集団，統計学でいうところの標本（sample）になる．

この対象者を通常，いくつかの治療法の異なる群にランダムに割り付けて，効果や安全性についての評価がなされる．一見，ずいぶん単純なことを行っているようにみえるが，研究計画時に十分な考慮をしておかないと，さまざまな落とし穴に陥る可能性がある．ここでは医学研究の質を高めるための，3つの目標（表1）について解説する．

2.1 精度の確保

最初の目標は精度（clarity）を高めて，なるべく明白な結論が出るようにすることである．精度を高めるための工夫とよばれる．

循環器系疾患の臨床試験でエンドポイントが血清コレステロール濃度などの臨床検査値である場合，測定の品質管理を行い，測定誤差を減少させることによって，研究の精度を高めることができる．たとえば，臨床検査を施設ごとに行うと，測定方法などの違いによる施設間変動によって測定誤差が大きくなり，精度が低下してしまうおそれがある．このため，血清脂質，腫瘍マーカーなどを評価指標とした医学研究では，試験の精度を上げるために，血清のサンプルを検査センターに送って，一括して測定を行う場合もある．がんの臨床試験でも，腫瘍の増悪・再発などの判定のばらつきを減少させるために，画像を盲検下で一括して判定する効果判定委員会を設置するのが一般的である．

また，統計学的に精度を高めるために最も有効な方法は，解析対象者数Nを

表1 医学研究における3つの目標

1. 精度の確保
・N（解析対象者数）を増やす
・測定誤差を減らす
2. 比較可能性の保証
・バイアスを減らす（ランダム割付，二重盲検）
3. 一般化可能性の検討
・適格基準，除外基準の設定
・交互作用解析，サブグループ解析

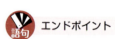

エンドポイント

⇒4章「3　医薬品の有効性の推定」（p.208），4章「5　評価項目と解析」（p.231）参照．

増やすことである．Nが増えれば，より明白な結果が得られることになる．統計学的にはNに比例して精度は増す（ばらつきを表す分散が1/Nに小さくなる）が，Nを増やすと費用も増し，また実験研究であるという倫理的な問題から，臨床試験の解析対象者数は可能な限り少ないことが望ましいので，必要な精度を保証する最低限の解析対象者数で臨床試験を行う必要がある．このために，統計学的な解析対象者数設計が行われる．解析対象者数設計にあたっては，前相の試験結果，海外で行われた臨床試験の結果を参考にして，いくつかの必要条件を定めて，解析対象者数を求めることになる．

2.2 比較可能性の保証

臨床試験では多くの場合，群間比較を行うことが多く，2番目の目標は，この比較の妥当性を保証することである．このための工夫を，比較可能性（comparability）を上げるという．また，研究の内的妥当性（internal validity）を保証するともいわれる．A薬群とB薬群があるとして，2つの群間で治療成績に違いがあったとしたら，当該薬に起因したものであると断定したいわけである．このためには，投与薬剤以外の要因が比較する2群間で似通っている必要がある．年齢，疾患のステージ（重症度）などの背景因子の分布がそろっていてA薬群とB薬群間で違いがあれば，それは薬剤の影響と断定することが可能になる．

比較可能性を保証するための常套手段はデザインでランダム割付（random allocation）を行うことである．

また，評価項目に主観的な要素が入る可能性が高い場合，評価の際のバイアスを除き，公平な比較を行うために，効果を評価する医師と評価される患者の両方に割付群をマスクする二重盲検（double blind）が行われる．

二重盲検
⇒本章「2 臨床試験のデザイン」（p.156）参照．

2.3 一般化可能性の検討

3番目の目標は，結果の一般化についてである．臨床試験の対象集団について，A薬群のほうがB薬群より治療成績が良かった場合，単に研究を行った標本集団ではA薬のほうが良いというだけでなく，結果をより一般化して，対象疾患をもつ患者全体の母集団に対して，A薬に効果があると臨床試験では結論づけたいわけである．統計学では得られたデータを母集団からの標本とみなして，標本から母集団に対する推測を行う．この推測の妥当性を一般化可能性（generalizability）あるいは外的妥当性（external validity）とよぶ．内的妥当性が研究の中での比較の妥当性を問題にするのに対し，外的妥当性では研究結果を外挿するときの妥当性を問題にする．

ランダムサンプリング

この一般化可能性を保証するために最も有効な手段は，対象疾患をもつ患者全体の母集団から対象者をすべて等しい確率でランダムに抽出するランダムサンプ

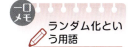
ランダム化という用語

ランダムサンプリングとランダム割付の2つの意味で用いられることがあるが，前者は一般化可能性を保証するための方法，後者は比較可能性を保証するための手段であり，役割はまったく異なるので，注意する必要がある．

リング（random sampling；無作為抽出）である．実際にランダムサンプリングは世論調査などで用いられ，ランダムサンプリングされた標本は母集団を代表することができる．ランダムサンプリングを行うためには，母集団全体のデータベースを作成し，すべての患者に識別番号を付ける必要があるが，医学研究では患者の母集団を把握することは困難であり，ランダムサンプリングが行われることはない．

統計解析による一般化可能性の検討

　医学研究の対象施設には，一般診療所は除かれ，大学病院などが選択されることが多いので，疾患の重症度などの分布が母集団全体とは異なっており，標本を対象とする母集団からランダムに抽出したとみなすことは一般的にはできない．それでは医学研究で得られた結果を一般化するためには，どのような方法が必要だろうか．一般化可能性を検討するうえでは，研究デザインにおいて適格基準と除外基準をどのように設定したかが重要である．一般に市販前の治験の対象は狭い集団に限定されるので，とくに薬剤の安全性については市販後モニタリングにより実地医療の中で監視を続ける必要がある．これに対し解析段階で一般化可能性を検討する手段が，サブグループ解析と交互作用の検定（heterogeneity test）（⇒本項の語句〈p.189〉参照）である．

　サブグループ解析とは，背景因子で層をつくり，層ごとに治療効果を推定することである．対象とする母集団と治験の対象集団では重症度の分布が異なるかもしれない．しかしながら，サブグループ解析を行ってどの層でも同様な効果があれば，薬剤効果の大きさは母集団に一般化できることになる．背景因子でさまざまな層を構成して，サブグループ間で効果が一様で交互作用がないことを示すことが，一般化可能性を示唆することになる．

2.4 メタアナリシスの精度，比較可能性，一般化可能性

　EBMの中で，単独のランダム化臨床試験より複数のランダム化臨床試験の結果を統合するメタアナリシスのほうが，エビデンスのレベルが高いと考えられている理由について説明する．

メタアナリシスが研究としての価値が高いとされる理由

　メタアナリシスでは複数の研究のデータを統合することで，解析対象者数を増やし精度を上げることができる．またランダム化臨床試験のみを対象にメタアナリシスを行えば，個別の試験で比較可能性が保証されているので，統合したメタアナリシスにおいても比較可能性が保証されることになる．ランダム化臨床試験ではランダム割付を行うことで比較可能性は保証されるが，通常，医学研究ではランダムサンプリングは行われないので，デザインによって一般化可能性は保証できない．サブグループ解析で一般化可能性を検討することはできるが，サブグ

ループに分けてしまうと，解析対象者数が減少して精度が落ちてしまうので，解析による評価にも限界がある．この限界に対しメタアナリシスでは，複数の臨床試験を統合することで解析対象者数を増やし，精度の高いサブグループ解析が可能になる．また効果の研究間変動について検討することによっても，一般化可能性を評価できる．

通常，単独のランダム化臨床試験で有意な結果が出たとしても，患者の適格・除外条件を設けるため対象患者は限定され，また薬剤の投与方法も厳密に規定されるので，広い集団について，投与条件などが多少変わったときに結果が再現できるかは判断できない．これに対してメタアナリシスでは複数の研究を収集するので，研究計画の適格条件や投与方法は研究ごとに多少異なることになる．このとき複数の研究で，薬剤効果が類似していれば，多少条件が変わっても結果は再現性があり，一般化可能性が示唆されることになる．逆に，研究間変動が大きい場合は，統合して有意であっても，患者層や投与条件が異なると効果が異なってくるので，一般化して緩い条件で同様の治療効果を期待できると結論づけることはできない．たとえば，ステージ3を対象とした研究ではハザード比が0.7で，ステージ4を対象とした研究ではハザード比が0.5だとすると，ステージによって治療効果が異なることになる．

メタアナリシスで，研究間の効果の異質性が大きい場合，とくに効果の強い研究・条件を特定できれば，臨床上の新たな仮説を提示できる可能性があるのも利点である．

このようにランダム化臨床試験のメタアナリシスは精度，比較可能性，一般化可能性の3つの目標を達成するため，EBM実現のための最も強い根拠となっている．

医学研究における意義

医学研究におけるメタアナリシスの意義は，一つの医学上の問題に対し独立に複数行われた研究を統計学的に併合することによって，サンプルサイズの制約のため単独の研究では立証しにくい以下の問題に答えることである[8]．

①治療効果についてより精度の高い推定値を得る．

②あらかじめ設定したサブグループでの治療効果を評価する．

③個別の研究では検出力が不十分である副次的な評価指標について効果を評価する．

④特定のサブグループにおける安全性あるいは，頻度の少ないまれな副作用発現率を精度高く評価する．

⑤効果の研究間の変動について評価することによって，効果の一般化可能性について検討する．

3 メタアナリシスの数理

メタアナリシスで統合効果を推定するためのアプローチは，大きく2つに分類できる．固定効果モデル（fixed-effect model）と変量効果モデル（random-effect model）である．前者は，各研究で真の効果の大きさは等しく，研究間で効果の推定値が異なるのは誤差的変動によるとみなす．後者は，研究間で真の効果の大きさはある値を中心にして分布すると考える．

3.1 固定効果モデル

K個の研究結果を統合する場合で説明する．

各研究で，2群の平均値の差，オッズ比，ハザード比などの効果の推定値が得られており，これを M_k（$k=1, 2, \cdots, K$）と表すことにする（オッズ比，ハザード比は通常，対数変換してから効果を統合する）．ここでは M_k の期待値，$E[M_k]=0$ のとき効果がなく，帰無仮説が成立することを想定する．K個の効果指標を統合するための素朴なアイデアは，M_k の算術平均を計算することである．各研究で解析対象者数が大きく異ならないときは，この考え方はそれほど悪くはないが，研究間で解析対象者数が大きく違い，推定精度が異なる場合は，単純な算術平均ではなく，推定精度が高い研究には大きな重みを与え，低い研究には小さな重みを与える重み付き平均を計算するほうが合理的である．各研究に与える重みを W_k とすると，重み付き平均 M は(1)式で表すことができる．

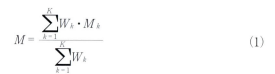

$$M = \frac{\sum_{k=1}^{K} W_k \cdot M_k}{\sum_{k=1}^{K} W_k} \tag{1}$$

この重み付き平均が固定効果モデルでのメタアナリシスで推定する統合効果 M となる．

問題はどのような重み W_k を与えるかであるが，一般には M_k の分散 V_k の逆数に比例するように W_k を定めると，統合効果の分散が ΣW_k 一定の下で最小になる．もし研究間で誤差的変動の大きさが等しく，等分散性が成り立てば，M_k の分散は，各研究の解析対象者数 n_k の逆数に比例するので，W_k は解析対象者数 n_k そのものに設定すればよい．

W_k を $1/V_k$ とした場合，統合効果の分散 $V[M]$ は簡単な数式演算により (2) 式のようになることが示される．

$$V[M] = \frac{1}{\sum_{k=1}^{K} W_k} = \frac{1}{\sum_{k=1}^{K} \frac{1}{V_k}} \tag{2}$$

V_k の小さな研究を収集する，または多くの研究を集めると $V[M]$ の分母 ΣW_k が大きくなるので，$V[M]$ が小さく精度の高い推定を行うことができる．こ

オッズ比

⇒ 4章「3 医薬品の有効性の推定」(p.208)，4章「5 評価項目と解析」(p.231) 参照．

ハザード比

⇒ 4章「5 評価項目と解析」(p.231) 参照．

帰無仮説

⇒ 4章「2 検定の考え方」(p.197) 参照．

れがメタアナリシスの利点である.

M と $V[M]$ から統合効果の有意性検定の Z 統計量を導き,また M の信頼区間を構成することができる.

$$Z = \frac{M}{\sqrt{V[M]}}, \quad 95\% \text{ CI}: M \pm Z_{\alpha/2}\sqrt{V[M]} = M \pm Z_{\alpha/2}\sqrt{\frac{1}{\sum_{k=1}^{K} W_k}} \quad (3)$$

正規近似を行う場合,Z 統計量を,正規分布の % 点と比較することによって検定を行うことができる.また $z_{\alpha/2}$ は正規分布の上側 $\alpha/2\%$ 点である.両側 95% 信頼区間(confidence interval:CI)を構成したい場合は,正規分布の上側 2.5% 点である 1.96 を用いればよい.

研究ごとに,効果の大きさ M_k の二乗をその分散 V_k で割ると,帰無仮説のもとで自由度 1 のカイ二乗(χ^2)分布に従う統計量 χ_k^2 が構成できる.K 個の独立な研究について χ_k^2 を足し合わせると,完全帰無仮説($E[M_k] = 0$ ($k = 1, 2, \cdots, K$))のもとで,自由度 K のカイ二乗分布に従う統計量 χ^2 が導ける.この χ^2 は次のように分解することができる.

$$\chi^2 = \sum_{k=1}^{K} \chi_k^2 = \sum_{k=1}^{K} \frac{M_k^2}{V_k} = \sum_{k=1}^{K} \frac{M^2}{V_k} + \sum_{k=1}^{K} \frac{(M_k - M)^2}{V_k} = Z^2 + Q \quad (4)$$

すなわち,全体の χ^2 は,重み付き平均 M の 0 からの隔たりを計る Z 統計量の二乗と,重み付き平均から個々の効果指標のずれを計る Q 統計量に分解できる.研究間の効果の異質性を評価する Q 統計量は (5) 式のように表すこともできる.

$$Q = \sum_{k=1}^{K} W_k(M_k - M)^2 \quad (5)$$

完全帰無仮説のもとで χ^2,Q,Z^2 はそれぞれ自由度 K,$K-1$,1 のカイ二乗分布に従う.研究間で真の効果が均一であるかは,Q を自由度 $K-1$ のカイ二乗分布と比べることで検定を行うことができる.ただし Q 統計量に基づく異質性の検定は一般に検出力が低いことに注意する必要がある.

3.2 変量効果モデル

変量効果モデルでは,各研究の真の効果 $E[M_k]$ が期待値 μ,分散 τ^2 の正規分布 $N(\mu, \tau^2)$ に従っていることを仮定する.このとき効果の大きさの推定値 M_k の分布は $N(\mu, V_k + \tau^2)$ となる.

研究間分散 τ^2 を推定するには最尤法などの方法もあるが,これには反復計算が必要であり,モーメント法によって推定するのが簡便である.この方法では前述の研究間の効果の均一性を評価する Q 統計量を利用して,τ^2 を (6) 式のように推定する.

有意性検定

有意性検定は効果が 0 であるという帰無仮説の妥当性を確率 k 値によって評価する.k 値は偶然でデータの差で生じる確率を表し,k 値 <0.05 のときは偶然の可能性は低いとして帰無仮説を棄却し,効果があると判断する.

信頼区間

⇒ 4 章 3 の豆知識(p.214),4 章 4 の語句(p.223)参照.

正規近似

Z 統計量は帰無仮説のもとで標準正規分布(平均 0,分散 1)に従う.Z の分布の両側 5% は 1.96 なので Z が 1.96 を超えていれば 5% 水準で有意となる.

正規分布

⇒ 4 章 2 の語句(p.198)参照.

最尤法

モデルパラメータの関数として確率(尤度)を考え,尤度が最大になるように τ^2 を推定する方法.

モーメント法

モデルとデータのモーメント(平均,分散など)が等しくなるようにパラメータを推定する方法.

$$\hat{\tau}^2 = \frac{Q-(K-1)}{\sum_{k=1}^{K}W_k - \frac{\sum_{k=1}^{K}W_k^2}{\sum_{k=1}^{K}W_k}} \tag{6}$$

Q は帰無仮説 $H_0: E[M_1] = E[M_2] = \cdots = E[M_k]$ のもとでは，自由度 $K-1$ のカイ二乗分布に従い，この分布の期待値は $K-1$ である．この期待値よりも Q が大きい場合は，研究間変動が存在することを意味するので τ^2 の推定値は正の値をとる．Q が $K-1$ を下回る場合は，τ^2 の推定値は負の値となるが，この場合には 0 で置き換える．この方法は考案者にちなんで，DerSimonian and Laird 法とよばれる．τ^2 の推定値が求められると，変量効果モデルに基づいた統合効果 M_R は (7) 式のように推定される．

$$M_R = \frac{\sum_{k=1}^{K}\frac{M_k}{V_k+\hat{\tau}^2}}{\sum_{k=1}^{K}\frac{1}{V_k+\hat{\tau}^2}} = \frac{\sum_{k=1}^{K}W_k^* M_k}{\sum_{k=1}^{K}W_k^*} \tag{7}$$

$$V[M_R] = \frac{1}{\sum_{k=1}^{K}\frac{1}{V_k+\hat{\tau}^2}} = \frac{1}{\sum_{k=1}^{K}W_k^*} \tag{8}$$

固定効果モデルの重み $1/V_k$ に対して，変量効果モデルの重みは $W_k^* = 1/(V_k+\hat{\tau}^2)$ と $\hat{\tau}^2$ の分だけ小さくなる．$\hat{\tau}^2 = 0$ の場合は，固定効果モデルの場合と重みが等しくなり，結果は完全に等しくなる．分散を計算するときの分母の重みが少し小さくなるので，$V[M_R]$ は固定効果モデルの分散 $V[M]$ と比べて大きくなり，これに伴い，変量効果モデルでは固定効果モデルに比べて統合効果が有意になりにくくなり，また信頼区間の幅が広がる．$\hat{\tau}^2$ に比べて V_k が相対的にかなり小さければ，各研究の重みは，解析対象者数に依存した分散 V_k に関係なく，すべての研究でほぼ等しくなる．

実際のメタアナリシスでは変量効果モデルを拡張して，効果の大きさと研究ごとに異なる対象患者，投与期間，投与量などの研究の特徴を示す変数を固定効果としてメタ回帰分析によってモデル化することがある．

4 公表バイアス

メタアナリシスでは方法論上，公表バイアス（publication bias）という非常に重要なバイアスの影響を受ける可能性が高い．有意な結果が得られた研究と，そうでない研究があったときに，どちらが公表されやすいかは自明なことである．研究論文では新規性が要求されるので，有意な結果のほうが採択されやすくなる．これを公表バイアスとよぶ．

Melander ら[12] は，スウェーデンにおける新薬の承認審査を行った経験から，医薬品の開発に関連したさまざまな公表バイアスの実状について報告しており，

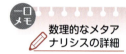

数理的なメタアナリシスの詳細

本項では数理的なメタアナリシスの説明は最低限にとどめるので，詳細については，メタアナリシスの標準的な教科書[8-10]を参照されたい．

メタ回帰分析

研究ごとに異なる対象ステージなどの変数と効果の大きさを回帰分析によって評価する方法．

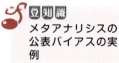

メタアナリシスの公表バイアスの実例

Simes[11] は進行卵巣がんの患者について化学療法の単剤と併用を比較した医学研究のメタアナリシスを，結果が公表された研究のみで行うと $P = 0.004$ と有意になるが，International Cancer Research Data Bank に事前登録された研究について統合すると $P = 0.17$ と，有意にならないことを報告した．

たいへん興味深い．したがって，公表された研究のみを収集してメタアナリシスを行うと，結果は有意な方向に偏ることになる．

また Easterbrook ら[13]が，5つの倫理委員会に研究計画が提出された1,215の医学研究を評価した結果では，有意な研究はそうでない研究に比べて，オッズ比で3倍程度（95％ CI：2.3〜3.9），公表されやすかったことを示している．また Sterne ら[14]は1998年のコクランのデータに基づいた122のメタアナリシスについて，公表研究のみでメタアナリシスを行った場合のほうが，より強い介入効果の推定値が得られることを示している．

研究の資金源によっても公表の確率は大きな影響を受ける．国や第三者機関と比べて，製薬企業が資金提供者になる場合は，全体的に公表されにくい傾向にある．製薬企業が資金提供者となる医学研究では，それ以外が提供者になる場合と比べて，新薬が有効であるという結果が多く報告されることが，非ステロイド性抗炎症薬の例で報告されている．また多施設臨床試験のほうが，単施設で実施された臨床試験より公表されやすいことも報告されている．公表バイアスの原因は，有意な結果のほうが受理されやすいというより，有意でない結果が出ると，研究者自身が投稿をあきらめてしまうためであると考えられている．

'meta' とは「網羅的に」という意味で，メタアナリシスでは公表バイアスを避けるため，公表研究のみならず，未公表研究も対象とする必要がある．公表研究のみでメタアナリシスを行うと，結果は有意な方向に偏る．

5 UFTのメタアナリシス

最後に，実例として，著者が行ったUFTによる術後補助化学療法の有効性を検討したメタアナリシス[15]を紹介する．

メタアナリシスの一般的手順は，①研究目的の定式化，②研究計画，③対象とする研究の選択，④評価指標の選択，⑤データの収集，⑥統計解析，⑦結果の解釈，となる．

5.1 目的

術後補助化学療法の効果は，生存期間を主要評価項目とした第Ⅲ相ランダム化臨床試験によって評価されるが，単独研究では解析対象者数が限られ，精度不足で明確な結論が得られないことが多い．そこで，非小細胞肺がん（non-small-cell lung cancer：NSCLC）の手術による完全切除例に対するUFTによる術後補助化学療法の効果を検討する目的で，手術後経過観察群を対照群とした6つのUFTのランダム化臨床試験のメタアナリシスを行った．

5.2 方法

文献検索や肺がん専門医・製薬企業への問い合わせなどを行い，非小細胞肺が

表2 患者背景の2群間の分布（比較可能性の検討）

背景因子		対照群 (n=1,002)	UFT群 (n=1,001)	P値
年齢	平均±SD（歳）	62.0±7.8	62.0±8.3	P = 0.37（t検定）
	65歳未満	549	549	P = 0.98（カイ二乗検定）
	65歳以上	453	452	
性別	男性	561	552	P = 0.70（カイ二乗検定）
	女性	441	449	
組織型	腺がん	837	842	P = 0.78（カイ二乗検定）
	扁平上皮がん	152	147	
	大細胞がん	9	9	
	腺扁平上皮がん	4	2	
	その他	0	1	
組織学的T因子	Tis	2	0	P = 0.63（U検定）
	T1	648	660	
	T2	341	333	
	T3	10	1	
	T4	1	1	
組織学的N因子	N0	963	960	P = 0.79（U検定）
	N1	30	24	
	N2	9	16	
	N3	0	1	

んの完全切除後に経口フッ化ピリミジン系薬剤単剤による長期の術後補助化学療法を行ったランダム化臨床試験の中から，手術後経過観察群を対照群とした，少なくとも5年間の追跡期間を有する試験を，公表バイアスを避けるために，網羅的に探索した．さらにこの中から，UFTによる術後補助化学療法を行った6つの臨床試験（研究）が選択された．この中には解析を行った当時，未公表だった1研究が含まれる．これら6試験の個別解析対象者データをもとに，主要評価項目を5年生存率として N =解析対象者2,003人について，Cox比例ハザードモデルを用いて対照群に対するUFT投与群の死亡率の比であるハザード比を指標として，メタアナリシスを行った．

語句 U検定

ノンパラメトリックにデータを順位変換して検討を行う方法．Wilcoxon検定ともよばれる．

5.3 結果

UFTによる術後補助化学療法群（UFT投与群：1,001人）および手術後経過観察群（対照群：1,002人）の背景因子，年齢，性別，組織型，組織学的T因子・N因子について検討した結果，両群間に偏りは認められなかった（表2）．ランダム化臨床試験のみをメタアナリシスの対象としたため，個別の臨床試験で比較可能性が保証されており，全体でも比較可能性のあることが確認された．

解析の結果，UFT投与群が対照群と比べて統計学的に有意に生存率が高いこ

とが判明した．5年生存率はUFT投与群81.8%，対照群77.2%（$P=0.011$），7年生存率ではUFT投与群76.5%，対照群69.5%（$P=0.001$）であり，対照群と比較して，それぞれ5年生存率で4.6%，7年生存率で7.0%の上乗せがあった（図2）．対照群でも生存率がある程度高いので，上乗せ効果は大きくないものの，解析対象者数を多くして精度を高めたため，有意な結果が得られた．

図3はフォレストプロット（forest plot）とよばれ，典型的なメタアナリシスの結果の表記法である．6試験のハザード比とその両側95% CIが樹木の枝として示され，また下部には根として，菱形で，6試験のハザード比の重み付き平均（固定効果モデルによる統合効果）と95% CIが示されている（ハザード比：0.77，95% CI：0.63〜0.94）．生存率における死亡リスクの軽減率は23%となった．単独の研究では西日本肺癌2次を除いて，信頼区間が1を含んでおり有意差はないが，6試験を統合することで，精度が増し信頼区間がかなり狭くなり，有意になることが確認できる．

術後補助化学療法の効果を表すハザード比は6試験すべてで1を下回っており，同様の傾向が得られた．Q統計量に基づいて異質性を評価すると，研究間で効果の異質性はみられず（$Q=2.63$，$P=0.76$），一般化可能性が示唆された（図3）．研究間変動が小さいため，研究間分散τ^2の推定値は0と推定されたため，変量効果モデルの結果は，固定効果モデルの結果と一致する．さらに，年齢，性別，組織型，病理学的T因子についてサブグループ解析を行ったところ，各サブグループにおけるUFTの効果には顕著な差異は認められず，どのサブグループ間でもほぼ同様の効果がみられ，交互作用の検定（heterogeneity test）も有意ではなかった．サブグループ解析の結果から一般化可能性があることが示唆された

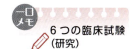

6つの臨床試験（研究）

①西日本肺癌手術の補助化学療法研究会（2次研究，以下「西日本肺癌2次」），②同（4次研究，以下「西日本肺癌4次」），③東北地区肺癌術後化学療法研究会（以下「東北肺癌」），④ Osaka Lung Cancer Study Group（4次研究，以下「大阪」），⑤肺癌手術補助化学療法研究会（Adjuvant Chemotherapy for Lung Cancer Study Group，以下「ACTLC」），⑥日本肺癌術後補助化学療法研究会（Japan Lung Cancer Research Group，以下「JLCRG」）．

交互作用の検定

性別を例にとると，X製剤では性別でハザード比は異なるか，すなわち男女間で効果が一定であるかを検定すること．

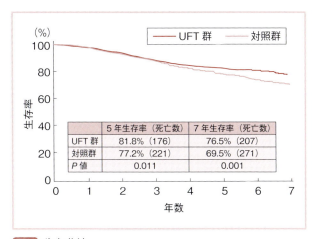

図2 生存曲線

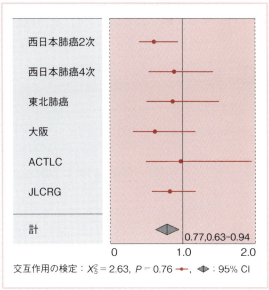

図3 ハザード比と95% CI（フォレストプロット）

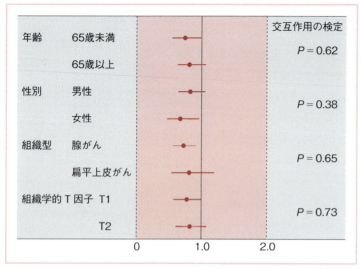

図4 ハザード比のサブグループ解析

表3 UFTのメタアナリシスの評価

目標	評価
1. 精度の確保	・6試験で2,003人を収集
2. 比較可能性の保証	・ランダム化臨床試験のみが対象 ・Cox比例ハザードモデルによる共変量の調整
3. 一般化可能性の検討	・研究間変動の検討 ・サブグループ解析

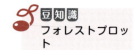

豆知識 フォレストプロット

コクランセンターのロゴは，7つのランダム化臨床試験をもとに行われたメタアナリシスの結果をフォレストプロットで表し図式化したものである．

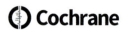

（図4）．このようにサブグループ解析ではサブグループごとで薬剤の効果を推定し，サブグループ間で違いがある交互作用の検定を行う．

以上のメタアナリシスの結果より，非小細胞肺がんの完全切除例における術後補助化学療法としてUFTは有効であると結論づけられた．

5.4 まとめ

UFTのメタアナリシスについて3つの目標を評価した結果を表3にまとめた．

精度，比較可能性，一般化可能性の3つの目標を達成したランダム化臨床試験のメタアナリシスによってUFTの有効性が示されたため，現在ではUFTは早期の肺がんの術後補助化学療法の標準治療に日本ではなっている．

（浜田知久馬）

●引用文献

1) 折笠秀樹．系統的レビューとメタアナリシスの実際．日循予防誌 2003；38（1）：34-42．
2) Glass GV. Primary, secondary and meta-analysis of research. Educational Researcher 1976；5（10）：3-8．
3) Simon R. Overview of randomized clinical trials. Cancer Treat Rep 1987；71（1）：3-5．

4) Simon R. The role of overviews in cancer therapeutics. Stat Med 1987 ; 6 (3) : 389-396.
5) 津谷喜一郎. コクラン共同計画とシステマティック・レビュー. 薬理と治療 1997 ; 25 (1) : 11-24.
6) Lau L, et al. Summing up evidence : One answer is not always enough. Lancet 1998 ; 351 (9096) : 123-127.
7) 浜田知久馬. 新版 学会・論文発表のための統計学. 真交易医書出版部 ; 2012.
8) Whitehead A. Meta-analysis of Controlled Clinical Trials. John Wiley & Sons ; 2003.
9) Sutton AJ, et al. Methods for Meta-Analysis in Medical Research. John Wiley and Sons ; 2000.
10) 丹後俊郎. メタ・アナリシス入門. 朝倉書店 ; 2002.
11) Simes RJ. Publication bias : The case for an international registry of clinical trials. J Clin Oncol 1986 ; 4 (10) : 1529-1541.
12) Melander H, et al. Evidence b (i) ased medicine--selective reporting from studies sponsored by pharmaceutical industry : Review of studies in new drug applications. BMJ 2003 ; 326 (7400) : 1171-1173.
13) Easterbrook PJ, et al. Publication bias in clinical research. Lancet 1991 ; 337 (8746) : 867-872.
14) Sterne JA, et al. Statistical methods for assessing the influence of study characteristics on treatment effects in 'meta-epidemiological' research. Stat Med 2002 ; 21 (11) : 1513-1524.
15) Hamada C, et al. Meta-analysis of postoperative adjuvant chemotherapy with tegafur-uracil in non-small-cell lung cancer. J Clin Oncol 2005 ; 23 (22) : 4999-5006.

第4章

医療統計学

① EBHCと医療統計学

Summary
- EBMは医学に限らず，今日ではEBHCとして薬学を含む保健医療領域での実践に役立っている．
- エビデンスレベルは解決すべき問題（医薬品の有効性に関するものなのか，安全性か）によって異なる．
- 医療統計学の考え方を理解することは，エビデンスをつくる場面だけではなく，エビデンスをつたえる場面でも重要である．

Keywords ▶ EBHC，エビデンスレベル，試験統計家，ICH統計ガイドライン

1 EBM, EBHC

EBM（evidence-based medicine；根拠に基づく医療）は，臨床試験などから得られた科学的根拠（エビデンス）に基づいて，臨床医が自身の患者の治療を行うための実践である．近年では，エビデンスベースドヘルスケア（evidence-based healthcare：EBHC）として，臨床のみならず政策決定まで含めた，あらゆる保健医療の実践に広く使われている．

EBHCは，エビデンスを「つくる」，「つたえる」，「つかう」に分けて考えると理解しやすい[1]．エビデンスをつくるためには臨床試験などさまざまな研究が行われ，その成果が論文として発表されている．

これらのエビデンスを総合してつたえるためにシステマティックレビューが行われており（⇒3章「4 メタアナリシス」〈p.178〉参照），コクランライブラリー（Cochrane Library，http://www.cochranelibrary.com/）はその代表的なものである．そしてエビデンスをつかうのは，医療従事者，政策立案者はもちろん，患者や一般市民も自身の病気に関してや健康増進のために必要な情報として「つかう」立場となる．

どのような研究から得られたエビデンスが信頼のおけるものなのだろうか？エビデンスを信頼の度合いに応じてレベル分けしたリストにはさまざまなものがあるが，初期のものではランダム化臨床試験の結果のシステマティックレビュー，1つ以上のランダム化臨床試験の結果など，臨床試験から得られた結果が強調されていた．医薬品の有効性に関してはそうであろうが，安全性についてはどうだろうか？

一般に市販前の臨床試験では，以下のような問題がある[2]．

- 有効性の科学的検証を目的として 1,000 人規模の試験が実施されるが，1,000 人に 1 人，10,000 人に 1 人といった重篤な有害事象は検出できない．
- 選択基準・除外基準で定められた，限られた患者集団の結果であり，腎機能や肝機能の悪い患者，高齢者，小児，妊婦などが除外されている．
- 生活習慣病の治療薬のように長期間にわたって使用する薬であっても，数か月間といった比較的短期間の使用結果しか得られない．
- 試験薬の効果の検証を妨げる併用薬などは禁止されているが，市販後にはそれらの併用薬を使用している患者や，それ以外にも多くの併用薬を使用している患者にも処方される．

このため医薬品の安全性については，臨床試験よりも市販後の実際の臨床現場から得られる薬剤疫学研究（⇒3 章「3 観察研究のデザイン」〈p.168〉参照）からのエビデンスのほうが重要となる．

このように，目的によって研究のエビデンスレベル（levels of evidence）が異なるため，オックスフォード大学の Centre for Evidence-Based Medicine（CEBM）は，治療の有効性・安全性のほかにも，患者の診断，予後予測などの目的別のエビデンスレベルのリストを公開している（OCEBM Levels of Evidence）．

2 医療統計学の役割

2.1 医療統計学とは

医療統計学（biostatistics, medical statistics）は，もともと 20 世紀のはじめに農業・生物の分野で発展した統計学の領域であり，生物統計学，生物測定学，計量生物学（biometrics）などと訳されていた．その後，ランダム化の考え方をはじめとする生物統計学のさまざまな方法が医学・疫学の領域に導入され，1950 年以降急速に医療分野での応用が広まった．日本では医療統計学以外にも臨床統計学，医学統計学といった訳が使われているが，いずれも同じ意味である．

2.2 医療統計学に対する誤解

医療統計学は EBHC の中では，エビデンスをつくる研究を行う際の解析段階で使われている，と理解されていることが多い．しかしこれは，「医療統計学＝データ解析」という先入観に基づいた誤解である．データ解析は医療統計学の中の重要な要素であることは疑いないが，データ解析が医療統計学のすべてではない．市販前の臨床試験においては，試験統計家とよばれる，適切な資格と経験を合わせもった統計家が試験の計画段階から結果の報告まで，すべての統計業務に責任をもつことが，「臨床試験のための統計的原則（ICH 統計ガイドライン）」に定められている[3]．

一口メモ

OCEBM Levels of Evidence

日本語版も公開されているので，ホームページ（http://www.cebm.net/ocebm-levels-of-evidence/）を参照してほしい．

データ解析，その前に

データを解析する際にも，事前に必須の作業がある．データの中にありえない値がまじっていないか，結果に影響を与える大きな外れ値はないか，などを検討し，もとの資料に戻って誤りかどうかを確認し，必要であれば修正を行う．データを集める際，入力する際，さまざまな段階でミスは起こる．このデータチェック，データクリーニングとよばれる作業を怠ると，解析結果も誤ったものとなってしまう．このため，医療統計専門家はこの解析前のチェックを解析以上に時間をかけて行っている．

医療統計学に対するよくある誤解のもう一つは，医療統計学の理解には難しい数学が必要，というものである．現在，多くの大学では教養課程での統計学の基礎教育として数理統計学のみが教えられている．また，検定偏重の統計教育も，検定結果のみの偏った報告を生み，世界的にも問題となっている[4]．

2.3 基本となる考え方の理解が必要

将来，統計学や医療統計学の専門家になる学生であれば，数学的な技術も必要であるが，医療統計学のユーザーやエビデンスの利用者に必要なものは，数学的詳細よりも，基本となる医療統計学の考え方の理解である．というのも，エビデンスをつくる研究の統計業務については医療統計学の専門家にまかせればいいのであるが，読者がエビデンスをつかう場合は，自身がそのエビデンスを生み出すために使われている統計手法の限界や意味をある程度理解している必要があるからである．

すべての統計手法には，解析結果が妥当であるために必要な複数の仮定があり，それらを満たしていないと結果が妥当となる保証はない．そういった仮定は非現実的なものであったり，データからは検証できないものであったりする場合も多い．データが必要な仮定や前提を満たしているという保証はないため，仮定や前提を知らずにいると，解析結果を誤って解釈することになりかねない．

本章では数学的な詳細には立ち入らずに，事例を用いてわかりやすく医療統計学の基本的な考え方について解説する．

〔佐藤俊哉〕

● 引用文献

1) 津谷喜一郎, 内田英二編著. くすりとエビデンス. 中山書店；2005.
2) くすりの適正使用協議会監. 藤田利治編. 実例で学ぶ薬剤疫学の第一歩. レーダー出版センター；2008. p.117-118.
3) 厚生省医薬安全局審査管理課長.「臨床試験のための統計的原則」について. 平成10年11月30日. 医薬審第1047号. https://www.pmda.go.jp/files/000156112.pdf
4) American Statistical Association. AMERICAN STATISTICAL ASSOCIATION RELEASES STATEMENT ON STATISTICAL SIGNIFICANCE AND P-VALUES. Provides Principles to Improve the Conduct and Interpretation of Quantitative Science. March 7, 2016. http://www.amstat.org/asa/files/pdfs/P-ValueStatement.pdf

② 検定の考え方

- 検定は，新たに開発された医薬品や治療法が有効であるかどうかを調べるための方法の一つであるが，正しく理解されておらず，誤解と誤用が多いことが指摘されている．
- 検定の理解が難しい点は，なぜ帰無仮説を考えるのかという点と，統計的に有意であれば帰無仮説は誤っていると判断するが，有意でない場合は帰無仮説が正しいとはいえない点である．
- 検定に対する正しい理解のため，アメリカ統計協会は「統計的有意性と P 値に関する声明」を公表した．
- 何回も検定を繰り返し，都合のいい結果だけを取りあげて報告することは，決して行ってはならない．

Keywords ▶ ASA声明，アルファレベル，仮説検定，検定の多重性，帰無仮説，P値

1 検定の手順：肝がんの臨床研究を例に

　検定（statistical test）の考え方は，正しく理解されていることが少なく，誤解と誤用が多いことが繰り返し指摘されている．2016年3月には世界最大の統計専門家の学術団体であるアメリカ統計協会（American Statistical Association；ASA）が「統計的有意性と P 値に関する声明（ASA声明）」を公表し，検定に関する正しい理解を求めている[1]．本項では，肝がんの臨床試験を例に，検定の手順を示し，なぜそのような複雑な手順をとるのか，検定の考え方について解説を行う．

　手術ができない肝がんの治療法の一つに，肝がんに栄養を与える血管に詰め物をして，がんを兵糧攻めにする肝動脈塞栓療法がある．通常は，肝がんに抗がん剤を注入してからゼラチンなどで塞栓する肝動脈化学塞栓療法（transcatheter arterial chemoembolization：TACE）が行われるが，塞栓せずに抗がん剤を注入するだけの肝動注化学療法（transarterial infusion chemotherapy：TAI）と比べてTACEが優れているという科学的根拠（エビデンス）はなかった．そこで，手術ができない肝がんの患者をランダムに2群に分け，一方にTACEを，もう一方にTAIを行って死亡状況を比較する臨床試験を行った[2]（⇒3章「2 臨床試験のデザイン」〈p.156〉参照）．1999年10月から2003年6月までに161人の患者が試験に参加し，79人がTACE群に，82人がTAI群に割り付けられた．およそ3年半の追跡を行い，2群の死亡状況を調べた結果の一部を表1に示す．

　表1からTACE群の死亡割合は64.6％，TAI群は70.7％と，TACE群の死

亡割合がTAI群より6.2%低いという結果であった．この結果からTACEはTAIよりも死亡を減少させる，と解釈できるだろうか．TACE群の死亡割合がTAI群の死亡割合よりも少ないかどうかを判断するための方法の一つに検定がある．一般に検定は以下の手順で実施する．

表1 肝がんのランダム化臨床試験の結果

治療	死亡	生存	参加者数
TACE	51 (64.6%)	28	79
TAI	58 (70.7%)	24	82
合計	109 (67.7%)	52	161

1.1 仮説を立てる

検定は「仮説検定（hypothesis test）」ともよばれ，はじめに検定する仮説を考える．肝がんの臨床試験では，ほんとうに調べたい仮説は，「TACEはTAIよりも死亡を減少させる効果がある」であるが，検定する仮説は，ほんとうに調べたい仮説ではなく，それとは反対の「TACEはTAIよりも死亡を減少させる効果はない」という仮説を設定する．検定する仮説が正しければ，TACE群とTAI群の死亡割合は等しくなるはずである．

1.2 仮説が正しいと仮定して分布を調べる

データのとり方などにバイアスはなく，治療法のランダム化やランダムサンプリングが実施され，**1.1** で設定した検定する仮説が正しいときに，同じ実験や研究を仮想的に何度も繰り返した場合，検定統計量がどのような分布になるかを調べる．

バイアス（bias）とは正しい治療効果が調べられないことである．たとえば，TACEが比較的軽症な患者にばかり使われていたり，TACE群で治療が無効な患者が選択的に試験から脱落していたりすると，「TACEはTAIよりも死亡を減少させる効果はない」が正しい場合であっても，みかけ上TACE群の効果がTAI群よりも上回ってしまうことが起こるし，その逆も起こりうる（⇒バイアスについては，3章「3 観察研究のデザイン」〈p.168〉，本章「6 交絡の調整」〈p.245〉参照）．

検定統計量とは，データから計算される検定に用いる値のことで，死亡割合の差や死亡割合の差を標準誤差で割って基準化したz値，分割表のカイ二乗（χ^2）値（⇒具体的には本章「3 医薬品の有効性の推定」〈p.208〉参照），などをさす．

バイアスがなく検定する仮説が正しい場合に，同じ実験や研究を何度も繰り返すことができれば，サンプルサイズが大きいとき，割合の差は近似的に平均が0の正規分布に，z値は近似的に平均が0，分散が1の標準正規分布（**図1**）に従うことが理論的にわかっている．**表1**のデータからz値を計算すると，$z = -0.84$となる．

正規分布

最も基本的な連続型分布の一つ．誤差の分布として定式化された．誤差なので，真の値を中心に左右対称に分布し，真の値から離れるに従って観察される可能性は低くなる，という特徴がある．また平均値のように，いろいろなものを合計した値が正規分布することも知られている．正規分布は平均と分散だけでその形状が決まり，とくに平均が0，分散が1の正規分布のことを標準正規分布（standard normal distribution）とよんでいる．

Column
標準偏差（SD）と標準誤差（SE）

　データがどのような分布をしているかは，ヒストグラムを描いて視覚的に検討したり，分布を代表する値である，平均値，中央値などの代表値と，分布のばらつきを示す指標である，分散，分散の平方根をとった標準偏差（standard deviation：SD），データの範囲（最小値と最大値），などを用いてデータの要約を行ったりする．

　検定に限らず統計学では，「同じ実験や研究を何度も繰り返したとき，平均値はどのような分布になるか」といったことを調べる．同じ研究を100回繰り返すと，それぞれの研究から100個の平均値がデータとして得られることになり，100個の「平均値の分布」を調べることができる．そうすると，平均値の平均値，平均値の標準偏差などで100個の平均値のデータを要約することができる．この「平均値の標準偏差」が「標準誤差（standard error：SE）」である．一般には平均値に限らず，本文に示した割合の差など，データから計算される推定値の標準偏差のことを標準誤差という．

　データのばらつきを示す指標の一つが標準偏差，データではなく平均値などの推定値のばらつきを示す指標の一つが標準誤差である．

1.3　片側 P 値を求める

　1.2 の分布に基づいて，検定統計量が観察された値と同じか，それよりももっと検定する仮説から離れた値となる確率である片側 P 値を求める．

1.4　P 値が非常に小さければ，仮説を疑う

　P 値が非常に小さければ，1.2 の条件のもとでは起こる可能性の小さいことが起きているので，検定する仮説「TACE は TAI よりも死亡を減少させる効果はない」が誤っているのではないか，と疑う．

　P 値が非常に小さいかどうかを判断するためには，検定を行う前にアルファレベルあるいは有意水準とよばれる値を決めておく必要がある．P 値がアルファレベルよりも小さい場合，「統計的に有意」といい，検定する仮説が誤っているのではないかと判断する．

　注意してほしいのは，検定する仮説が正しい場合には，どんなに小さな P 値が得られたとしても，それは「起きる可能性の小さいことが，たまたまほんとうに起きた」だけである．このとき「仮説が誤っている」と判断してしまうのは誤りであり，この誤りのことをアルファエラー（または第一種の過誤）という．検定は，このアルファエラーを許容したうえで，「検定する仮説が誤っている」ことを述べるための道具である．

　検定では，検定する仮説「TACE は TAI よりも死亡を減少させる効果はない」を否定することが目的であるため，検定する仮説のことを「帰無仮説（null hy-

アルファレベル（有意水準）

「何％までならアルファエラーを許容できるか」を個々の研究ごとに決めるべき値である．しかし，多くの場合，単なる慣例として 5％ が用いられている．

pothesis）」とよぶ．観察された $z = -0.84$ と同じか，それよりももっと帰無仮説から離れた値をとる確率は，標準正規分布で z 値が -0.84 以下となる確率となる．図1では，$z = -0.84$ のところを破線で表しているが，この破線よりも0から離れた左側の面積が z 値が -0.84 以下となる確率となり，片側 P 値は統計ソフトなどから0.201と計算できる．

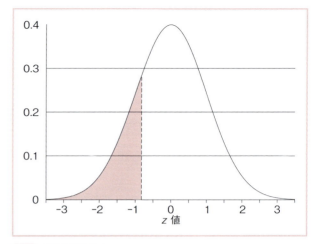

図1 標準正規分布

帰無仮説「TACE は TAI よりも死亡を減少させる効果はない」は，言い換えると「TACE 群と TAI 群の死亡割合の差は0」となる．この帰無仮説が正しい場合に同じランダム化臨床試験を繰り返し実施すると，偶然によるばらつきがあるため，差はプラス方向にもマイナス方向にも五分五分で観察されるはずである．TACE に死亡減少効果がみられる場合，つまり割合の差がマイナスの方向にしか興味がない場合は「片側検定」となり，片側 P 値を片側アルファレベルと比べる．TACE に死亡減少効果があるか，あるいは TAI に死亡減少効果があるか，割合の差がマイナス方向であってもプラス方向であっても興味がある場合は「両側検定」を実施する．両側検定では片側 P 値を両側アルファレベルの1/2と比べるのであるが，通常は，同じことであるが，片側 P 値の2倍を両側アルファレベルと比べて実施する．

1.5 P 値が大きければ判断は保留

肝がんの臨床試験では，事前に両側アルファレベル5％の両側検定を実施することにしていた場合，表1のデータで両側検定を行うと，片側 P 値の2倍は $0.402 > 0.05$ となり，統計的に有意ではなかった．このように，P 値がアルファ

Column

片側検定と両側検定

「片側検定のほうが両側検定よりも有意になりやすい」とよくいわれているが，これは誤解である．片側検定，両側検定の定義より，片側検定では片側 P 値を片側アルファレベルと比べるのに対し，両側検定では片側 P 値を両側アルファレベルの1/2と比べる．たとえば，両側検定では両側アルファレベルを5％，片側検定では片側アルファレベルを2.5％に設定すれば，両側検定・片側検定，どちらでも同じ検定結果となる．「片側検定のほうが両側検定よりも有意になりやすい」という誤解は，「アルファレベル5％」という強い慣例のため，無批判に，両側検定では両側アルファレベルを5％，片側検定では片側アルファレベルを5％としてしまうことによる弊害の一つである．

> **Column**
>
> **割合の差の検定とカイ二乗検定**
>
> 本項では2群の死亡割合を比較し,「割合の差が0」という帰無仮説を調べていることから,割合の差の検定を行っている.表1のように,治療側ではTACEを受けるかTAIを受けるか,結果側では死亡か生存かと,どちらも2つの値しかとらない2×2分割表では「独立性のカイ二乗検定」(⇒本章「3 医薬品の有効性の推定」〈p.208〉参照)もよく用いられる.実は割合の差の検定とカイ二乗検定は,同じ帰無仮説を調べていて,同じ結果となる.割合の差のz値(小数点第4位までは-0.8376)を二乗するとx^2値0.702と一致する.カイ二乗検定のP値は0.402であり,割合の差の両側検定と同じ結果となる.割合の差の検定では,割合の差がプラス方向かマイナス方向かを考慮しているのに対し,カイ二乗検定ではz値を二乗しているので自動的に両側検定を行っていることになる.

レベルよりも大きく,統計的に有意でない場合,「帰無仮説が正しい」とは判断せずに,「帰無仮説が誤っているとは判断できなかった」と,判断を保留する.

2 検定はわかりにくい

2.1 第1の点:なぜ否定するための帰無仮説などというものをわざわざ設定しないといけないのか

TACE群の死亡割合がTAI群よりも小さかった場合,なぜ「TACEはTAIよりも死亡を減少させる効果がある」と判断できないのだろうか.

TACE群の死亡割合がTAI群よりも小さかった場合の結果の解釈として考えられるのは,「TACEはTAIよりも死亡を減少させる効果がある」だけではない.このほかにも,以下の解釈が考えられる.

- バイアスが原因:データのとり方にバイアスがあり,ほんとうは「TACEはTAIよりも死亡を減少させる効果はない」にもかかわらず,TACEに死亡減少効果があるようにみえた.
- 偶然のばらつきが原因:ほんとうは「TACEはTAIよりも死亡を減少させる効果はない」にもかかわらず,偶然のばらつきにより,TACEに死亡減少効果があるようにみえた.

同じ結果に対して複数の解釈が考えられるため,バイアスが原因である可能性を否定し,偶然のばらつきが原因である可能性も否定することで,初めて「TACEはTAIよりも死亡を減少させる効果がある」と判断できることになる.

バイアスの多くは統計解析では取り除くことができないため,「研究計画および研究実施時にバイアスを取り除く配慮がどれだけなされていたか」から判断せざるをえない.残念ながら,研究から完全にバイアスを取り除くことはできない

ので，バイアスが存在したとしても，結果に大きな影響を与えない程度であるかどうかを考えることになる．バイアスが原因である可能性が否定できれば，次に偶然のばらつきが原因である可能性を否定するのであるが，このための道具が検定なのである．バイアス同様，偶然のばらつきが原因である可能性も完全に否定することはできない（アルファエラー）．

偶然のばらつきだけで差があるようにみえることがほんとうにあるのだろうか．表1ではTACE群の死亡割合がTAI群より6.2％低いという結果であったが，偶然のばらつきだけで−6.2％という差がどのくらい得られるのか，シミュレーション実験を行って

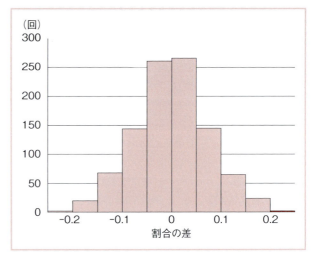

図2 帰無仮説のもとでの肝がん臨床試験のシミュレーション実験の結果

みよう．帰無仮説「TACEはTAIよりも死亡を減少させる効果はない」のもとでは，表1の最下欄の67.7％がTACE群，TAI群で等しい死亡確率のいい推定値となる．161人の試験参加者全員が等しい確率で死亡すると仮定すれば，「表が出る確率が0.677の偏ったコインを79回投げて何回表が出たかを調べ，さらに82回投げて何回表が出たかを調べ，表が出た割合の差を求める」という実験は，表1の肝がんの臨床試験をシミュレートしていることになる．この実験を1,000回繰り返して，割合の差のヒストグラムを描いたのが図2である．

図2から，全体で161人の試験では，まったく差がない場合であっても，割合の差が−20％から20％くらいまではばらつくことがわかる．この実験で，表1で観察された割合の差−6.2％以下になったのは202回であり，偶然のばらつきだけで−6.2％以下の差が観察されることが20％以上もあるのである（図1の正規近似を使った片側P値は0.201であったから，シミュレーションの結果とほぼ一致していることもわかる）．

2.2 第2の点：検定の結果が統計的に有意であった場合は「帰無仮説が間違っている」と判断できるのに，有意でなかった場合はなぜ「帰無仮説が正しい」と判断できないのか

検定の結果が有意であった場合と同様に，有意ではなかった場合の解釈として考えられるのも，帰無仮説「TACEはTAIよりも死亡を減少させる効果はない」が正しい場合だけではない．第1の点と同様に，以下の解釈が考えられる．

- バイアスが原因：データのとり方にバイアスがあり，ほんとうは「TACEはTAIよりも死亡を減少させる効果がある」にもかかわらず，TACEはTAIよりも死亡を減少させる効果はないようにみえた．

・偶然のばらつきが原因：ほんとうは「TACE は TAI よりも死亡を減少させる効果がある」にもかかわらず，偶然のばらつきにより，TACE は TAI よりも死亡を減少させる効果はないようにみえた．

したがって，バイアスが原因である可能性を否定し，偶然のばらつきが原因である可能性が否定できなければ，「TACE は TAI よりも死亡を減少させる効果はない」が正しいと判断することはできないのである（⇒本章「4 優越性・非劣性・同等性」〈p.220〉参照）．

アルファエラーは，ほんとうは帰無仮説「TACE は TAI よりも死亡を減少させる効果はない」が正しい場合に誤って有意となる確率であったが，ほんとうは「TACE は TAI よりも死亡を減少させる効果がある」が正しい場合に有意とならないことも誤りであり，アルファエラーに対応してベータエラー（第二種の過誤）という．

P 値は割合の差や平均値の差の大きさだけではなく，その推定精度も考慮して，①差がそれほど大きくなくても対象者数が多く推定精度が高い場合，②対象者数が少なく推定精度が低くても差が非常に大きい場合，どちらの場合でも値が小さくなる指標である．このため検定で有意となっても，対象者数が多く，臨床薬学的に意味のない小さな差であることも起こる．反対に，検定で有意でなかったとしても，対象者数が少なく，差の推定精度が悪かったために有意とならなかっただけで，ほんとうは臨床薬学的に意味のある差があったのかもしれない．

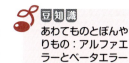

豆知識
あわてものとぼんやりもの：アルファエラーとベータエラー

ほんとうは差がないのに，あわてて差があると言ってしまうのが「あ（α）わてもののアルファ」，ほんとうは差があるのに，ぼんやりして差を見過ごしてしまうのが「ぼ（β）んやりもののベータ」，とすると覚えやすい[3]．

繰り返すが，検定の結果が妥当であるためにはバイアスの影響はないという前提が必要であり，さらに偶然のばらつきを評価するために，データをとる際にランダムサンプリングやランダム化が行われている必要がある．データにバイアスが入っていることが明らかであったり，ランダムサンプリングもランダム化も行われていなかったりするデータに対して検定を行っても無意味であることに，くれぐれも注意してほしい．

3 検定の誤解と誤用：ASA 声明

検定の正しい意味の理解不足から，検定の誤解・誤用がさまざまな領域で蔓延しており，アメリカ統計協会は統計専門家ではない研究者，実務家，サイエンスライター向けに，以下に示す6項目から成る「統計的有意性と P 値に関する声明」を公表するに至った[1]．

1. P 値はデータと特定の統計モデル（訳注：仮説も統計モデルの要素の一つ）が矛盾する程度を示す指標の一つである．
2. P 値は，調べている仮説が正しい確率や，データが偶然のみで得られた確率ではない．

3. 科学的な結論やビジネス，政策における決定は，P値がある値（訳注：アルファレベルのこと）をクリアしたかどうかにのみ基づくべきではない．
4. 適切な推測のためには，すべてを報告する透明性が必要である．
5. P値や統計的に有意であることは，効果の大きさや結果の重要性を意味しない．
6. P値は，それだけでは統計モデルや仮説に関するエビデンスの，よい指標とはならない．

　最も多い検定の誤用は上記5の「統計的に有意であれば，臨床薬学的にも意味がある」と解釈してしまうことであろう．また P 値が1%であったとき，「100回に1回しか起こらないことが起きたのであり，帰無仮説が間違っていると判断しても100回に1回しか間違えない」という上記2の誤解もよくみられる．誤差を伴ってばらつくのはデータや検定統計量であり，仮説には偶然による誤差はないので「仮説が正しい確率」は表現できない．また P 値が妥当であるためには，ランダムサンプリングやランダム化という偶然の要素に基づいてデータが得られているという前提が必要であることから，「データが偶然のみで得られた確率」ではないことも明らかである．

　ASA 声明が強調していることは，研究結果の報告として「肝がんのランダム化臨床試験では，TACE 群と TAI 群の死亡割合の差の P 値が 40.2% であり，統計的に有意ではなかった」と報告することは重要ではない，という点である．とくに，5%水準で有意になった結果に「*」を付けて表す流儀があるが，有意か有意でないか，ということだけを報告するのは最もいけないとされている．それよりも，死亡割合の差が -6.2% であり，95%信頼区間が -20.6% から 8.3% であったと，治療効果の指標の大きさとその推定精度を示す信頼区間を報告することのほうが，今後の肝がんの治療開発にとってはずっと重要なのである．

一口メモ
有意（significant）

検定が発明された19世紀終わりごろ，「significant」という英語は単に「何かが起きている」という意味であったが，20世紀になって「とても重要」という意味に変化したことが，検定の誤用の原因の一つである[4]．そして，検定が臨床薬学領域で使われるようになって，さらに「統計的に有意であれば，臨床薬学的にも意味がある」という誤解を生んでしまった．

4 すべてを報告する透明性

　データのとり方などにバイアスはなく，ランダムサンプリングや治療法のランダム化が実施され，帰無仮説が正しいときであっても，偶然のばらつきにより「統計的に有意」となってしまう誤りであるアルファエラーは起こりうる．しかし，アルファエラーはできるだけ小さくしたいので，アルファレベルを非常に小さな値に設定する必要があった．肝がんの臨床試験で，次の2つの帰無仮説を調べることを考えてみよう．

- 帰無仮説1「TACE は TAI よりも肝がんを小さくする効果はない」
- 帰無仮説2「TACE は TAI よりも死亡を減少させる効果はない」

　この2つの帰無仮説のどちらか一方でも統計的に有意となった場合，TACE は TAI よりも有効な治療だと判断することにする．アルファレベルを 5% に設

定してこの 2 つの帰無仮説を検定してみよう．帰無仮説はどちらも正しく，TACE に TAI よりも肝がんを小さくする効果も，死亡を減少させる効果もない場合，どちらか一方でも誤って有意となってしまう確率はどのくらいになるだろうか．

個々の帰無仮説をアルファレベル 5% で検定しても，どちらか一方でも有意となってしまう確率はほぼ 10% に増大してしまい，試験全体としてのアルファレベルはもはや 5% ではなくなってしまう．これは検定の多重性とよばれている．帰無仮説が 2 つではなく，この 2 つの帰無仮説を性別で調べたらどうか，さらに全身状態が良いかどうか，高齢者かどうか，肝がんの腫瘍マーカーである AFP（α-fetoprotein；α-フェトプロテイン）値が高いかどうか，で分けて調べると全部で 16 の帰無仮説を検定することになる．すべての帰無仮説が正しい場合に，16 の帰無仮説のうち 1 つでも有意となる確率は，16 の帰無仮説が 1 つも有意とならない確率を求め，それを 1 から引くことで計算できる．本例の場合，

$$1-(1-0.05)^{16} = 1-0.95^{16} = 1-0.440 = 0.560$$

となって，アルファレベル 5% を大きく超えて 56% になってしまう．

16 の帰無仮説を検定したところ，「AFP 値が低い患者では，TACE は TAI よりも肝がんを小さくする効果がない」という仮説だけ 5% 水準で有意となった．あなたは喜んで，「AFP 値が低い患者では，TACE に TAI よりも肝がんを小さくする効果がみられた」と報告した．はたして，この結論は妥当なものであろうか？ 検定を複数回行って，有意となった結果だけを取りあげて報告するということは日常的に行われている．しかし，この計算結果から 16 すべての帰無仮説が正しくても少なくとも 1 つの帰無仮説が誤って有意となるのは 2 回に 1 回以上は起きることであり，有意になったのは単なるアルファエラーである可能性が高い．

図 3 に検定の回数を 50 回まで増やした場合に，少なくとも 1 つの帰無仮説が誤って有意となってしまう確率をプロットした．10 回も検定を行うと，少なくとも 1 つの帰無仮説が有意となるのはほぼ 40%，30 回でほぼ 80%，45 回でほぼ 90% となってしまう．ASA 声明でも「適切な推測のためには，すべてを報告する透明性が必要である」と述べられているように，自分にとって都合の悪い結果は隠して報告せず，都合のいい結果のみを報告した場合からは，もはや適切な統計的推測はできなくなってしまうのである．

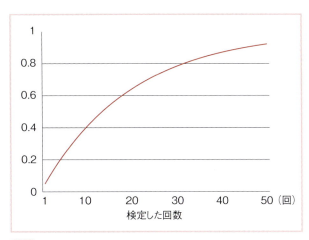

図3 有意となる確率
すべての帰無仮説が正しい場合にアルファレベル 5% の検定を複数回行って，少なくとも 1 つの帰無仮説が誤って有意となる確率を示す．

5 多重性の調整と仮説の構造

5.1 多重性の調整

　検定の多重性が問題となる場合には，多重性を調整する必要がある．多重性を調整する簡便な方法は，研究全体で確保したいアルファレベルを帰無仮説の数で割り個々の検定のアルファレベルとする，ボンフェローニ（Bonferroni）の方法である．前節の 2 つの帰無仮説を検定し，一方でも有意となったときに TACE を有効な治療法と判断したい場合は，試験全体としてのアルファレベルを 5% にするため，2 つの帰無仮説をそれぞれ 2.5% 水準で検定すればよいことになる．

　検定を複数回行う場合は，多重性の問題が生じるので，常に多重性の調整を行う必要があると書かれている教科書もあるが，これも誤解である．前節の仮説について調べてみよう．ほんとうに調べたい仮説は，

> - 調べたい仮説 1「TACE は TAI よりも肝がんを小さくする効果がある」
> - 調べたい仮説 2「TACE は TAI よりも死亡を減少させる効果がある」

の 2 つであり，この 2 つのどちらかが検証できればいいので，2 つの仮説は「または」で結ばれている．帰無仮説はこの 2 つの仮説の否定であるから，

> - 帰無仮説 1「TACE は TAI よりも肝がんを小さくする効果はない」
> **かつ**
> - 帰無仮説 2「TACE は TAI よりも死亡を減少させる効果はない」

と「かつ」で結ばれる．2 つの帰無仮説が「かつ」で結ばれている場合，どちらの帰無仮説とも有意とならない確率は，それぞれの帰無仮説が有意とならない確率のかけ算となるので，多重性の調整が必要となる．

　次に，調べたい仮説が 2 つとも検証できた場合に，TACE は TAI よりも有効だと判断することを考えてみよう．今度は調べたい 2 つの仮説が「かつ」で結ばれているため，帰無仮説は，

> - 帰無仮説 1「TACE は TAI よりも肝がんを小さくする効果はない」
> **または**
> - 帰無仮説 2「TACE は TAI よりも死亡を減少させる効果はない」

となる．帰無仮説が「かつ」で結ばれている場合とは異なって，「または」で結ばれている場合は，それぞれの仮説をアルファレベル 5% で検定しても，全体としてのアルファレベルも 5% 以下に保たれるので，この場合は多重性の調整は必要ない，ということになる．

5.2 仮説の構造

多重性の調整が必要な場合，調整の方法としてはボンフェローニの方法のほかにも，多くの複雑な調整方法が提案されている．多重性の調整を考えるうえで重要な点は，「仮説の構造がどうなっているか」であり，仮説の構造によっては検定を複数回行う場合でも多重性の調整は必要ない場合もある．また，多重性の調整も常にボンフェローニ法を用いるのが適切というわけではなく，仮説の構造によってはボンフェローニ法よりも適切な多重性の調整方法も存在する．

2つの帰無仮説の検定を次の手順で行うことを考えよう．

・ステップ1

　最初に帰無仮説1をアルファレベル5%で検定し，有意でなければ検定は終了．有意であった場合に限って，ステップ2に進む．

・ステップ2

　次に帰無仮説2をアルファレベル5%で検定し，有意でなければ「帰無仮説1が有意であった」と結論して検定は終了．有意であれば，「帰無仮説1，2ともに有意であった」と結論する．

このように検定する帰無仮説に順序を付けて検定する方法を固定順検定とよび，多重性の調整方法の一つとなっているが，個々の検定のアルファレベルは5%のままで検定全体のアルファレベルは5%におさえられている．

固定順検定は調べたい仮説に自然な順序が付いている場合に有効な方法である．肝がんの臨床試験の例では，肝がんが小さくなることによって死亡も減少する，という場合には適している方法となる．しかし，TACEに肝がんを小さくすること以外のメカニズムで死亡を減らす効果がある場合には，帰無仮説1，帰無仮説2の順で検定することは必ずしも適切ではなくなってしまう．

〔佐藤俊哉〕

● 引用文献

1) Wasserstein RL, Lazar NA. The ASA's statement on p-values: Context, process, and purpose. The American Statistician 2016, DOI: 10.1080/00031305.2016.1154108.
2) Okusaka T, et al. Transarterial chemotherapy alone versus transarterial chemoembolization for hepatocellular carcinoma: A ramdomized phase III trial. J Hepatol 2009; 51(6): 1030-1036.
3) 佐久間昭. 薬効評価I. 東京大学出版会; 1977. p.49-51.
4) Salsburg D. The Lady Tasting Tea. Henry Holt and Company; 2001. 竹内惠行, 熊谷悦生訳. 統計学を拓いた異才たち. 日経ビジネス人文庫. 日本経済新聞出版社; 2010. p.152-154.

3 医薬品の有効性の推定

> **Summary**
> - 臨床試験で医薬品の有効性を評価するには，評価項目を定義する必要がある．
> - 評価項目は，評価指標，評価変数，目標変数，アウトカム，エンドポイントともよばれる．
> - 評価項目は，主要評価項目と副次評価項目に大別される．
> - 主要評価項目は，試験の主要な目的と対比させて，先行研究や公表論文での使用実績，信頼性，妥当性を考慮して設定しなければならない．
> - 評価項目が二値データ（イベントあり・なし）の場合，医薬品の有効性の指標（効果の指標）として，割合の差（リスク差）と割合の比（リスク比）が使用されることが多い．

Keywords ▶ 評価項目，エンドポイント，割合の差（リスク差），割合の比（リスク比），オッズ比

1 臨床試験における有効性の評価の例

C型慢性肝炎に対するペグインターフェロンアルファ-2a（ペガシス®）の有効性と安全性を調べることを目的として，1999年11月から2002年5月まで第II相臨床試験が実施された[1]．対象患者はHCV-RNA（hepatitis C virus-ribonucleic acid；C型肝炎ウイルスRNA）が陽性の20歳以上のC型慢性肝炎患者であった．この試験では，2つの試験治療（ペガシス®180 μgと90 μg〈週1回24週間投与〉）と対照治療のインターフェロンアルファ-2a（ロフェロン®A 900〈週6回2週間投与後，週3回22週間投与〉）が設定された．

試験治療の対照治療に対する有効性を調べるために，ウイルス学的効果として，**表1**に示す評価項目が設定された．

試験治療群（ペガシス®180 μgを投与した群のみ）と対照治療群のウイルス学的効果の結果を**表2**に示した．ただし，判定不能は無効に含めて集計した．

ウイルス学的効果が有効の割合を「有効率（%）」とすると，試験治療群と対照治療群の有効率はそれぞれ36.1%と20.3%であり，試験治療群の有効率のほうが高かった．投与群と

表1 ウイルス学的効果の定義（内容を簡略化してある）

有効	・投与終了後20週時と24週時の血清HCV-RNAが陰性
無効	・投与終了後20週時と24週時の血清HCV-RNAが陽性
判定不能	・データの不採用または欠損のため判定できない ・投与開始日の血清HCV-RNAが陰性

表2 ウイルス学的効果の結果

投与群	ウイルス学的効果 有効	ウイルス学的効果 無効	合計	有効率（%）
試験治療群（ペガシス®180 μg）	44	78	122	36.1
対照治療群（ロフェロン®A 900）	12	47	59	20.3

ウイルス学的効果の独立性のカイ二乗（χ^2）検定の P 値は 0.032 であり，有意水準を 5% にすると「試験治療群と対照治療群の真の有効率は同じ」という帰無仮説は棄却され，「試験治療群と対照治療群の真の有効率は異なる」という結果が得られた．

それでは，試験治療の有効性を定量的に評価するにはどうすればよいだろうか．試験治療群と対照治療群の有効率の差を計算すればよいだろうか，比を計算すればよいだろうか．考えられる指標は，差や比だけだろうか．

そもそも，医薬品の有効性を評価するには，どのような評価項目を選択すべきだろうか．血圧を下げることを目的とする薬剤であれば，血圧を評価項目にすることは直感的に理解できるだろう．それでは，Alzheimer（アルツハイマー）病の進行を抑制する薬剤ではどうだろうか．アルツハイマー病の進行はどうやって観察・測定すればよいだろうか．本項では，このような疑問に答えることを目標にして，臨床試験における医薬品の有効性を定量的に評価する方法を説明する．

語句 有意水準

⇒本章 2 の一口メモ（p.199）参照．

2 主要評価項目の設定

2.1 主要評価項目と副次評価項目

臨床試験では，試験治療の有効性や安全性を多面・包括的に評価するために，臨床症状，生理学的所見，血液検査，有害事象など，複数の評価項目が観察・測定される．とくに，近年の診断技術の向上や薬物療法の多様・複雑化により，多くの評価項目が観察・測定される傾向がある．通常の臨床試験では，そのような複数の評価項目から主要評価項目（以下，主要変数）を一つ選択し，その変数に基づいて，試験の参加者数や主解析などの試験デザインが設計される．試験の主要な目的に関連した補足的な評価項目や副次的な目的に関連した評価項目は副次評価項目とされる．

2.2 ICH 統計ガイドラインに従った主要変数の設定

ICH のガイドラインの一つである ICH-E9「臨床試験のための統計的原則（以下，ICH 統計ガイドライン）」では，主要変数は「試験の主要な目的に直結した臨床的に最も適切で説得力のある証拠を与えうる変数であるべきである」としている．さらに，主要変数はできるだけ一つにすることを原則としている．

試験治療の有効性を検証することを目的とする臨床試験で，ICH 統計ガイドラインに従って主要変数を設定するには，少なくとも次に示す内容を検討する必要がある[2]．

一口メモ 評価項目

評価項目は，評価指標，評価変数，目標変数，アウトカム（outcome），エンドポイント（endpoint）などともよばれる（⇒本章「5 評価項目と解析」〈p.231〉参照）．ICH 統計ガイドラインでは，評価変数という用語（訳語）が採用されている．

語句 ICH

⇒2章「1 レギュラトリーサイエンスと法規制」（p.20）参照．

> ①試験目的と主要変数の定義は明確か．
> ②試験目的に直結する評価項目は存在するか．
> ③当該研究分野で一般に認められている規範と基準を反映しているか．
> ④先行研究や公表論文での使用実績はあるか．
> ⑤信頼性と妥当性は確立しているか．
> ⑥試験デザインに与える影響や予想される結論は妥当か．
> ⑦定義と設定の根拠は試験実施計画書に記載してあるか．

「試験の主要な目的に直結した」主要変数の選択

　ICH 統計ガイドラインで示されている「試験の主要な目的に直結した」主要変数を選択するためには，「試験の主要な目的（試験目的）」と「選択する主要変数」が直接関係するかどうかを検討する必要がある．そのためには，「試験目的」と「主要変数の定義や臨床的な意義」が明確でなければならない．これが上記①の内容である．

　それでは，試験目的を明確にすれば，主要変数が決まるかというと，そう単純ではない．たとえば，治療効果の評価の仕方が確立していない，測定に侵襲性がある，保険適用がないといった理由で，試験目的に直結する評価項目が存在する（または，使用できる）とは限らない．これが上記②の内容である．

　したがって，実際には，客観的に評価できる評価項目から主要変数を選択して，試験目的を調整することがある．その際，上記⑥に示したように，主要変数が試験期間や試験の参加者数といった試験デザインに与える影響を評価するだけでなく，どのような結論が導けるのかを臨床的な観点から検討する必要がある．試験目的の設定から主要変数の設定という順番が理想的であるが，実際はその逆であることが多い．

「臨床的に最も適切で説得力のある証拠を与えうる」主要変数の選択

　次に，ICH 統計ガイドラインで示されている「臨床的に最も適切で説得力のある証拠を与えうる」主要変数を選択するためには，上記③〜⑤の内容を検討する必要がある．とくに，主要変数の扱い方を含めた臨床的な観点からの検討が必要である．

　たとえば，あるイベント（事象）の発生を主要変数とするとき，それをある一定の観察時間における集団の割合として扱うか，それともイベントが発生するまでの時間として扱うのか，ということでは臨床的な意味が異なる．臨床的な意味が異なれば，それが適切かどうかも異なる．したがって，主要変数の臨床的な適切さを検討するには，その扱い方を含める必要がある．

主要変数の定義や設定の根拠の記載

最後に，上記⑦に示したように，主要変数の定義や設定の根拠は試験実施計画書に記載する必要がある．とくに主要変数の定義については，観察時点，許容する観察時点のずれ，測定・評価の仕方などを含める必要がある．主要変数の定義に主観的な要素が含まれる場合は，なるべく客観的に測定・評価されるような工夫を検討すべきである．いくつかの疾患領域では，使用すべき主要変数は規制当局や学会のガイドラインなどで推奨されているが，その場合は，試験目的がガイドラインなどの対象であるかどうかを検討する必要がある．

3 代替変数

死亡や骨折のように長期の観察が必要で，さらに事象の発生がまれな評価項目を主要変数に選択すると，臨床試験の参加者数の増大や試験期間の長期化が問題になりやすい．そこで，本来対象とすべき評価項目（真の評価変数）の替わりとして，容易かつ短期間で観察・測定できる評価項目を利用することがある．このような評価項目は代替評価項目，代替変数，サロゲートエンドポイント（surrogate endpoint）とよばれる．

ICH統計ガイドラインでは「代替変数」という用語（訳語）が採用され，用語集では「臨床的効果を直接測定することが実際的でない場合に，効果の間接的な測定値を示す変数」とされている．

代替変数は，真の評価変数の予測因子として，臨床的利益の定量的な指標でなければならない．

4 効果の指標

冒頭に示したC型慢性肝炎の臨床試験のようなコホート研究を前提にする．さらに，状況を単純化して，表3に示す2つの治療法（試験治療と対照治療）の比較を例にする．

主要変数は二値データ（イベントあり・なし）とする．試験治療群のイベントありの人数xは試行回数n，成功確率π_1の二項分布に従うとする．同様に，対照治療群のイベントありの人数yは試行回数m，成功確率π_2の二項分布に従うとする．

はじめに，冒頭で示した「試験治療群と対照治療群の真の有効率は同じ」という帰無仮説に対するカイ二乗検定について説明する．帰無仮説が正しいと，次式の検定統計量は自由度1のカイ二乗分布に従う．

$$\chi^2 = \frac{[x(m-y)-(n-x)y]^2 \times (n+m)}{nm(x+y)(n-x+m-y)}$$

表3 コホート研究における2つの治療法の比較

投与群	イベント あり	イベント なし	合計
試験治療群	x	$n-x$	n
対照治療群	y	$m-y$	m

検定のP値は，観測されたχ^2値以上となるカイ二乗分布の上側確率である．得られたP値が事前に定めた有意水準より小さいとき，帰無仮説を棄却する．ただし，冒頭で述べたように，検定では帰無仮説が棄却されたかどうかに関する定性的な結果しか得られない．そのため，試験治療の有効性を定量的に評価するための指標（以下，効果の指標）が必要である．このような効果の指標として，割合の差，割合の比，オッズ比，治療必要数を説明する．

ここで，「リスク」を広い概念として，あるイベントの発生確率としてとらえると，割合の差と割合の比は，それぞれ「リスク差」と「リスク比」とよばれる．さらに，対象とするイベントが死亡や疾病の発生のような，健康上望ましくない事象を表す場合は，割合の差は絶対リスク（absolute risk）や絶対リスク減少（率）（absolute risk reduction）とよばれる．対象とするイベントが治療の望ましい効果に関する事象を表す場合は，割合の差は，有効率の差とよばれる．

 語句 二項分布

あるイベントが生じるか否かに関心があるとする．また，実験や観測であるイベントが生じる確率がπであるとする．これを同じ条件でかつ独立にn回繰り返す．たとえば，表がでる確率がπのコインを独立にn回投げる状況を考えるとよい．このとき，イベントが生じる回数（コイン投げでは表がでる回数）がx回となる確率は$f(x) = {}_nC_x \pi^x (1-\pi)^{n-x}$ ($x = 1, ..., n$) で与えられる．この確率分布を二項分布という．

4.1 割合の差（リスク差）

試験治療群と対照治療群の割合の差（risk difference）は，次式で与えられる．

$$\pi_1 - \pi_2$$

この指標は絶対数の増加（または減少）を表している．すなわちイベントの発生確率が何ポイント増加（または減少）するかを表している．たとえば，$\pi_1 = 0.2$, $\pi_2 = 0.1$の場合，割合の差は$\pi_1 - \pi_2 = 0.2 - 0.1 = 0.1$であり，100人が試験治療を受けると，対照治療を受ける場合に比べて，イベントありの人数が10人増えることを意味する．

推定量 RD

割合の差の推定量 RD はπ_1とπ_2の推定量（p_1, p_2）を代入することで，次式で与えられる．

$$\mathrm{RD} = p_1 - p_2 = \frac{x}{n} - \frac{y}{m}$$

実際に得られたデータから割合の差の推定値が0.1の場合，「試験治療群は対照治療群に比べてイベントありの人数が100人あたり10人多い」という記述的な解釈になる．得られたデータから因果的な解釈が可能どうかは，割合の差の推定値の偏りと精度に依存する．

信頼区間

割合の差に対する信頼係数$1-\alpha$の信頼区間は，nとmが十分大きいとき，近似的に次式で与えられる．

$$\mathrm{RD} \pm z_{\alpha/2} \times \sqrt{\frac{x(n-x)}{n^3} + \frac{y(m-y)}{m^3}}$$

$z_{\alpha/2}$は標準正規分布の上側$100\alpha/2\%$点である．

> **Column**
> ### ポイントという用語
>
> 「内閣支持率が 50% から 5% 低下した」という情報を得たとき，内閣支持率は何 % になったと解釈するだろうか．これには，次のように 2 通りの解釈がある．
> ① 50% − 5% = 45%
> ② 50% − 50% × 0.05 = 47.5%
>
> ①は 5% の低下分を絶対数としてとらえたものであり，絶対数の変化を表している．②は 5% の低下分を元の 50% の 5% 分である 2.5% として相対的にとらえたものであり，相対数の変化を表している．したがって，情報の受け手によって解釈が異なることがあり，情報が正しく伝わらないおそれがある．そこで，これら 2 通りの解釈を区別するために，①の絶対数の変化の大きさを「ポイント」として表記することがある．これにより「内閣支持率が 50% から 5 ポイント低下した」という情報を得たときは，①の解釈に限られる．これにより，混乱が生じない．
>
> 実際に，新聞やニュースなどでは，意図的にポイントという用語を使用しているので，意識してみるとよい．さらに，第 100 回薬剤師国家試験問題　一般問題（薬学理論問題）（平成 28 年）問 192 の選択肢に「E は，X の発症率を 10% 低下させた．」（E は医薬品，X はイベント）というものがあった．通常，臨床薬学領域では絶対数の変化もポイントではなく % を用いるが「受験者が 2 通りの意味に解釈でき，正答となる選択肢が 1 とは限らない」という理由で，不適切問題となり全員を正解として採点するという措置がとられた．

4.2 割合の比（リスク比）

試験治療群の対照治療群に対する割合の比（risk ratio）は，次式で与えられる．

$$\frac{\pi_1}{\pi_2}$$

この指標は，相対数の増加（または減少）を表している．すなわち，イベントの発生確率が何倍増加（または減少）するかを表す．たとえば，$\pi_1 = 0.2$，$\pi_2 = 0.1$ の場合，割合の比は $\pi_1/\pi_2 = 0.2/0.1 = 2$ であり，試験治療を受ける場合，対照治療を受ける場合に比べて，イベントありの人数が 2 倍増えることを意味する．

推定量 RR

割合の比の推定量 RR は，π_1 と π_2 の推定量を代入することで，次式で与えられる．

$$RR = \frac{p_1}{p_2} = \frac{x/n}{y/m}$$

実際に得られたデータで割合の比の推定値が 2 の場合は「試験治療群は対照治

Column

推定量,推定値,点推定

確率的な変動をもつ現象について,ある未知の母数(パラメータ)がある.現実には母数には真の値がある.このとき,データ(標本の観測値〈実現値〉)に基づいて,母数の値がいくつであるかを判断すること(できるだけ正確にあてようとすること)を推定という.標本とは,データを数値としてではなく,いろいろな値をとりうる変数として認識・表現したものである.

推定の具体的な方法としては,ある統計量(標本の関数)を用意し,観測値がデータとして得られたら,それを代入して得られる値を母数の真値とみなすことが多い.このようなデータの利用の仕方を「点推定」という.たとえば,標本を $X = (X_1, X_2, \cdots, X_n)$ というように変数記号で書くと,統計量は $T(X)$ または $T(X_1, X_2, \cdots, X_n)$ というように関数表現で書くことができる.ただし,このような原則的な書き方がわずらわしいこともある.そのときは単に統計量 T と書いたり,習慣として使われるほかの記号を使用したりする.たとえば,次式の平均値は統計量の代表例である.

$$\overline{X} = \frac{X_1 + X_2 + \cdots + X_n}{n}$$

推定の問題では「推定量」と「推定値」は区別して使用される.推定量は点推定に使う関数(統計量)であり,推定値は推定量の実現値である[3].

推定値は母数の真値から多少なりともずれるのが普通である.そこで,1つの推定量ではなく,2つの統計量 $L(X)$ と $U(X)$ を用意し「母数の真の値は区間 $[L(X), U(X)]$ の中にある」という形式で母数の値がいくらであるかを判断することを区間推定という.ここで,区間 $[L(X), U(X)]$ を信頼区間といい,$L(X)$ を下側信頼限界,$U(X)$ を上側信頼限界という[3].

療群に比べてイベントありの人数が2倍多い」という記述的な解釈になる.得られたデータから因果的な解釈が可能かどうかは,割合の比の推定値の偏りと精度に依存する.

信頼区間

割合の比に対する信頼係数 $1-\alpha$ の信頼区間は,n と m が十分大きいとき,近似的に次式で与えられる.

$$\text{RR} \times \exp\left(\pm z_{\alpha/2} \times \sqrt{\frac{1}{x} - \frac{1}{n} + \frac{1}{y} - \frac{1}{m}}\right)$$

$\exp$ は指数関数である.

4.3 オッズ比

オッズは,2つの確率の比として定義される.主要変数が二値データの場合,2つの確率は「イベントありの確率」と「イベントなしの確率」である.これより,試験治療群のオッズは $\pi_1/(1-\pi_1)$,対照治療群のオッズは $\pi_2/(1-\pi_2)$ である.

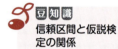

豆知識 信頼区間と仮説検定の関係

区間推定では,信頼区間の中に母数の真の値が含まれる確率が大きくなければ意味がない.そこで,信頼区間には「区間内に母数の真の値が含まれる確率がある値以上」という条件が付けられる.この条件を満たすために,仮説検定を前提にして信頼区間を構成すると,仮説検定で棄却されない母数の集まりが信頼区間として得られる.裏を返すと,仮説検定で棄却される母数は信頼区間に含まれないことになる.たとえば,割合の差の95%信頼区間が0を含まないとき,割合の差が0という帰無仮説は有意水準5%で棄却されることを意味する.このように,信頼区間から仮説検定の結果を知ることができる.

このように定式化すると，試験治療群の対照治療群に対するオッズ比（odds ratio）は，次式で与えられる．

$$\frac{\pi_1/(1-\pi_1)}{\pi_2/(1-\pi_2)} = \frac{\pi_1(1-\pi_2)}{\pi_2(1-\pi_1)}$$

割合の差や割合の比と異なり，オッズ比は解釈しにくい．たとえば，$\pi_1 = 0.2$，$\pi_2 = 0.1$ の場合，オッズ比は $\pi_1(1-\pi_2)/\pi_2(1-\pi_1) = (0.2 \times (1-0.1))/(0.1 \times (1-0.2)) = 2.25$ であり，これを定義どおりに解釈すると「試験治療群は対照治療群に比べてイベントありのオッズが 2.25 倍大きい」となる．どうもピンとこないのである．それにもかかわらず，医学研究や疫学研究ではオッズ比が使用されている．それには，ケース・コントロール研究では割合の差や割合の比が推定できないこと，ロジスティック回帰モデルを使用すると効果の指標としてオッズ比が推定されることなど，いくつか理由がある．詳細については専門の教科書などを参考にしてほしい．

推定量 OR

オッズ比の推定量 OR は，π_1 と π_2 の推定量を代入することで，次式で与えられる．

$$\mathrm{OR} = \frac{p_1(1-p_2)}{p_2(1-p_1)} = \frac{x(m-y)}{y(n-x)}$$

信頼区間

オッズ比に対する信頼係数 $1-\alpha$ の信頼区間は，n と m が十分大きいとき，近似的に次式で与えられる．

$$\mathrm{OR} \times \exp\left(\pm z_{\alpha/2} \times \sqrt{\frac{1}{x} + \frac{1}{n-x} + \frac{1}{y} + \frac{1}{m-y}}\right)$$

4.4 治療必要数

試験治療群の対照治療群に対する治療必要数（number needed to treat）は，$\pi_1 > \pi_2$ のもと，次式で与えられる．

$$\frac{1}{\pi_1 - \pi_2}$$

この指標は，割合の差の逆数として定義され，試験治療群が対照治療群に比べて平均的にイベント数が 1 つ増えるために必要な人数を表している．各群の参加者数を n 人とすると，期待イベント数（イベントありの人数の期待値）はそれぞれ $n\pi_x$ と $n\pi_y$ である．これより，次式のように，期待イベント数の差が 1 になる式を n について解くことにより，治療必要数が得られる．

$$n\pi_1 - n\pi_2 = n(\pi_1 - \pi_2) = 1 \Leftrightarrow n = \frac{1}{\pi_1 - \pi_2}$$

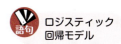

ロジスティック回帰モデル

二値データの成功確率 π と，ある説明変数 x に次式の S 字型の関数関係（ロジスティック曲線またはロジスティック関数）が成り立つとする．

$$\pi = \frac{\exp(\alpha + \beta x)}{1 + \exp(\alpha + \beta x)}$$

ここで，α と β はパラメータである．この式を想定する統計モデルをロジスティック回帰モデルという．この式を変形すると

$$\log\left(\frac{\pi}{1-\pi}\right) = \alpha + \beta x$$

となり，左辺がオッズ比の対数（対数オッズ比）であることがわかる．

たとえば，$\pi_1 = 0.2$，$\pi_2 = 0.1$ の場合，治療必要数は $1/(0.2-0.1) = 10$ であるから，試験治療群が対照治療群に比べて平均的にイベント数が1つ増えるためには10人必要であることを表している．割合の差のように解釈すると，10人が試験治療を受けると，対照治療を受ける場合に比べて，イベントありの人数が1人増えることを表している．この指標は値が小さいほど治療が効果的であることを表す．

これまでの指標と違って，治療必要数は指標の単位が人数であるから，直感的にわかりやすい．たとえば，野球の打率を例にすると，打率2割の選手を打率4割の選手に替えることの効果は，割合の差や割合の比では直感的にわかりにくい．一方で，治療必要数は $1/(0.4-0.2) = 5$ であるから「5打席で平均的に1安打増えることが期待される」というような，わかりやすい解釈が得られる．

推定量 NNT

治療必要数の推定量 NTT は，π_1 と π_2 の推定量を代入することで，次式で与えられる．

$$\mathrm{NNT} = \frac{1}{p_1 - p_2} = \frac{1}{x/n - y/m}$$

信頼区間

治療必要数に対する信頼係数 $1-\alpha$ の信頼区間は，一般的に，割合の差に対する信頼係数 $1-\alpha$ の信頼区間の上限と下限の逆数を使用する．

4.5 相対リスク

割合の比に似た用語として「相対リスク（相対危険度）（relative risk）」という用語がある．この用語は，次の3つの指標の総称として用いられてきた．

① リスク比（risk ratio）
② （疾病の）発生率比（incidence rate ratio）
③ オッズ比（odds ratio）

しかし，これらの指標は異なったものであるので，どの指標が用いられているのかを理解し，「相対リスク」という用語の使用は避けたほうがよい[4]．

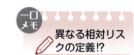

一口メモ：異なる相対リスクの定義⁉

ある教科書では，①のリスク比を相対リスクと表記している．別の教科書では，②の（疾病の）発生率比を相対リスクと表記している．教科書を読む際には，注意が必要である．

5 効果の指標の計算例

冒頭で示したC型慢性肝炎の臨床試験におけるウイルス学的効果の結果（表2）について，効果の指標（割合の差，割合の比，オッズ比，治療必要数）の推定値とその95%信頼区間を計算する．試験治療群の参加者数（n）は122人，ウイルス学的効果が有効と判定された（x）のは44人（有効率36.1%），対照治療群の参加者数（m）は59人，ウイルス学的効果が有効と判定された（y）のは12人（有

効率 20.3%）であった.

5.1 割合の差

割合の差の推定値は，次式で与えられる.

$$RD = p_1 - p_2 = \frac{44}{122} - \frac{12}{59} = 0.157$$

この式から，試験治療群は対照治療群に比べて効果ありの人数が 100 人あたり約 15.7 人多いと解釈できる．割合の差の 95% 信頼区間は [0.024, 0.291] となる.

5.2 割合の比

割合の比の推定値は，次式で与えられる.

$$RR = \frac{p_1}{p_2} = \frac{44/122}{12/59} = 1.77$$

この式から，試験治療群は対照治療群に比べて効果ありの人数が約 1.77 倍多いと解釈できる．割合の比の 95% 信頼区間は [1.02, 3.10] となる.

5.3 オッズ比

オッズ比の推定値は，次式で与えられる.

$$OR = \frac{p_1(1-p_2)}{p_2(1-p_1)} = \frac{x(m-y)}{y(n-x)} = \frac{44 \cdot 47}{12 \cdot 78} = 2.21$$

この式から，試験治療群は対照治療群に比べてイベントありのオッズ比が約 2.21 倍大きいと解釈できる．オッズ比の 95% 信頼区間は [1.06, 4.60] となる.

5.4 治療必要数

治療必要数の推定値は，次式で与えられる.

$$NNT = \frac{1}{p_1 - p_2} = \frac{1}{44/122 - 12/59} = 6.4$$

この式から，試験治療群が対照治療群に比べて平均的にイベント数が 1 つ増えるためには 6.4 人必要であると解釈できる．治療必要数の 95% 信頼区間は [3.4, 42.0] となる.

効果の指標の推定結果をまとめると，表 4 が得られる.

表4 効果の指標の推定結果

効果の指標	推定値	95% 信頼区間
割合の差	0.157	[0.024, 0.291]
割合の比	1.77	[1.02, 3.10]
オッズ比	2.21	[1.06, 4.60]
治療必要数	6.4	[3.4, 42.0]

6 効果の指標の選択

主要変数が二値データの場合，効果の指標として，割合の差や割合の比など，いくつかの指標があることを説明した．それでは，実際の医学研究や疫学研究では，どの指標を選択

すればよいだろうか．理想的には，各指標の特徴（利点，欠点），研究目的，研究デザイン（データのとり方），イベントの発生確率などを考慮して，指標を選択するのがよいが，具体的にはどうすればよいだろうか．

研究デザインがケース・コントロール研究の場合，割合の差，割合の比，治療必要数は推定できない．したがって，オッズ比が候補になる．研究デザインが（冒頭で紹介した C 型慢性肝炎の臨床試験のような）コホート研究の場合，これまでに説明した効果の指標のすべてを計算できる．ただし，オッズ比は解釈しにくいという欠点があるので，ほかの指標が優先される．したがって，割合の差と割合の比のどちらか（または両方）を選択することになるが，少なくとも次の2つの特徴を考慮する必要がある．

6.1 イベントの発生確率

1つ目は，イベントの発生確率が各指標に与える影響である．たとえば，試験治療群と対照治療群のイベントの発生確率が，$\pi_1 = 0.2$ と $\pi_2 = 0.1$ のとき，割合の差は 0.1，割合の比は 2 であり，両指標が与える印象に大きな違いはない．一方で，イベントの発生確率が $\pi_1 = 0.02$ と $\pi_2 = 0.01$ のとき，割合の差は 0.01，割合の比は 2 であり，割合の比は変化しないが，割合の差が与える印象は相対的に小さくなる．

イベントの発生確率が 0 に近い場合，すなわちイベントの発生がまれな場合，割合の差を使用すると，数値の印象だけで，本来注目すべき効果や関連を見逃してしまうおそれがある．

6.2 Berkson のパラドックス

それでは，常に，割合の比を選択すればよいかというとそうではない．2つ目の特徴として，バークソン（Berkson）のパラドックスとしてよく知られていることで，割合の比は絶対数の情報を失うということである．逆に，割合の差は（絶対数の増加〈または減少〉を表すので），絶対数に注目する（公衆衛生的な）状況に適しているということである．

6.3 CONSORT 声明

このように，割合の差と割合の比は，一長一短であり，どちらか一方では不十分ともいえる．このような背景から，ランダム化臨床試験の結果を報告する標準様式をまとめた CONSORT 声明（Consolidated Standards of Reporting Trials Statement；臨床試験報告に関する統合基準）2010 年改訂版[5]に，**表5**のような記載が追加された．

CONSORT 声明 2010 年改訂版は，「絶対的な（absolute）効果の指標」と「相対的な（relative）効果の指標」の両方を提示することを推奨している．どちらか一方だけでは，効果とその意味の全体像をとらえることができないからである．

表5 CONSORT 声明 2010 年改訂版：主要変数が二値データの場合の結果の報告

17b：二値の評価項目
二値の評価項目については，絶対的な効果の指標と相対的な効果の指標の両方を提示することが推奨される．主要変数が二値変数の場合，絶対的な効果の指標（割合の差）と相対的な効果の指標（割合の比〈相対リスク〉またはオッズ比）のどちらか一方だけでは，効果とその意味の全体像をとらえることができないので，両方を（信頼区間とともに）報告すべきである．

（http://www.consort-statement.org/checklists/view/32-consort/112-binary-outcomes を著者が和訳）

　さらに，交絡を調整する場合は，これまでに示した内容に加えて，使用する解析方法の特徴を考慮する必要がある．たとえば，層別解析で交絡を調整する場合は，効果の修飾がない（治療法と交絡要因に交互作用がない）という仮定が成立するかどうかを検討する必要がある．回帰モデルを使用して交絡を調整する場合は，モデルの当てはまりを調べる必要がある（⇒本章「6　交絡の調整」〈p.245〉参照）．

〈寒水孝司〉

● 引用文献
1) 堺　隆弘ほか．Ro25-8310（ペグインターフェロンアルファ-2a）のC型慢性肝炎に対する第II相臨床試験．医学と薬学 2003；50：655-672．
2) 寒水孝司．主要評価変数をどう設定するか．医学のあゆみ 2013；244(13)：1223-1228．
3) 吉村　功ほか．医学・薬学・健康の統計学．サイエンティスト社；2009．
4) Porta M, et al, eds. A Dictionary of Epidemiology. 6th edition. Oxford University Press；2014.
5) Schulz KF, et al ; CONSORT Group. CONSORT 2010 Statement : Updated guidelines for reporting parallel group randomised trials. BMJ 2010；340：c332. The CONSORT statement. http://www.consort-statement.org/（最終閲覧日　2016年6月13日）

4 優越性・非劣性・同等性

Summary
- 安全性や利便性に優れた治療法の開発では，既存の治療法と比べ有効性が著しく劣っていなければ，患者の治療の選択肢の一つとなりうる．
- しかし既存の治療法と比べて有効性が著しく劣らないことは，臨床試験で検証しなければならない．
- 「有効性が著しく劣らない」あるいは「有効性がほぼ同じ」であることを証明するための試験を非劣性試験，同等性試験という．
- 非劣性試験では有効性が著しく劣らない限界である非劣性マージンを，同等性試験では有効性がほぼ同じとみなされる範囲である同等マージンを設定する必要がある．
- 非劣性試験・同等性試験の実施には，通常の臨床試験と比べて注意すべき問題点が複数存在する．

Keywords ▶ 優越性，非劣性，同等性，分析感度，バイオクリープ

1 同じであることを示すには

1.1 有効性の証明の必要性

　近年の医薬品や治療法の開発では，患者の治療選択肢を広げる目的で，有効性以外の特徴が既存のものよりも優れている医薬品や治療法の開発が行われている．たとえば，副作用の少ないがん治療や，通院して点滴治療が必要であった関節リウマチ薬が自宅で使用できるようになる，などがあげられる．このように，治療法の安全性や利便性が増すことによって治療選択肢が広がると，さまざまな患者のニーズに応えることができるようになるが，いくら安全性や利便性が増したからといっても有効性が著しく劣っていては何にもならない．このため，有効性については，既存の医薬品や治療法とほぼ同じか，少なくとも著しくは劣っていないことを証明する必要がある．

　また，2章「11　生物学的同等性（後発医薬品）」（p.133）では，後発（ジェネリック）医薬品の臨床試験について解説を行った．後発医薬品は，先発（ブランド）医薬品の特許満了後に市販される，有効成分，分量，用法，用量，効能および効果が同じ医薬品であるため，承認申請の際には先発医薬品と有効性がほぼ等しいことを証明する必要があった．

　本章「2　検定の考え方」（以下，4-2項）での肝がんの臨床試験，本章「3　医薬品の有効性の推定」（以下，4-3項）でのC型慢性肝炎の臨床試験のように，試

験治療の有効性が対照治療に優っていることを示すための試験のことを「優越性試験（superiority trial）」という．それに対して，試験治療の有効性が対照治療に著しく劣っていないことを示す試験のことを「非劣性試験（non-inferiority trial）」という．

後発医薬品や遺伝子組換え（リコンビナント）製剤では，先発品や生物由来の製剤と同じものを開発しているので，有効性が劣っていることはもちろん，優れていることもありえないため，有効性がほぼ等しいことを示す必要があることから，これらの試験は「同等性試験（equivalence trial）」とよばれている．

1.2 帰無仮説が正しいことは結論できない

4-3項のC型慢性肝炎の臨床試験では，試験治療であるペガシス®のウイルス学的効果が対照治療のロフェロン®A 900より15.7%上回り，「ペガシス®とロフェロン®A 900のウイルス学的効果は等しい」という帰無仮説の検定では，P値が3.2%であった．両側アルファレベルを5%に設定した場合，統計的に有意な結果となり，ペガシス®のウイルス学的効果はロフェロン®A 900を上回る，と結論することができた．一方，4-2項の肝がんの臨床試験では，試験治療であるTACE（transcatheter arterial chemoembolization；肝動脈化学塞栓療法）の死亡割合は対照治療であるTAI（transarterial infusion chemotherapy；肝動注化学療法）よりも6.2%下回ったが，「TACEはTAIよりも死亡を減少される効果はない」という帰無仮説の検定結果はP値が40.2%と，両側5%水準では有意ではなかった．この結果から，うっかりと，「帰無仮説が正しく『TACEとTAIの死亡割合は等しい』」と結論したくなるが，4-2項で示したように，あくまでも「帰無仮説を否定することはできなかった」と判断を保留するのが正しい結論であった．

検定の結果から，有意ではなかったときでも帰無仮説が正しいとは結論できないのであれば，「有効性が既存の治療と著しくは劣らない」，「有効性が既存の治療法とほぼ同等」であることを証明するためにはどうしたらいいのだろうか．

本項では，非劣性試験や同等性試験では，どのような統計的な考え方を用いればいいのかについて解説する．

2 非劣性試験

2.1 非劣性試験の例：リウマチ治療薬のACR20%改善割合

トシリズマブ（以下，アクテムラ®）は日本で開発された関節リウマチの治療薬である[1]．2008年に承認されたが，関節リウマチ患者は月に一度病院を訪れ，1時間かけてアクテムラ®の点滴静注を受ける必要があった．このため，2009年から皮下注射用製剤の開発が行われた[2]．皮下注射は2週間に一度行わなければ

帰無仮説
⇒本章「2　検定の考え方」(p.197)参照．

ACR20%改善割合

米国リウマチ学会（American College of Rheumatology：ACR）が定めた基準で，疼痛や関節の腫れを有する関節数が20%以上改善し，患者や医師による症状の評価4項目と血液検査の計5項目のうち3項目以上で20%以上の改善が認められた場合「ACR20%改善」とし，各治療群でACR20%改善を達成した割合がACR20%改善割合である．

ならないが，自宅での自己注射が可能なので，毎月病院に通わなくてもいいというメリットがある．関節リウマチ患者の利便性が点滴静注に比べ向上することから，皮下注射の有効性が点滴静注と比べて著しく劣らなければいいので，非劣性試験が企画された．主要評価項目は関節リウマチ治療薬の臨床試験で用いられるACR20%改善割合とした．

2.2 帰無仮説の設定

4-2項では検定の際の帰無仮説として，「2群の死亡割合は等しい」という仮説を考えた．優越性試験の場合は，試験治療の有効性が対照治療より優ることを示したいので，帰無仮説としては，有効性の指標に応じて，イベントの割合，血圧などの平均値，あるいは生存期間などが2群間で等しい，という帰無仮説を設定する．2群間の差が0となることから，このような帰無仮説のことを特別に「ゼロ仮説」とよぶことがある．

優越性試験に限らず多くの研究では，群間になんらかの差があることを示すことが目的であるため，ゼロ仮説を帰無仮説とすることがほとんどであるが，検定で調べることができるのは実はゼロ仮説だけではない．アクテムラ®皮下注射群と点滴静注群間でACR20%改善割合を比較する試験では，帰無仮説として「割合の差が12%（皮下注射群のACR20%改善割合が高い）」，「割合の差が−18%（点滴静注群のACR20%改善割合が高い）」と任意の割合の差を考えて，これらの仮説がデータと矛盾しているかどうかを調べることもできる．

非劣性試験では，試験治療（皮下注射）が対照治療（点滴静注）に著しく劣らないことを示すことが目的であるので，試験開始前に，試験治療の有効性がこれ以上対照治療に劣ったら臨床的に問題となる限界を定めて，有効割合の差がそれ以上であることを示す必要がある．たとえば，試験治療の有効割合が対照治療より10%以上劣ったら，いくら試験治療に利便性や安全性のメリットがあったとしても，治療の選択肢の一つとはできない，というのであれば，「割合の差が−10%」という帰無仮説を設定し，真の割合の差がこれを上回るかどうかを調べることになる．「有効性がこれ以上対照治療に劣ったら臨床的に問題となる限界」のことを非劣性マージン（non-inferiority margin）という．

2.3 検定と信頼区間の関係

この考え方からは非劣性マージンの設定の仕方により，「割合の差が−10%」，「割合の差が−18%」などと，個々の試験に応じた検定を行わなければならないが，検定ではなく信頼区間を用いることで，同じ内容を調べることができる．4-3項のC型慢性肝炎の臨床試験では，ペガシス®のウイルス学的効果はロフェロン®A 900より15.7%高く，「ペガシス®とロフェロン®A 900のウイルス学的効果は等しい」という帰無仮説の検定のP値が3.2%と両側5%水準で有意な結果であり，（両側）95%信頼区間は2.4%から29.1%となっていた（⇒本章「3 医薬

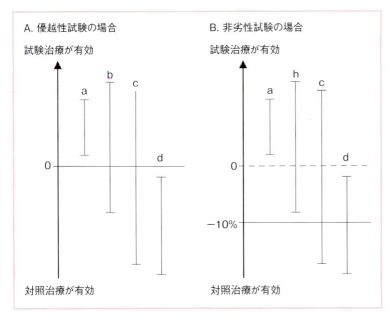

図1 4つの試験の割合の差の95％信頼区間，優越性試験と非劣性試験での解釈

品の有効性の推定」の**表4**〈p.217〉参照）．割合の差の95％信頼区間は，帰無仮説の値である0を含んでいない．両側5％水準の検定で有意であれば95％信頼区間は帰無仮説の値（ここでは割合の差が0）を必ず含まないし，有意でなければ帰無仮説の値を必ず含む．

このように，検定と信頼区間は裏返しの関係にあり，ゼロ仮説の場合に限らず，両側5％水準で「割合の差が−10％」という帰無仮説を検定する場合であっても，有意であれば95％信頼区間は−10％を含まないし，有意でなければ−10％を含む．このことから，わざわざ個々の非劣性マージンの値に応じた検定を考えなくても，95％信頼区間を報告することで，試験治療が対照治療に対し非劣性マージンの範囲内で劣らないかどうかを示すことができる．

優越性試験と非劣性試験，検定と信頼区間の関係を**図1**に整理して示した．縦軸上方向が試験治療が有効で割合の差がプラスとなる領域，下方向は対照治療が有効で割合の差がマイナスとなる領域としよう．

図1Aの優越性試験の場合，試験aでは95％信頼区間の下限が0を上回っているので両側5％水準で有意であり，試験治療が有効だと判断できるが，試験b，cではいずれも95％信頼区間が0を含んでいて両側5％水準で有意ではなく，優越性は検証できなかったことになる．試験dは95％信頼区間の上限が0を下回っているので，両側5％水準で有意に対照治療が有効と判断できる．

図1Bには，同じ4つの試験結果が，非劣性マージンを−10％に設定した非劣性試験であった場合を示した．この場合，95％信頼区間の下限が非劣性マージンである−10％を上回る試験a，bでは，両側5％水準で非劣性が検証できた

信頼区間

⇒本章3の豆知識（p.214）参照

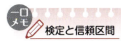

検定と信頼区間

4-2項で紹介したASA声明や4-3項で紹介したCONSORT声明2010年改訂版では，検定の結果よりも治療効果の指標とその信頼区間を報告することを勧めている．ただし，「信頼区間が帰無仮説の値を含むかどうか」だけに着目するのは，単に信頼区間を検定の代用としているだけであり，正しい結果の解釈の仕方ではないことに注意してほしい．

> **Column**
> ### 非劣性試験で優越性は主張できるか？
>
> 図1の試験aは，優越性試験（A）であっても非劣性試験（B）であっても，95％信頼区間の下限が0を上回っているので，試験治療は対照治療よりも有効と考えられるが，図1Bのように，もともと非劣性を証明しようと計画して試験を実施した場合は「試験治療は対照治療に著しく劣らない」としか結論できないのだろうか？
>
> 4-2項の固定順検定を思い出してみよう．仮説に自然な順序がついている場合，その順番に仮説を検定し，有意であれば次の仮説検定へ，有意でなければそこでストップする，という手順であれば，それぞれの仮説検定を5％水準で行っても，試験全体のアルファレベルは5％に保たれていた．
>
> 非劣性試験として開始した場合であっても，2つの帰無仮説「試験治療は対照治療に有効割合が非劣性マージン分劣っている」，「試験治療と対照治療の有効割合は等しい」に対しこの順番に固定順検定を適用し，非劣性仮説が有意であった場合に限って次の優越性仮説を検定する，という手順を考えることで，最終的に有意であれば「試験治療の有効性は対照治療に優っている」と判断することができる．ただし，試験bを優越性試験として計画して開始し，優越性仮説が有意でなかった場合に，「せめて非劣性はいえないか」と欲張ってもそれはだめである．

と判断する．一方，試験c, dは95％信頼区間が非劣性マージンを含んでいるため，非劣性は検証できなかったと判断することになる．

3 同等性試験

非劣性試験では，試験治療の有効性が対照治療を上回る分には問題ないので，非劣性マージンとして「有効性がこれ以上対照治療に劣ったら臨床的に問題となる限界」だけを考えた．これに対し同等性試験では，試験治療の有効性が対照治療の有効性を上回っても下回ってもいけないため，ほぼ同じであることを示さなければならない．このためには，非劣性マージンの考え方を両側に適用して，「試験治療の有効性がこれ以上対照治療を下回ったら同等とは考えられない限界」と「試験治療の有効性がこれ以上対照治療を上回ったら同等とは考えられない限界」である同等マージン（equivalence margin）を定める必要がある．同等マージンが定まれば，非劣性試験と同様に信頼区間を用いて，ただし同等性試験では信頼区間が同等マージンの範囲に収まれば，試験治療と対照治療は同等と判断することになる．

注意してほしいのは，非劣性試験と同等性試験では用いる信頼区間の考え方が異なる点である．信頼区間と検定が裏返しの関係にあることから，一度検定に戻って考えてみよう．有効割合の差の同等マージンとして±5％と設定することに

優越性，非劣性，同等性

かつては，同等性試験の中に今でいう非劣性試験も含まれており，非劣性試験は同等性試験で下側同等マージンのみを考える片側同等性試験として扱われていた．しかし，非劣性試験は0点を非劣性マージンにずらした優越性試験であり，同等性試験とはマージン設定の考え方，アルファレベルの考え方が異なることから，ICH統計ガイドラインでは優越性試験，非劣性試験，同等性試験を区別して扱っている．

する．同等性試験で調べたい仮説は，次の2つの片側仮説であり，有効性がほ

> ● 調べたい仮説1「試験治療の有効割合は『対照治療の有効割合+5%』以下である」
> **かつ**
> ● 調べたい仮説2「試験治療の有効割合は『対照治療の有効割合-5%』以上である」

ぼ同じであることを示すためには2つの仮説がともに正しくないといけないので，調べたい仮説1と2は「かつ」で結ばれている．すると帰無仮説は，以下のようになる．

> ● 帰無仮説1「試験治療の有効割合は『対照治療の有効割合+5%』を上回る」
> **または**
> ● 帰無仮説2「試験治療の有効割合は『対照治療の有効割合-5%』を下回る」

4-2項の「5 多重性の調整と仮説の構造」で解説したように，2つの帰無仮説が「または」で結ばれている場合には多重性の調整は必要なく，個々の帰無仮説の検定を5%水準で実施すれば試験全体としてアルファレベル5%の検定となった．このことから，同等性試験で両側5%水準の検定を行うことは，優越性試験や非劣性試験とは異なって，90%信頼区間が同等マージンの範囲に収まっているかどうかで判断できることになる．

2章「11 生物学的同等性（後発医薬品）」では，先発医薬品に対する後発医薬品の治療学的同等性を保証するための生物学的同等性試験について解説した．生物学的同等性試験では，先発医薬品と後発医薬品の最高血中濃度，血中濃度-時間曲線下面積の対数変換値の平均値の差の同等マージンを$\log(0.80)$から$\log(1.25)$と設定し，90%信頼区間がこの範囲に収まっていれば，生物学的に同等と判定することになる．

同等性試験では両側アルファレベルの考え方，言い換えると信頼区間の信頼係数が優越性試験や非劣性試験とは異なることに注意してほしい．

4 非劣性試験の問題点：分析感度

4.1 サンプルの問題

非劣性試験で非劣性が示されたようにみえたとしても，実は大きな落とし穴がある．もし試験治療にも対照治療にも効果のない患者ばかり集めてきて非劣性試験を実施したらどのような結果になるだろうか．あるいは，とても質の低い非劣

性試験を実施してしまったらどうなるだろうか．試験治療も対照治療も効果のない患者ばかりだと，どちらの治療も効かないので結果として有効性はほぼ同じとなってしまうだろうし，質の低い試験を行って，いい加減な評価をしたり，治療の遵守状況を悪くしたりすることで，試験治療と対照治療の有効性の差が縮まって，やはり有効性はほぼ同じとなってしまうだろう．優越性試験の場合は，試験治療と対照治療の有効性が縮まる方向にバイアスがかかると優越性が検証できなくなってしまうのであるが，非劣性試験や同等性試験では反対に非劣性・同等性が検証しやすくなってしまうのである．

4.2 対照治療の有効性の問題

また，対照治療は安定した有効性を示せるのだろうか．対照治療は過去の臨床試験で有効性が検証されているはずであるが，精神神経疾患やアレルギー疾患などでは，プラセボ群でも改善が認められたり，対照治療の有効性が小さかったりして，大きくばらつくことがある[3]．さらには支持療法の進歩などにより，過去に実施された対照治療のプラセボ対照試験での有効性が，現在の非劣性試験でも再現されるという保証はない．

4.3 分析感度の問題を克服するための4つのポイント

非劣性試験のこれらの問題点は，ICH ガイドライン「臨床試験における対照群の選択とそれに関連する諸問題」[3]の中で分析感度（assay sensitivity）として扱われている．分析感度は，有効な治療と無効な治療を区別する力として定義される．この分析感度の問題を克服するためには，非劣性試験の実施の際に以下の4つのポイントを押さえる必要がある[3]．

①対照治療の有効性の保証

過去に実施されたプラセボ対照試験などで対照治療の有効性が検証されており，その有効性が計画している非劣性試験でも認められなければならない．

②非劣性試験のデザイン

非劣性試験で対象とする患者集団，許容する併用療法，評価項目といった重要な試験デザインは，対照治療の有効性を検証した試験とできる限り同じにしなければならない．

③非劣性マージンの設定

これまでに行われた臨床試験の結果から，臨床的・統計学的に「有効性がこれ以上対照治療に劣ったら臨床的に問題となる限界」を決めなければならない．その際，非劣性マージンが，プラセボの有効性よりも下回らないように設定する必要がある．たとえば，対照治療の有効割合が50%，プラセボの有効割合が35%

だった場合，非劣性マージンを-20%に設定してしまうと，有効性がプラセボより劣ってもいいことになってしまう．

④非劣性試験の質の担保

非劣性試験は，対照治療の有効性を検証した試験と同じように実施しなければならず，また試験の質も十分に高く保たれていなければならない．

表1 24週後のACR20%改善割合

治療	ACR20%改善 あり	ACR20%改善 なし	参加者数
皮下注射	126 (79.2%)	33	159
点滴静注	138 (88.5%)	18	156
合計	264	51	315

新たな非劣性試験を計画する段階では，支持療法の進歩であったり，新しいより適切な主要評価項目が導入されていたり，治療遵守状況が変わったりするなど，分析感度が十分に確保されているとは想定できない場合がある．そのような場合には，試験治療と対照治療にプラセボを加えた3群を比較する試験デザインを検討することも提案されている[3]．

5 アクテムラ®皮下注射の非劣性試験[2]

アクテムラ®の皮下注射と点滴静注の非劣性試験は，日本人関節リウマチ患者を対象として，ランダム化二重盲検（マスク）化試験として実施された．主要評価項目には，点滴静注の有効性を検証したメトトレキサートとの第Ⅲ相比較試験で用いた24週後のACR20%改善割合を設定した．点滴静注とメトトレキサートの第Ⅲ相比較試験では，点滴静注群のACR20%改善割合が約80%，メトトレキサート群で約25%であった．参考として，プラセボと比較した第Ⅱ相試験では12週後ではあるが，点滴静注群のACR20%改善割合は約80%，プラセボ群で約10%であった[4]．メトトレキサートとのACR20%改善割合の差は約55%であり，非劣性マージンをこの範囲内にすればプラセボのACR20%改善割合よりも上回ると考えられ，非劣性マージンとしては55%の1/3にあたる18%に設定された．

348人の関節リウマチ患者がランダム化され，皮下注射群と点滴静注群に各174人が割り付けられ，違反例などを除いた，皮下注射群159人，点滴静注群156人が有効性解析対象集団となった．**表1**に主要評価項目であるACR20%改善割合の結果を示す．

24週後のACR20%改善割合は皮下注射群で79.2%，点滴静注で88.5%，ACR20%改善割合の差は-9.2%，95%信頼区間は[-17.3%, -1.2%]となった（文献2の値と少し異なっているが，文献2では試験参加者の体重と前治療の有無で調整しているためである）．

この結果から，95%信頼区間の下限-17.3%が，非劣性マージンの-18%を上回っているので，非劣性は検証されたといえる．それでは皮下注射は点滴静注

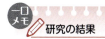

研究の結果

4-2項でも強調したが，検定の結果が有意かどうかだけからでは治療効果の大きさは判断できない．優越性にしても，非劣性にしても，同等性にしても，研究の結果を解釈する際には，必ず，治療効果の推定値の大きさと，推定精度を表す信頼区間を確認してほしい．

Column

解析対象集団

　臨床試験ですべての試験参加者が最後まで割付を守り，途中で参加をとりやめることもなく試験が終了すれば，有効性についても安全性についても，試験参加者全員を解析することになる．人を対象とする臨床試験では，さまざまな理由から試験途中で割り付けられた治療を中止する参加者や，試験参加を途中でやめてしまう参加者が存在する．そのような場合であっても，ランダム化臨床試験での有効性解析では，ランダム化された試験参加者全員を解析対象とする intention-to-treat という考え方が国際的な標準となっている[5]．しかし，選択基準を満たしていなかった試験参加者や，試験参加後のデータがまったくない参加者などについては解析から除外して，新たに有効性の解析対象集団として定義する場合がある．これに対して安全性の解析については，一度でも割り付けられた治療を受けた参加者が安全性解析対象集団として定義されることになる．

とほぼ同じ有効性をもっていると結論していいだろうか？　ACR20％改善割合の差の95％信頼区間の上限をみてみると，−1.2％と0を下回っている．つまり，この結果の解釈としては，皮下注射のACR20％改善割合は非劣性マージンの範囲内にあり，点滴静注との非劣性はぎりぎりではあるが検証できたものの，点滴静注よりもACR20％改善割合が両側5％水準で有意に劣っていて−9％程度悪い可能性がある，となる．

　非劣性が検証されたとはいっても，有効性で有意に劣る医薬品を市販してしまってもいいのであろうか．この点について，審査を行った医薬品医療機器総合機構（PMDA）は，「非劣性マージンを−18％と設定したことについては，設定根拠とされた臨床試験成績を踏まえれば有効性評価の観点からは理解できるが，臨床的意義の観点からは過大であった可能性があると考える．」と審査報告書の中で述べている[2]．しかし，患者の利便性の向上を考慮すると承認して差し支えないと判断しているが，アクテムラ®皮下注の添付文書では，「2. 重要な基本的注意」で，以下のように，有効性が低い可能性についてもさらりと情報提供が行われている．

> （14）　本剤の有効性は点滴静注用製剤と比較し低い可能性があることから，本剤で十分な効果が認められない場合には，点滴静注用製剤等への切り替えを考慮すること．

6 非劣性試験の問題点：バイオクリープ

アクテムラ®皮下注射の非劣性試験の結果のように，非劣性試験では非劣性マージンの範囲内で対照治療よりも有意に劣った試験治療が承認されることが起こりうる．試験治療に有効性以外の大きなメリットがあり，そのメリットが有効性で劣る不利益を上回ると医師・患者が判断する場合には，患者の治療選択肢の一つとなりうる．アクテムラ®の場合も，「（ACR20％改善割合という意味での）有効性は10％近く劣るかもしれないが，毎月病院に行って1時間かけて点滴するよりも，自宅で自己注射ですむほうがいい」と考える患者もいるであろうし，「自宅で自己注射ができるのは便利だけど，有効性が10％も劣る可能性があるのなら，多少面倒でも点滴にしたい」という患者もいるであろうから，このこと自体は大きな問題ではない．

しかし，利便性がさらに増した関節リウマチ治療薬の候補が開発され，対照治療としてアクテムラ®の皮下注射が選択され，非劣性試験が実施される場合はどうだろうか．非劣性マージンの設定によっては，アクテムラ®の皮下注射よりもACR20％改善割合が10％近く劣る試験治療が，非劣性を証明して承認されるかもしれない．また次に開発された利便性の高い関節リウマチ治療薬の候補に，この劣った薬剤が対照治療に選択され非劣性試験が実施され…，と次々に繰り返されると，次第に有効性のより劣った試験治療が承認されていくことになってしまう．この非劣性試験の問題点はバイオクリープ（biocreep）とよばれている．

この問題は医薬品医療機器総合機構 科学委員会でも議論されており，以下のように述べている[6]．

過度に緩いマージンを設定してしまうと，実対照薬よりも有効性の劣った被験薬が非劣性あるいは同等と判断されてしまう場合があり，非劣性試験・同等性試験では適切なマージンの設定が非常に重要となる．

このため非劣性試験・同等性試験ではマージンの設定について，単にプラセボを上回ることを保証するだけではなく，臨床的な意義や，非劣性試験・同等性試験における対照薬との適切な比較により承認された試験治療薬が実対照薬となることも考慮しなければならない．しかし，実薬対照との比較におけるマージンに関する考え方はICH-E9［著者注：ICH統計ガイドライン］にも示されているが，すべての試験に共通する明確な基準は存在しておらず，今後も検討を続ける必要がある．

非劣性マージンを厳しく（狭く）設定することで，現実的にはバイオクリープが問題となる可能性は低いかもしれないが，非劣性マージンの範囲内ではあっても，非劣性試験を繰り返すことでより劣った治療法が続けて承認されることがないよう，注意する必要がある．

〈佐藤俊哉〉

● **引用文献**

1) 大杉義征. 新薬アクテムラの誕生. 岩波科学ライブラリー 205. 岩波書店；2013.
2) 医薬食品局審査管理課. 審議結果報告書. 平成25年3月19日. http://www.pmda.go.jp/drugs/2013/P201300042/450045000_22500AMX00871_A100_1.pdf.
3) 厚生労働省医薬局審査管理課長.「臨床試験における対照群の選択とそれに関連する諸問題」について. 平成13年2月27日. 医薬審発第136号. https://www.pmda.go.jp/files/000156634.pdf
4) 医薬品医療機器総合機構. アクテムラ点滴静注用審査報告書. 平成20年1月22日. http://www.pmda.go.jp/drugs/2008/P200800016/450045000_21900AMX01337_A101_2.pdf
5) 佐藤俊哉. 宇宙怪人しまりす 医療統計を学ぶ 検定の巻. 岩波科学ライブラリー194. 岩波書店；2012. p.85-104.
6) 医薬品医療機器総合機構 科学委員会. プラセボ対照試験の現状と考え方. 平成28年3月9日. https://www.pmda.go.jp/files/000210444.pdf

5 評価項目と解析

- 評価項目として測定するデータが連続値なのか，二値なのか，イベントまでの時間であるのかで，データ解析の方法は異なってくる．
- 2つの群を比較する研究では，効果を測る指標として，評価項目が連続値の場合には平均値の差を，二値の場合にはリスク差，リスク比，オッズ比を，イベントまでの時間の場合にはハザード比を用い，それぞれの指標について得られたデータから点推定値と95%信頼区間を推定する．
- 平均値の差，リスク差（リスク比，またはオッズ比），ハザード比についての対応のない2群間を比較する検定はそれぞれ2標本t検定，カイ二乗検定，ログランク検定である．

Keywords ▶ 評価項目，効果を測る指標，平均値の差，オッズ比，ハザード比

1 評価項目とは

　研究論文を読むときは研究の目的を把握することが，自分で研究を計画するときはその研究で行うことについての目的を明確にすることが重要である．研究論文を読む際，その研究の目的を達成するために，どのようなデータを得たのかを意識して把握する必要がある．このことはあたりまえのように思えるかもしれないが，しばしば目にする臨床研究の論文は，目的に掲げられた内容とは異なるデータの結果が強調されて記載されている．読者としてはこうした記載に惑わされてはならない．惑わされないためには，自分が研究を行うならば何を測定すべきか，を考えるのがよいであろう．

1.1 エンドポイントとアウトカム

　治療の結果を評価するために測定するデータを評価項目とよんでいる．治療した結果が生存期間を延ばすかどうかを知りたい場合には，死亡までの時間が評価項目になることがある．死は人生における最後の点であることから評価項目はエンドポイント（endpoint）とよばれることがある．まさに死亡する時点を測定するということから，このような名前となっている．しかし，評価項目はいつでも死亡というわけではない．たとえば，治療によって血圧の値が変わったかどうかということを調べる研究もある．このような研究でも慣習から評価項目をエンドポイントという言い方をすることも多い．このほかに評価項目は，アウトカム（outcome）とよばれることもある．outcomeの訳は「結果」なので，評価項目を「結果」とよんだり，これはデータ解析の計算方法を表現する場合には変数とし

て扱うために「結果変数」というような言い方がされたりする場合もある．また，評価項目も評価変数というような言い方をする場合もあるが，本項では「評価項目」という用語を用いることにする．

1.2 主要評価項目と副次評価項目

　研究を立案する場合には，同じ目的についてもいくつかの側面を評価したいことが多い．また，同じことを検討するにしても似ているが異なる測定方法が一つの研究の中で採用される場合も多い．せっかく長い期間かけて研究を行うのであるから複数の評価項目が設定されることのほうがむしろ一般的である．その際，目的を達成するためにいちばん重要だと思われる評価項目が何であるかを意識し，その評価項目をほかの評価項目と区別しておくべきである．これを強調するために，研究を計画する段階でいちばん重要な評価項目は主要評価項目，ほかの評価項目を副次評価項目として設定することを計画の段階から考えておくべきである．

　現在では，多くの臨床研究で主要評価項目と副次評価項目の区別がなされている．論文を読む場合，主要評価項目こそが研究者がその研究で注目している最も重要な評価項目であり，目的が達成されたか否かはこの項目に基づいて考える，ということを基本として読むとよいであろう．

2 評価項目として測定されるデータの型

2.1 連続値

　ある治療法の降圧効果を調べるための研究を考えてみよう．そうした研究ではその治療法により血圧が下がるかどうかを調べることになるので，治療を行った一定期間後の血圧の値が評価項目となるであろう．血圧の場合は連続的な値が測定されることになるので，評価項目として得られる測定値は連続値のデータとなる．

2.2 二値

　治療によって，死亡のようなあるイベントがどれだけ発生したかどうかを調べる研究では，個々の参加者から得られる値は，治療後の一定期間のあいだにイベントが発生したか否かであり，これが評価項目となるであろう．この場合には，評価項目として得られる測定値は発生したか否かのどちらかであり，二値のデータである．先の血圧値を評価項目とした場合でも，血圧値そのものは連続値であるが，収縮期血圧が 140 mmHg 以上なのか未満なのかということに関心がある場合，収縮期血圧の値が具体的にいくつであるかということではなく，140 mmHg 以上なのか，140 mmHg 未満であるのかの 2 つのカテゴリーに分類されるため，その場合の評価項目は二値データとなる．

2.3 イベント発生までの時間

　死亡のようなイベントの発生を考えた場合，単にイベントが発生したか否かということではなく，治療を行った時点からイベントの発生までの時間を測定し，この時間を評価項目とする場合もある．死亡というイベントの発生の有無ではなく，時間の長さのほうに関心がある場合には，このような評価項目に対して得られる測定値がデータとなる．

　以上のように評価項目は，何をどのように測定するかによって決まり，得られる測定値のデータの型としては，連続値，二値，イベント発生までの時間の3種類が代表的である．このような分類をすることが重要なのは，データ解析の方法がこれらの型によって異なるからである．よって，臨床研究の論文を読む場合や臨床研究を立案する場合，目的を達成するための重要な評価項目が何であるのかに着目し，目的に見合った評価項目がどの型のものなのか，ということを意識するとよいであろう．

3 事例

　ここでは，評価項目の3つのデータの型について具体的な例を示すことにする．

3.1 事例1：評価項目が連続値の場合

　Hommelら[1]は糖尿病性腎症の患者に対し，ある降圧薬の腎機能への効果を検討している．彼らの目的は腎機能に関するある検査値の評価であるが，ほかの評価項目の一つとして収縮期血圧が測定されているので，ここではこの評価項目に注目することにしよう．

　彼らの研究はランダム化臨床試験によりその薬剤とプラセボとの比較を行っている．そこでは，参加者である16人の個人個人のランダム化前と12週間後の個々の収縮期血圧の測定値が記載されている．本項では，評価項目として，投与前後による収縮期血圧の差（変化量）を取りあげることにする．

3.2 事例2：評価項目が二値の場合

　van Santvoortら[2]は，壊死性膵炎患者と，壊死組織の感染が疑われるあるいは感染が認められた参加者88人を対象としたランダム化臨床試験によって，段階的アプローチ法とよばれる治療法と従来から行われてきた開腹壊死組織切除術との比較を行っている．評価項目は，3か月後の主要な合併症の複合もしくは死亡の発生である．

3.3 事例3：評価項目がイベント発生までの時間の場合

McIllmurrayら[3]は，結腸直腸がんの患者へのγ-リノレン酸の効果を調べるためにプラセボを対照とした49人の参加者から成るランダム化臨床試験の結果を報告している．この研究では，死亡までの時間が評価項目であり，死亡というイベントが発生するまでの例となっている．

4 3つの型のデータの記述と図示

通常の臨床研究では，研究に参加した一人ひとりについて評価項目に対する測定値が得られる．こうしたデータを代表的な値に要約して傾向を把握することは統計学の一つの役割である．

得られた評価項目の値の要約のやり方はデータの型によって異なる．連続値の場合には平均値±標準偏差と参加者の人数（標本の大きさ），二値の場合には頻度と割合，イベントまでの時間の場合には人-時間（person-time）あたりのイベント発生数などでまとめることが多い．こうした要約した値を示すということだけではなく，得られたデータについてグラフを用いて表現することはデータを把握するうえで非常に効果的である．

用いるグラフもデータの型によって異なる．連続値の場合は，参加者の人数が多くないときにはドットプロットが，多い場合にはヒストグラムや箱ひげ図がよいであろう．イベントまでの時間の場合には，時間の経過により，その時点以降にイベントが発生する確率を示すカプラン・マイヤー（Kaplan-Meier）プロットとして知られるグラフがよく用いられる．二値の場合には割合がすでに要約となっているので，それをグラフにすることはあまり行われない．

それぞれの事例について，データの型に対応する要約とグラフをみていくことにしよう．ここで注意が必要なのは，取りあげた事例はいずれも2群間の比較になっていることである．比較した結果として，どちらが優れているのかを知りたいので，評価項目のデータの要約とグラフはそれぞれの群別に作成している．

4.1 事例1の評価項目の要約と図示

表1と図1は，事例1の評価項目である収縮期血圧の変化量の要約と図示である．表1では，平均値，標準偏差，参加者の人数（「標本の大きさ」という）だけでなく，最小値，中央値，最大値も示している．図1がドットプロットであり，これは個々の測定値の値をプロットしたものである．この例では人数が少ないのでこの図がよいであろう．

 人-時間

人数と時間を掛け合わせた測定値であり，データ解析における個々の対象者の時間の測定値の総和である．打ち切りがある場合には打ち切りまでの時間を用いる．死亡率などの率の分母に用いられる．時間の単位が月の場合は「人-月」，年の場合は「人-年」である（⇒3章「3 観察研究のデザイン」〈p.168〉も参照）．

箱ひげ図

連続値として測定されたデータが，どのような分布をしているのかを把握する際に用いるグラフの一つで，「箱」と「ひげ」によって分布が表現される．「箱」は測定値を小さい順に並べた場合の25％番目と75％番目に相当する2つの値を用いて作成する．これによりデータの個数の半分が描かれる「箱」の中に入ることを示している．箱の外になるデータが「ひげ」として表現される．

表1 それぞれの群の収縮期血圧の変化量の要約

	標本の大きさ(n)	平均値	標準偏差	最小値	中央値	最大値
薬剤	9	−12.7	9.0	−27.0	−11.0	6.0
プラセボ	7	−4.7	7.9	−16.0	−7.0	6.0

4.2 事例2の評価項目の要約と図示

表2は事例2の評価項目である3か月後の主要な合併症の複合もしくは死亡の発生に関する人数と割合をまとめている．こうした二値データについて図表示を行う方法はいくつか提案されているが，グラフが論文に記載されているものをみることはほとんどない．この理由は，表2のような要約で2つの割合の値を比べることができるからである．ただし，このような表にまとめる際，何が割合の分母になるのかを意識することを心がけるべきである．この例では，まず研究の参加者は2つの術式のいずれが行われたのかがわかり，研究が進むにつれて主要な合併症の複合もしくは死亡が生じたか否かがわかるので，割合の分母は表2に示す計の値となる．一方，もしも別の研究として主要な合併症の複合もしくは死亡した者とそうでなかった者のそれぞれが，どれくらいの割合で段階的アプローチ法が用いられていたかを調べていたならば，分母が異なる割合となることに注意しよう．

統計ソフトウェアでは，自動で割合を計算するものが少なくないが，その場合に適切な割合となるように入力すべきである．

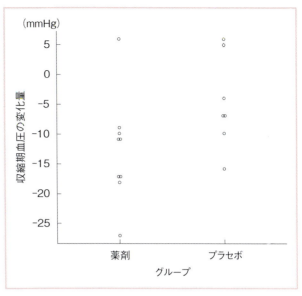

図1 収縮期血圧の変化量のドットプロット

表2 群別の主要な合併症の複合もしくは死亡の発生をありとしたときの人数と割合

	あり	なし	計
A：段階的アプローチ法	17 (39.5%)	26 (60.5%)	43 (100%)
B：開腹壊死組織切除術	31 (68.9%)	14 (31.1%)	45 (100%)

4.3 事例3の評価項目の要約と図示

表3は，事例3の評価項目である治療開始時から死亡までの時間を使って特定の時点に発生した死亡数と，その時点における死亡する可能性のある人数であるリスク集合でまとめている．イベントが生じるまでの時間のデータの場合，イベントが発生する前に追跡ができなくなる場合があり，これを打ち切りとよぶ．また，研究期間が終了した時点でまだイベントが発生していない参加者も打ち切りとなる．このように打ち切りがある場合には，特定の時点から追跡が不能になってしまうが，それまでは参加者は研究に参加していたので，イベントが発生していない時点の人数としてはそれらの参加者を考慮すべきであろう．この人数をリスク集合とよぶ．追跡ができなくなった時点以降は，その参加者をリスク集合に含めることはしない．また，特定の時点でイベントが生じた参加者もその次の時点でイベントを起こすことはないので，イベントが生じた時点以降ではリスク集合には含まれない．このように，リスク集合の値は時点の経過とともに小さく

表3 死亡が起こった時点のイベント数とリスク集合

		0時点	1時点	2時点	3時点	4時点	5時点	6時点	7時点	8時点
治療からの経過時間（月）		0	6	8	10	12	20	24	30	32
γ-リノレン酸	イベント数	0	2	0	2	4	0	1	0	1
	リスク集合	25	23	21	20	17	9	8	5	5
プラセボ	イベント数	0	4	2	0	2	1	1	1	0
	リスク集合	24	23	19	17	17	10	8	4	2

なっていく．

表3によってどの時点にどの程度イベントが発生しているのかがわかる．この表3のように，時点とともにイベントの発生状況を示したグラフが図2である．縦軸は横軸の特定の時点までに生存している割合を表示しており，このため，この図の時点0（治療開始時）ではどちらの群も全員生存しているので1となる．時間が経つにつれて，死亡というイベントの発生数は増えていくため，特定の時点を超えて生存している割合は減り，縦軸の生存割合の値は0に向かって小さくなっていく．

表4にはそれぞれの群の人-時間あたりの死亡数をまとめている．この要約はどの時点でも死亡するリスクは一定だという仮定のもとで，死亡数を人-時間で割った率を表現していることになる．この表の人-時間はMcIllmurrayら[3]の研究の打ち切りの時点を含めていることに注意しよう．表3はどちらかの群でイベントである死亡が発生した時点でまとめているため，正確な打ち切りの時点がわからない．つまり，表3からは表4に示す人-時間を正確に求めることはできない．

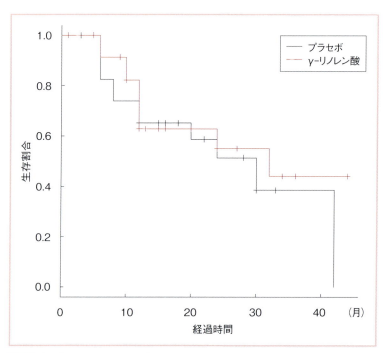

図2 カプラン・マイヤープロット
生存割合のグラフ上に入っている縦の線は，その時点で打ち切りとなった参加者がいることを示している．

表4 人-時間あたりの死亡数

	人-月	死亡数	死亡率（1人月あたり）
γ-リノレン酸群	438	10	0.023
プラセボ群	431	12	0.028

5 効果や影響を測る指標

5.1 3つのデータの型に対応する効果を測る指標

　事例としてあげた3つの研究は，いずれも治療の効果を知るために2つの群間で評価項目の比較を行うものであった．このため，各事例における表は群別に要約を行った．たとえば事例1では，**表1**に示された2つの群の平均値を見比べるという行為により，どちらの群がより平均的に収縮期血圧を低下させたのかを知ることができる．この見比べるという行為を一つの数値にまとめると考えるならば，平均値の差を計算すればよいであろう．二値の場合に関しては割合の差（リスク差）や割合の比（リスク比）の値が，治療の効果や影響を表現していることになることは本章「3　医薬品の有効性の推定」(p.208)で示したとおりである．ただし，リスク差やリスク比という指標は3章「3　観察研究のデザイン」(p.168)で記載されているように，ケース・コントロール研究では用いることができず，その場合には代わりにオッズ比（odds ratio）を用いる．このように効果や影響をただ一つの値に表現するように要約し，その値について解釈を行うことで，研究の目的に対応する値を得ることができる．

　事例1では収縮期血圧の変化量の平均値の差を求めればよいであろう．事例2の場合には，リスク差，リスク比がよく使われ，オッズ比も用いることはできる．事例3の場合，人–時間あたりの発生数である率の比やこの後に記載するハザード比を用いることで要約できる．

5.2 ハザードとハザード比

　事例3は人–時間あたりの発生数である率（発生率）の比を用いることで要約できる，と記載した．ただし，先に示したようにこの発生率は時点によらず死亡の発生リスクは同じだということを前提としている．しかし，時点によって発生リスクは変化することが想定される場合には，時間の経過に従い変化を考慮した発生率として要約をしたい．

　やや複雑な考え方になるが，時間によって変化するイベントが発生するまでの時間データに対して，瞬間時間あたりのイベントの発生率で定義されるハザード（hazard）とよばれる要約指標が知られている．ハザードは時間によって変化するので，どの時点であるかを指定しないと値は一つに定まらない．一方，われわれは治療の効果を平均値の差のようにただ一つの値で要約したいが，ハザードを用いると時間によって値が変わるため，それができないことになる．もしも時間によって個々の群のハザードが変化することは許すが，それぞれの群のハザードとハザードの比は時間によらず一定の値であるということならば，2つのハザードの比であるハザード比（hazard ratio）はただ一つの値に要約できる．

　この考えに基づきハザード比が時間によらず一定であるという仮定のもとでハ

ザード比を計算することがよく行われる．この仮定のもとで得られるハザード比の値が，個々の群のそれぞれのハザードは時間によらず一定の値である，という仮定よりも緩い仮定のもとでの要約となっているからである．

6 統計的推測

6.1 統計的推測の考え方

事例1～3のそれぞれは，治療の効果を知るために研究の参加者から得られたデータが報告されている．これらの参加者のことだけについて示したいのであれば，上述した要約の表やグラフを作成し，さらには上述した効果や影響をただ一つの値にまとめる指標を計算した結果を報告すれば，それでよいであろう．しかし，このことだけでは，これらの研究の研究者もわれわれ読者も満足できない．われわれが知りたいのは，この研究に参加してくれた参加者が含まれるより広い集団についてであろう．その場合，研究の参加者はその広い集団の代表にすぎない．こうしたより広い集団を統計学では母集団とよぶ．統計的推測は，統計的推定や統計的検定を用いて，母集団に言及する方法論である．

6.2 統計的推定

統計的推定は2種類に分かれ，点推定と区間推定がある．

点推定

点推定は母集団における要約指標の値がこれくらいであろうと見積もることである．参加者から得られたデータを治療や影響の指標に要約したとき，推定という観点からは母集団における治療や影響の効果はこれくらいであろう，という値を見積もっていることになる．

たとえば，事例1において収縮期血圧の変化量についての平均値の差は−8.0になるが，この値は16人から得られた治療の効果の指標としてのデータの要約でありながら，推定という観点からすれば，この研究に参加した16人とよく似た，糖尿病性腎症の大きな集団におけるプラセボと比べた，この薬剤の効果の推定値でもある．

区間推定

推定という視点でひとたび考えるならば，治療の効果をたった一つの値で見積もるというのは不安であるかもしれない．見積もりなのだから，おおよそこの値からこの値くらいまでのあいだに入るであろう，というような幅をもたせて考えたくなる．推定のもう一つのやり方は区間推定とよばれ，通常95%信頼区間とよばれる方法で計算できる．

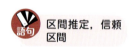

語句 区間推定，信頼区間

⇒本章3の豆知識（p.214），本章4の一口メモ（p.223）参照．

事例 1 の場合に，平均値の差の 95％ 信頼区間を推定すると［－17.18，1.28］となる．この 2 つの数値をみて，平均値の差を見積もるなら－17.18 から 1.28 くらいに入るであろうと解釈すればよい．95％ 信頼区間は研究への参加者の人数（標本の大きさ）に影響を受ける．人数が多いとそれだけ精度よく推定できることになるので，区間の幅は狭くなる．一方，人数が少ない場合には区間幅は広くなる．事例 1 の研究は 16 人の参加者から成る研究で参加者の人数は決して多くはない．それだけ推定精度は低くなるので，95％ 信頼区間の幅は広くなっているのである．

解釈上の注意

事例 1 において，得られた平均値の差の 95％ 信頼区間が 0 を含んでいることに注意をしておこう．平均値の差や割合の差が 0 であることは，2 つの群の効果が同じであると意味することになる．見積もった幅がこの値を含んでいるのであるから，幅を付けて解釈すると効果があるかもしれないしないかもしれない，と解釈することになり明確なことをいえない．一方，差で表される指標の 95％ 信頼区間が 0 を含んでいないのであれば，それは幅を付けて見積もったとしても一方の群に効果があると解釈することができるであろう．

事例 2 に割合の比であるリスク比やオッズ比を用いた場合や，事例 3 の発生率比を用いた場合などの比として効果を表現する指標を用いる場合にも，それぞれの指標の 95％ 信頼区間を計算することができる．効果を表現する指標が差ではなく比の場合には 0 ではなく比の値が 1 であることが 2 つの群間で治療効果が同じであることを意味するので，95％ 信頼区間が 1 を含むか否かに着目して推定結果を解釈すればよい．

算出方法について

点推定の値や 95％ 信頼区間の値の算出方法は，評価項目に用いたデータの型が何か，それをどのように効果や影響の指標にまとめるかによってそれぞれ計算方法が異なる．よって，自分で計算するときは，評価項目がどの型なのかと，どのように効果を表現するかを整理しておくとよいであろう．また，統計解析ソフトウエアを用いる場合であっても，それらの違いによってメニューが異なっていることを知っておくとよいであろう．

6.3 統計的検定

統計的検定は，データ解析を行う前に帰無仮説とよばれる架空の仮説を設定し，研究で得られたデータで否定することで母集団に言及する方法論である．詳細は本章「2 検定の考え方」（p.197）に記載されたとおりである．この統計的検定も母集団における治療や影響の効果に言及する方法論である．事例 1 の場合，母集団における平均値の差はこの程度であろうという帰無仮説を数値で表現し，これ

を研究で得られた16人の収縮期血圧の変化量で否定することを試みる．

検定において手元のデータで否定を試みるために用いる帰無仮説は，通常，研究者が考えている研究の仮説とは異なる状況を設定する．

事例1の検定

通常，2標本t検定という検定を用いるが，この検定の帰無仮説は以下である．

- 帰無仮説「母集団における収縮期血圧の変化量の平均値の差は0である」

平均値の差が0ならば治療効果がないことを意味したことを思い出そう．この帰無仮説を手元のデータで否定することで，治療効果があるということを示すことになる．

事例2の検定

この場合の帰無仮説は以下である．

- 帰無仮説「母集団における主要な合併症の複合もしくは死亡の発生のリスク差が0である」
- （●帰無仮説「母集団における主要な合併症の複合もしくは死亡の発生のリスク比が1である」）
- （●帰無仮説「母集団における主要な合併症の複合もしくは死亡の発生のオッズ比が1である」）

これらはいずれも2つの群の主要な合併症の複合もしくは死亡の発生が同じであることを意味しているので，カイ二乗（χ^2）検定として知られる検定で行うことができる．

事例3の検定

帰無仮説は以下であり，よく知られている検定がログランク検定である．

- 帰無仮説「母集団におけるハザード比が1である」

それぞれの事例で用いる検定は異なるが，これも推定のときと同じように評価項目に用いたデータの型が何か，どのように効果や影響の指標にまとめるかによって決まる．

個々の検定の計算はデータの型や効果の指標，帰無仮説によって変わるものの，どの検定であっても検定結果はP値とよばれる指標で要約される．これは帰無仮説という架空の仮説のもとで計算される値であり，おおざっぱにいうと帰無仮説の状況において手元のデータではどの程度起こりやすいかを測っていると考え

優越性，非劣性，同等性と帰無仮説

左記のそれぞれの検定の帰無仮説は一般の場合であり，場合によっては異なる帰無仮説が採用されることがある．このよい例が本章「4 優越性・非劣性・同等性」（p.220）で説明されている優越性か非劣性か同等性かの違いであり，帰無仮説の値によって検定が変わることを示している．

ログランク検定

イベントまでの時間データ群間を比較する際に用いられる代表的な検定である．この検定は，イベントまでの時間データの順位と打ち切りの情報を利用して構成されている．本項の事例3では2群間の比較の適用例として説明しているが，多群間の比較にも用いることができる．

表5 評価項目と効果を表す指標，推定と検定のまとめ

評価項目におけるデータの型	連続値	二値	イベントまでの時間
本項で扱った事例における評価項目	収縮期血圧の変化量	主要な合併症の複合もしくは死亡の発生	死亡までの時間
記述のための要約	標本の大きさ，平均値，標準偏差など	頻度と（イベント発生）割合	イベントが生じた時点ごとのイベント数とリスク集合や人時間あたりのイベント数
グラフ	ドットプロット（ヒストグラムや箱ひげ図）		カプラン・マイヤープロット
効果を測る指標	平均値の差	リスク差，リスク比，オッズ比	ハザード比
事例における効果を測る指標の点推定値と95％信頼区間	−8.0 [−17.2, 1.3]	−0.29 [−0.49, −0.09]（リスク差），0.57 [0.38, 0.87]（リスク比），0.30 [0.12, 0.71]（オッズ比）	0.76 [0.32, 1.83]
効果を測る指標に対応する検定［検定の帰無仮説］	2標本 t 検定［母集団の平均値の差は0］	カイ二乗検定［母集団のオッズ比は1（母集団のリスク比は1，母集団のリスク差は0）］	ログランク検定［母集団のハザード比は1］
事例における上記検定の P 値	$P=0.086$	$P=0.006$	$P=0.538$
効果を測る指標に対応する回帰モデル	（通常の）回帰分析	ロジスティック回帰分析（オッズ比と対応）	Cox回帰分析

ればよいかもしれない．P 値が小さいことで事前に設定した帰無仮説の値は否定されることになる．

7 データの型と効果を表す指標の推定と検定のまとめ

　表5は本項で示した3つのデータの型と要約，グラフ，効果を表す指標の推定と検定をまとめている．それぞれの値を具体的にどのように計算するかについては後述する．なお，表5の二値のデータの効果を表す指標には，リスク差，リスク比，オッズ比を用いることが考えられる．取りあげた事例2の研究の場合，リスク差やリスク比を用いるほうが適切である．オッズ比はイベントがまれの場合にリスク比の近似として解釈できるが，この事例では，リスク比は0.57，オッズ比は0.30となっているので解釈は難しい．オッズ比はロジスティック回帰と対応がある．オッズ比とロジスティック回帰との関係は，本章「6　交絡の調整」（p.245）を参照してほしい．

8 具体的な計算式と例

以下に本項で紹介した解析方法の計算について記載する．（⇒リスク差，リスク比，オッズ比に関しては，本章「3 医薬品の有効性の推定」〈p.208〉を参照）これらの式の導出は本書の範囲を超えており，実際に式や計算はソフトが行ってくれるので覚える必要はない．ただし，ここで示している表にまとめられた数値があれば個々の参加者のデータがなくても計算ができるということは知っておいてもよいかもしれない．

ソフトウエアの出力

推定というのはあくまで見積もる方法であり，推定のやり方が異なれば計算方法も異なる．統計ソフト間でしばしばデフォルトとなっている推定方法が異なることがあり，知っている方法の手計算値と合わないことがあることも知っておいてよいかもしれない．そのような場合は統計ソフトのマニュアルを参照したり，ソフトを製作した会社に尋ねたりするとよいであろう．

8.1 平均値の差

データの要約

それぞれの群（A群とB群）における評価項目の標本の大きさ，平均値，標準偏差を**表6**にまとめることにする．

平均値の差の推定値とその95%信頼区間

表6から，平均値の差の点推定値$\widehat{MD}$は，以下の式で求めることができる．

表6 連続値データを要約した表

	標本の大きさ (n)	平均値	標準偏差
A群	n_A	m_A	s_A
B群	n_B	m_B	s_B

$$\widehat{MD} = m_A - m_B$$

平均値の差の標準誤差$SE(\widehat{MD})$は，以下の式で得ることができる．

$$SE(\widehat{MD}) = \sqrt{\frac{(n_A-1) \times s_A^2 + (n_B-1) \times s_B^2}{(n_A-1)+(n_B-1)}} \times \sqrt{\frac{1}{n_A} + \frac{1}{n_B}}$$

これを用いて，オッズ比の95%信頼区間の上限と下限の値は，以下の式で得ることができる．

$$\widehat{MD} \pm t_{0.975,\, n_A+n_B-2} \times SE(\widehat{MD})$$

ここで，$t_{0.975,\, n_A+n_B-2}$は自由度n_A+n_B-2のt分布の97.5%点である．

2標本t検定

2標本t検定の帰無仮説は「母集団における2つの群の評価項目の平均の差は0」というもので，以下の値に基づき行う．

$$t = \frac{\widehat{MD}}{SE(\widehat{MD})}$$

帰無仮説におけるこのtの分布が自由度n_A+n_B-2のt分布に従うことを利用してP値を計算することができる．

8.2 ハザード比とその95%信頼区間

データの要約

それぞれの群（A群とB群）におけるイベントが発生するまでの時間データを考えよう．病院への通院などにより，イベントが発生するまでの時間は月単位などで測定されていることが多いかもしれない．特定の時点において，どちらかの群でイベントが発生した場合の値を**表7**にまとめることにする．

表7において，ある特定の時点であるt時点に注目しよう．この第t時点のデータを用いて，$m_{あり t} = a_t + b_t$，$N_t = n_{At} + n_{Bt}$などとすると，第t時点について**表8**に示すような2×2分割表が作成できることがわかるであろう．

つまり，イベントが生じた各時点ごとに2×2分割表をつくることができる．

表7 イベントが発生するまでの時間データを要約した表

		0時点	1時点	2時点	⋯	t時点	⋯	T時点
A群	イベント数	a_0	a_1	a_2	⋯	a_t	⋯	a_T
	リスク集合	n_{A0}	n_{A1}	n_{A2}	⋯	n_{At}	⋯	n_{AT}
B群	イベント数	b_0	b_1	b_2	⋯	b_t	⋯	b_T
	リスク集合	n_{B0}	n_{B1}	n_{B2}	⋯	n_{Bt}	⋯	n_{BT}

表8 表7の第t時点を書き換えた2×2分割表

	イベント		
	あり	なし	計
治療A	a_t	c_t	n_{At}
治療B	b_t	d_t	n_{Bt}
計	$m_{あり t}$	$m_{なし t}$	N_t

第t時点での生存割合

第t時点におけるA群，B群それぞれの生存割合（p_{At}，p_{Bt}）は，以下の式で計算できる．

$$A群： p_{At} = \prod_{i=0}^{t} \frac{n_{Ai} - a_i}{n_{Ai}}, \quad B群： p_{Bt} = \prod_{i=0}^{t} \frac{n_{Bi} - b_i}{n_{Bi}}$$

カプラン・マイヤープロットは，**表8**のそれぞれの群について第t時点までの生存割合を以下の式で推定し，線で結んだものである．

ハザード比の推定値とその95%信頼区間

ハザード比が時点によらず一定であるという仮定のもとでの，ハザード比の点推定値を$\widehat{HR}$とすると，これは近似的に以下の式で求めることができる．

$$\widehat{HR} = \exp\left(\frac{\sum_t a_t - \sum_t \frac{n_{at} \times m_{あり t}}{N_t}}{\sum_t V_{at}}\right)$$

このハザード比の95%信頼区間の上限と下限の値は，以下の式で得ることができる．

$$\exp\left(\frac{\sum_{t=0}^{T} a_t - \sum_{t=0}^{T} \frac{n_{at} \times m_{あり t}}{N_t}}{\sum_{t=0}^{T} V_{at}} \pm \frac{1.96}{\sqrt{\sum_{t=0}^{T} V_{at}}}\right)$$

ログランク検定

ログランク検定の帰無仮説は「母集団におけるハザード比は1」というもので，以下の Q_{MH} の式に基づき行う．

$$Q_{MH} = \frac{\left(\sum_{t=0}^{T} a_t - \sum_{t=0}^{T} \frac{n_{at} \times m_{ありt}}{N_t}\right)^2}{\sum_{t=0}^{T} V_{at}}$$

ただし $V_{at} = \dfrac{n_{at} \times n_{bt} \times m_{ありt} \times m_{なしt}}{N_t^2 \times (N_t - 1)}$ である．

帰無仮説におけるこの Q_{MH} の分布が近似的に自由度1の x^2 分布に従うことを利用して P 値を計算することができる．

（大森　崇）

● 引用文献

1) Hommel E, et al. Effect of Captopril on kidney function in insulin-dependent diabetic patients with nephrophathy. BMJ 1986 ; 293 (6545) : 467-470.
2) van Santvoort HC, et al ; Dutch Pancreatitis Study Group. A step-up approach or open necrosectomy for necrotizing pancreatitis. N Engl J Med 2010 ; 362 (16) : 1273-1281.
3) McIllmurray MB, Turkie W. Controlled trial of g-linolenic acid in Dukes's C colorectal cancer. Br Med J (Clin Res Ed) 1987 ; 294 (6582) : 1260 and 295 (6583) : 475.

● 参考資料

1. Altman DG, et al, eds. Statistics with Confidence : Confidence Intervals and Statistical Guidelines. 2nd edition. BMJ ; 2000.

6 交絡の調整

Summary
- 臨床研究では，曝露状態の異なる群間の結果を比較するとき，そもそも曝露以前の特徴がグループ間で偏っていることがある．交絡とは，このような偏りのため群間の比較可能性がなくなり，曝露要因と結果との関連がゆがめられてしまうことである．
- 交絡を制御するために，臨床研究をデザインする段階で取り組む方法がある．代表的な方法として，ランダム化・限定・マッチングがあげられるが，ランダム化が最も強力な方法である．
- 研究デザインの中で交絡が適切に制御されなければ，データを解析する段階において調整することが重要である．その解析により制御する方法の代表例が，層別解析，回帰分析である．また，近年，傾向スコアを用いた解析も多くみられるようになった．

Keywords▶ 交絡，ランダム化，層別解析，回帰分析，傾向スコア

1 交絡

1.1 交絡の事例

　ヒトを対象とする臨床研究の目的の一つは，曝露要因と結果の因果関係を評価することである．結果とは疾病発生・死亡などアウトカムとして興味のある事象であり，曝露要因とは，喫煙や薬剤などの結果との関連について興味のある因子である．交絡（confounding）とは，臨床研究において曝露状態の異なる群間の結果を比較するとき，そもそも曝露以前の特徴が群間で偏っている場合に，このような偏りのため群間の比較可能性がなくなり，曝露要因と結果との関連がゆがめられてしまうことである．

　交絡を仮想的なコホート研究の事例で示してみよう．**表1**は，ビタミンサプリメント摂取のあった集団（曝露あり群）と摂取のなかった集団（曝露なし群）を10年間追跡した場合の心疾患発生状況である．コホート研究では，曝露要因と結果の関連は疾病発生割合の比（リスク比）または割合の差（リスク差）で評価される．このデータから，曝露要因（サプリメント摂取の有無）と結果（心疾患の有無）について，リスク比は0.5倍となり，曝露あり群は曝露なし群と比較して心疾患発生割合が低いことが示唆される．

表1 ビタミンサプリメント摂取の有無と心疾患発生に関するコホート研究

	心疾患発生あり	心疾患発生なし	全体
曝露あり	150人	850人	1,000人
曝露なし	150人	350人	500人

リスク比 0.5倍（150/1,000）/（150/500）=0.5

1.2 交絡要因の必要条件

しかし，多くの観察研究においてみられることであるが，曝露要因の効果というのは，曝露そのものによる効果に加えて，曝露状況などに関連している他の因子の効果が混ざったものである．ここで，他の因子として性別をあげる．**表2**は，**表1**を男女で層に分けたデータである．男女別にリスク比を計算すると，リスク比は男女ともに1倍になる．男女別の結果が正しいとすると，曝露要因の有無と心疾患発生は関連がないことになる．なぜ，このような計算結果になったのであろうか．それは，①一般的に女性のほうが男性よりもサプリメントを摂取する傾向にあり，②女性では男性に比べて心疾患発生リスクが低い（男性は心疾患発生の既知のリスク要因）となっているためである．このように，曝露要因と結果の両方に関係する他の因子があると，層別する場合とまとめた場合で，リスク比の計算結果が大きく異なることがある．性別が交絡要因となっているかどうか，以下の交絡要因の必要条件から，どちらの結果を用いるべきか判断する必要がある．

交絡要因の必要条件を以下にまとめる．

> ①交絡要因は結果と関連していなくてはならない．
> ②交絡要因は曝露と関連していなくてはならない．

これらの項目は必要条件であるため，一つでも満たしていない場合は交絡要因とはいえない．たとえば，年齢がある疾病のリスク要因であるとする．しかし，曝露状況ごとに年齢の分布が異ならない限り，年齢は交絡要因とはならない．実際に，年齢分布が曝露状況ごとに同じであれば，曝露と結果の関連を評価する際に年齢の影響は受けないといえる．また，3つ目の必要条件をあげる．

> ③交絡要因は曝露の結果（中間変数）であってはならない．

3つ目の条件における中間変数とは，曝露要因が結果に影響を与える過程の因子をさす．たとえば，降圧薬による脳卒中予防効果を調べるとき，投与後の血圧は降圧薬投与の結果であり，脳卒中発症にも関連する．このような中間変数を交絡要因とみなして調整を行うと，降圧薬の効果の推定にバイアスが生じ，因果関係の評価をすることができない．このような中間変数は交絡要因とはいわずに，区別されることに注意したい．

さて，上述のコホート研究の例をみてみよう．性別は心疾患発生（結果）の既知のリスク要因であり，一般に女性でサプリメント摂取（曝露要因）が多く，性

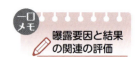

一口メモ 曝露要因と結果の関連の評価

実際にはリスク比・リスク差などの効果の評価は，95％信頼区間を加味して検討されるべきである．

表2 性別により層別したサプリメント摂取の有無と心疾患発生に関するコホート研究

A. 男性

	心疾患発生あり	心疾患発生なし	全体
曝露あり	70人	130人	200人
曝露なし	140人	260人	400人

リスク比 1倍 (70/200) / (140/400) = 1

B. 女性

	心疾患発生あり	心疾患発生なし	全体
曝露あり	80人	720人	800人
曝露なし	10人	90人	100人

リスク比 1倍 (80/800) / (10/100) = 1

研究デザインによる効果指標の違い

コホート研究などの前向き研究デザインでは発症が把握できるため曝露要因と結果の効果指標として，リスク比やリスク差が用いられる．一方で，ケース・コントロール研究などの後ろ向き研究デザインではオッズ比が効果指標として用いられる．

別は曝露の結果ではないことから，上記の必要条件を満たしているので，交絡要因と考えられる．したがって，性別を無視した表1の結果では，交絡要因である性別によって因果関係がゆがめられており，性別で層別した表2の解析結果のほうを用いるべきである．

コホート研究やケース・コントロール研究などの観察研究では，ランダム化臨床試験のように実験条件を人為的にそろえられず，比較したい曝露群間で対象者の特徴が異なることは多くみられる．そのため，曝露と結果の関係を第三の因子がゆがめる交絡は，よくみられる現象といえる．具体的な事例として，アスピリン服用（曝露要因）と脳卒中発生（結果）を考える[1]．アスピリンが心疾患患者により処方されやすく，さらに，心疾患患者であることが脳卒中のリスク要因とする．この場合，心疾患患者であることが交絡要因になっており，脳卒中リスクに対しアスピリンを使用する効果の指標はゆがめられることが考えられる．また，心疾患であること以外にも，性別，年齢，人種，居住地，食生活，既往歴など，さまざまな因子が交絡要因となっていることが考えられる．このようにたくさんの交絡要因が存在し，性質の違うものを比較することは，「リンゴとミカンを比較する」ことで例えられるなどする．交絡要因をどのように制御して，曝露要因と結果の因果関係を評価するかが臨床研究にとって最も重要なことといえる．

2 交絡の制御

交絡が存在する場合，興味がある曝露要因と結果の関連を評価する効果指標にバイアスを生じてしまう．したがって，研究者は交絡を制御したり調整したりすることを努力するべきである．交絡を制御するには，臨床研究の研究デザインの段階で取り組む方法がある．代表的な方法として，ランダム化（randomization），限定（limitation），マッチング（matching）があげられる．

2.1 ランダム化

ランダム化とは，治療薬（新薬・既存薬）などの興味のある曝露要因を設定し，研究対象者にランダム割付する方法である．ランダム化は，比較する群間で背景要因などの条件をそろえるために実施されるものであり，実験研究（介入研究）においてのみ使用できる方法である．治療を人に対してランダムに割り付けることは，医療行為として倫理的ではない側面もある．ランダム割付が許容されるのは，試験治療とコントロール治療とのあいだで，均衡が成立しているときだけだといわれる．ランダム化をすることで，対象者の特徴は群間で平均的に等しくなる．結果に影響すると考えらえる因子が，比較する群間で均等に分布することが期待されるため，これらの因子による交絡が生じないことになる．また臨床研究においては，研究者が想定しない未知の交絡要因が存在することもある．ランダム化は，このような未知の交絡要因も，群間で均等に分布することが期待される

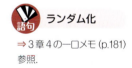

語句 ランダム化

⇒3章4の一口メモ（p.181）参照．

> **Column**
>
> **喫煙と肺がん論争**
>
> 　統計学者であるFisherは，1950年代に相次いで報告された喫煙と肺がんに関するケース・コントロール研究を批判したことで知られている．Fisherは，Nature誌に投稿したレターで，「いかなる直接的因果関係がなかったとしても，両方（喫煙と肺がん）の特徴は，共通の原因により，大きく影響されることがある」と述べた．共通の原因（交絡要因）としてFisherは遺伝子を指摘したが，このレターは単に喫煙と肺がんの因果関係を否定するものではない．Fisherが提唱するランダム化臨床試験（この場合は倫理的に不可能）でなければ因果関係は証明できないため，結論を保留すべきである，という統計学的視点からの主張であった．これは，交絡に関する歴史上の有名な論争である[1]．
>
> 　ただし，批判された研究は，その一つの研究とデータから喫煙と肺がんの因果関係を示すことができたとはいえないものの，過去の喫煙・肺がんに関する医療研究報告もふまえると，社会に対して喫煙の害を警告するには十分であったと考えられている．この時代から喫煙対策は公衆衛生での重要な課題であり，現在も主要な課題の一つである．
>
> ●引用文献
> 1) Stephen S. Dicing with Death. Cambridge University Press；2003. 松浦俊輔訳. 確率と統計のパラドックス. 青土社；2005.

ため，交絡を制御する強力な手法である（⇒ Column参照）．

2.2 限定とマッチング

　介入を研究者自身がコントロールできない疫学研究において，交絡は研究対象の限定・マッチングなどによるデザイン・計画時の配慮によって制御されてきた．限定とは，交絡要因と考えられる変数について同じ値，ないし，近い値をもつものだけに対象を限定することである．たとえば，年齢が交絡要因である可能性が考えられるとき，ほぼ同年齢の対象だけを研究対象とすることで年齢の影響を調整できる．マッチングは，ある特定された集団において，交絡要因と考えられる変数について，曝露を受けた対象者と交絡要因が同じ，ないし近い値をとる曝露を受けていない対象者を集団からサンプリングし，選択された集団に対して研究を実施する手法である．コホート研究において，マッチングは追跡開始時点で両群を比較可能な集団とし，交絡を制御する目的で用いられる．ただし，マッチングは交絡の制御のほかに，集団全体に調査を実施することが難しい場合に資源や経費を削減する目的で用いられる場合もある．コホート研究においては，解析の段階でマッチングを考慮することは必要でないが，解析の段階で考慮することは，曝露要因と結果の関連の推定効率が高くなるため勧められる．一方，ケース・コントロール研究では，交絡の可能性のある要因の分布をそろえて研究の効率を高めるためにイベントを発生したケースに対して，交絡要因が近い値をとるイベン

トを発生していないコントロールのマッチングが行われることが多い．ケース・コントロールマッチングの場合は，交絡を調整するために解析の段階で必ずマッチングを考慮する必要がある．

　これらの方法では，限定・マッチングに用いた交絡要因については交絡を制御できる．一方で，交絡要因が複数ある場合，複数の交絡要因の組み合わせで対象者を絞ることで研究のサンプルサイズを小さくしてしまうために，曝露要因と結果の効果指標の推定効率が低くなるなどの問題もある．そのため，限定・マッチングに用いる曝露要因の選択は，計画の段階で厳密に議論することが望ましい．さらに，ランダム化と異なる最も重要な課題として，未知・未測定の交絡要因の影響は排除できないことがあげられる．

　研究デザインの段階で交絡が適切に制御されなければ，データ解析において調整することが重要である．次節では，データ解析によって交絡を調整する方法について紹介する．

> **一口メモ 研究のサンプルサイズ**
> サンプルサイズが小さくなると，「差があるときに差を検出する」検出力が低くなることを，「効率・精度が低くなる」という．具体的には，効果の指標の標準誤差や信頼区間が大きくなる傾向がみられる．

3 層別解析

　前述のコホート研究の例を再考する．表1では男女合計，表2では男女別の集計結果が記されていた．この例では，男女を合わせて解析するとリスク比は0.5倍で，ビタミンサプリメント摂取のあった集団（曝露あり群）のほうが摂取のなかった集団（曝露なし群）に比べて心疾患発生リスクが低かった．一方で，男女で層に分けて計算すると，リスク比は男女ともに1倍となった．この例では，性別が曝露要因（ビタミンサプリメント摂取）と結果（心疾患発生）の交絡要因となっていた．表2のように，交絡要因である一つないし複数の変数カテゴリーによって群分けし，曝露要因と結果のデータを群ごとに集計することを層別（stratification）とよび，群ごとに効果を推定する解析をサブグループ解析（subgroup analysis）とよぶ．層別解析（stratified analysis）とは，層別したデータに基づき，交絡要因を調整したもとで効果の推定値を導き出す解析方法である．

3.1 層別解析の例

　層別解析を説明するために，糖尿病患者の研究を例にとってみよう．University Group Diabetes Program (UGDP)[2]は，経口糖尿病治療薬の効果を調べるために，1960年代に実施されたランダム化臨床試験である．UGDPではプラセボコントロールを含めて5剤が1,027人の新規糖尿病患者にランダムに割り付けられた．ここではトルブタミド投与群とプラセボ投与群のみについて，8年間の累積死亡数について調べることとする．この研究において，「年齢」は，死亡のリスク要因であり，治療と関連しており，さらに治療と死亡の因果の中間変数ではないことから，交絡要因の必要条件を満たしている．そこで，年齢により層別

表3 層別解析とサブグループ解析の事例（UGDP, 1970）

年齢		全体			層別					
					55歳未満			55歳以上		
結果		生存	死亡	計	生存	死亡	計	生存	死亡	計
治療	トルブタミド投与群	30	174	204	8	98	106	22	76	98
	プラセボ投与群	21	184	205	5	115	120	16	69	85
サブグループ解析		リスク差＝(30/204)−(21/205)＝0.044 ピアソンのχ^2検定 $P=0.172$			リスク差＝(8/106)−(5/120)＝0.33 ピアソンのχ^2検定 $P=0.276$			リスク差＝(22/98)−(16/85)＝0.36 ピアソンのχ^2検定 $P=0.545$		
層別解析		共通リスク差＝0.034，マンテル・ヘンツェル検定 $P=0.275$								

（Meinert CL, et al. A study of the effects of hypoglycemic agents on vascular complications in patients with adult-onset diabetes. II. Mortality results. Diabetes. 1970；19：Suppl：789-830[2] より）

表4 層別解析の数式表記（k番目の層）

		結果あり	結果なし	計
曝露	あり	a_k	c_k	n_k
	なし	b_k	d_k	m_k
サブグループ解析（層の数結果がある）		リスク差＝$\dfrac{a_k}{n_k}-\dfrac{b_k}{m_k}$	リスク差＝$\dfrac{a_k}{n_k}\Big/\dfrac{b_k}{m_k}$	
層別解析（全体で一つの結果）		共通リスク差 $=\dfrac{\sum_k (a_k m_k - b_k n_k / N_k)}{\sum_k (m_k n_k / N_k)}$	共通リスク比 $=\dfrac{\sum_k (a_k m_k / N_k)}{\sum_k (b_k n_k / N_k)}$	

（Meinert CL, et al. A study of the effects of hypoglycemic agents on vascular complications in patients with adult-onset diabetes. II. Mortality results. Diabetes. 1970；19：Suppl：789-830[2] より）

したデータとサブグループ解析の結果を表3に示す．

前向きのコホート研究では，曝露要因と結果の関連を示す指標として，発症割合の差（リスク差）または割合の比（リスク比）が効果の指標の一つとして用いられる．ここではリスク差で評価を行うこととする．まず，層別しない全体においてリスク差は 0.044（$P=0.172$）であった．年齢群ごとのサブグループ解析においてリスク差は，年齢 55 歳未満の群で 0.33（$P=0.276$），55 歳以上の群で 0.36（$P=0.545$）となった．検定の結果はいずれも有意ではなかったが，リスク差の推定値は年齢層を無視して解析した場合，値が大きくなっており，交絡要因（年齢）を無視した場合，その影響はリスク差を過大評価する方向に働いている．

このデータにおいて興味があるのは，年齢層ごとの評価ではなく，「年齢を調整したうえで，治療と結果の関連の強さはどのくらいか」である．そこで，各群の効果の大きさが共通であると仮定したうえで，群をまとめて併合した共通推定

値を得る解析方法が用いられている．その一つにマンテル・ヘンツェル（Mantel-Haenszel）の方法があり，リスク差の場合はこの共通推定値を共通リスク差（リスク比の場合は共通リスク比）またはマンテル・ヘンツェル推定量とよぶ[3]．表4に共通リスク差と共通リスク比を示している．これは各層ごとに重みをつけて一つの共通リスクを推定する解析方法である．また検定も同様に，「年齢を調整したうえで，治療と結果に関連がない」を帰無仮説とした検定はマンテル・ヘンツェル検定とよばれる．これらのように，交絡要因によって層別したデータに基づき，曝露要因と結果について層を併合した（交絡を調整した）共通の評価を行う方法を，層別解析とよぶ．なお，前述のUGDP研究の事例では，層別解析の結果，共通リスク差は0.034（$P=0.275$）と各層のリスク差とほぼ同じ推定値であった（表3）．

これまでコホート研究における層別解析の例を述べたが，ケース・コントロール研究の場合は，原因と結果の関連を評価する際にはリスク比やリスク差ではなく，オッズ比が用いられる．したがって，共通推定値も同様に，各層の効果の大きさが共通であると仮定したもとで推定された共通オッズ比が用いられる．

3.2 層別解析の問題点

上記の層別解析では，層を調整した共通の推定値を得るときに，層ごとに効果の大きさと向きが共通であるという仮定が必要であった．これに対して，効果の大きさが共通であることを仮定しないで層を併合する標準化（standardization）という解析方法も知られている[5]．各層で効果の向きや大きさが異なることを，曝露要因と層別変数に交互作用がある，という．また，各層で効果の向きが同じで大きさのみが異なる場合，交互作用は効果の修飾，または量的な交互作用とよばれる．標準化は効果の修飾が想定される場合には有用な方法である．ただし，標準化の方法も前述の層別解析方法も，各層の効果の向きが異なる場合（質的な交互作用とよばれる）には適当とはいえない．層別解析によって交互要因を調整する際には，各層の効果の大きさや向きをよく吟味して行わないと結果の解釈を誤ることがあるので注意が必要である．

層別解析は交絡要因をデータ解析の段階で調整する主要な方法である．ただし，標準化の方法であっても，多くの交絡要因で層別を行うと，いくつかの層でデータがまばらになり，曝露要因の群間比較ができなくなることや，推定の効率が悪くなることがある．そのような場合には，後述の回帰モデルや傾向スコアを用いた解析が有用であるといえる．

4 回帰モデル

回帰モデル（regression model）は，簡単にいうと2つの変数の関係を記述する統計解析方法である．相関係数（correlation coefficient）と異なる点は，相関

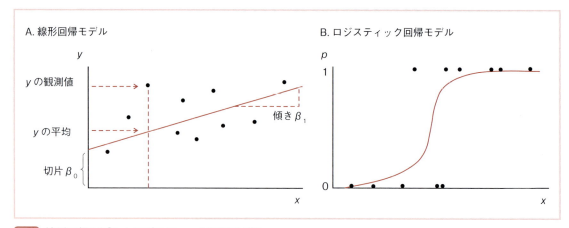

図1 線形回帰モデルとロジスティック回帰モデル

係数は2つの変数に関連の向きを仮定しないが，回帰分析では，2つの変数を説明変数と結果変数とし，説明変数の値によって結果変数がどう説明できるかというように，関連の向きを仮定している．たとえば，結果変数が連続変数（数値データ）である場合，下記のような線形回帰モデルが用いられる．

$$Y = \beta_0 + \beta_1 X + e$$

ただし，Yは結果変数，Xは説明変数，eはランダム誤差とする．図1Aに線形回帰モデルのイメージを示す．回帰式に用いられるβ_0，β_1はそれぞれ切片パラメータ，傾きパラメータとよばれ，データから推定される．とくに傾きパラメータは，$\beta_1 = 0$の場合，Yは切片のみに依存するためYとXの関連がないと判断される．一方，傾きの値が，正・負どちらでも，0より大きいほどYはXの値に影響を受けるため，関連が強いと判断される．

4.1 臨床研究における回帰モデルの例

臨床研究において，回帰モデルは，疾病を引き起こす曝露要因と結果の関連について調べることを目的として用いられる．たとえば，塩分摂取量が多いほど血圧値が高くなるという仮説がある場合を考えよう．結果が収縮期血圧値などの連続変数（数値データ）である場合，線形回帰モデルは以下の式で表わされる．

$$Y（血圧値，mmHg） = \beta_0 + \beta_1 X（塩分摂取量，g/日）+ e$$

ここで，2つの変数の関連は，傾きパラメータβ_1に関する推定と検定によって評価される．傾きパラメータの推定値をb_1とすると，塩分摂取量が1g/日増えると，血圧値がb_1 mmHg高くなると計算され，0より十分大きかった場合，血圧値と塩分摂取量には関連があると判断される．また，帰無仮説$H_0: \beta_1 = 0$の検定において有意差がみられた場合も，血圧値との塩分摂取量には関連があると判断される．

結果変数が高血圧か否かのように二値カテゴリカルデータの場合ではどうなるであろうか．Yは0または1の値しかとらないために，0～1の範囲に収まるこ

とを仮定しない線形回帰モデルは不自然である．そこで，Y が1になる確率 p にS字型の曲線を当てはめる数式モデルが用いられる．これがロジスティック回帰モデル（logistic regression model）である（**図1B**）．前述の例と同様に考えると，結果変数が高血圧発症の有無である場合，ロジスティック回帰モデルは以下の式で表される．

$$\log\left[\frac{p}{1-p}\right] = \beta_0 + \beta_1 X \quad （塩分摂取量，g/日），p：高血圧発症確率$$

ここで，傾きパラメータの推定値を b_1 とすると，$\exp(b_1)$ は曝露効果の指標の一つであるオッズ比に一致し，2つの変数の関連は傾きパラメータ β_1 の推定値と検定によって評価される．β_1 が0の場合は，オッズ比が1と等しく，説明変数 X と結果変数 p に関連がないことになる．傾きパラメータの推定値 b_1 が0より十分大きい（オッズ比が1より大きい）場合，高血圧発症と塩分摂取量には関連が強く，1g/日塩分量が高くなるとオッズ比が $\exp(b_1)$ 倍が高くなると計算される．また，帰無仮説 $H_0: \beta_1 = 0$（オッズ比 = 1）の検定において有意差がみられた場合は，高血圧発症と塩分摂取量には関連があると判断される．

4.2 結果変数と説明変数のデータの型

4.1 で示した2つの回帰分析のモデルの違いは，曝露要因のデータの型ではなく，結果変数のデータの型の違いによるものであった．臨床研究においては，結果変数のデータの型によって各種の回帰モデルが用いられる．主要な回帰モデルの例を**表5**に示す．

線形回帰モデルは血圧などの連続データ，ロジスティック回帰モデルは生存・死亡などの二値カテゴリカルデータ，ポアソン（Poisson）回帰モデルは骨折発生率などの人-時間データ，コックス（Cox）回帰モデルは疾病発生までの期間などの生存時間データに用いられる．これらは，平均値の差，オッズ比，発生率比，ハザード比などの効果の指標と結びつけると覚えやすい．ロジスティック回帰では，対数変換（log）が用いられている．対数変換すると掛け算が足し算になるので，変換を元に戻すと「比のモデル」となっている．線形回帰モデルは回帰係数がそのまま指標として用いられるが，ロジスティック回帰モデル，ポアソン回帰モデル，コックス回帰モデルは，数式に対数変換があり，回帰係数の指数をとることで，それぞれオッズ比，発生率比，ハザード比などの比の指標が計算される．

4.1 の例では説明変数が連続データの場合の例であった．説明変数である曝露要因が新薬と既存薬のように二値カテゴリカルデータであるときには，群を指定する0または1の説明変数（ダミー変数）を用いる．たとえば，喫煙状況として「喫煙なし」「喫煙あり」という二値カテゴリカルデータが説明変数の場合を考えよう．喫煙なし群の対象者だと $X = 0$，喫煙あり群の対象者だと $X = 1$ とコーディングして，$Y = \beta_0 + \beta_1 X$ という線形回帰モデルを当てはめる．たとえば，喫煙なし群だとダミー変数は0のため，Y の平均は β_0 そのものであり，喫煙あ

語句 人-時間

⇒3章「3 観察研究のデザイン」（p. 168），本章5の語句（p. 234）参照．

一口メモ 説明変数が3値以上のカテゴリカルデータの場合

二値カテゴリカルデータではなく，m値（3値以上）のカテゴリカルデータだとどうなるか．その場合はm−1個のダミー変数を作成してモデルに含め，二値のときと同様に解釈していく．回帰モデルを使うときには，とにかく回帰式と回帰係数の意味を理解することが重要である．

表5 データの型と回帰モデル

結果変数のデータ型	モデル	数式	指標 $X=1$ と $X=0$ の比較
連続データ	線形回帰	$Y = \beta_0 + \beta_1 X + e$ (e：ランダム誤差)	平均値の差 $= \beta_1$
二値カテゴリカルデータ	ロジスティック回帰	$\log\left(\dfrac{p}{1-p}\right) = \beta_0 + \beta_1 X$ (p：発症割合)	オッズ比 $= \exp(\beta_1)$
計数データ	ポアソン回帰	$\log(r) = \beta_0 + \beta_1 X$ (r：発症率)	発生率比 $= \exp(\beta_1)$
生存時間データ	コックス回帰	$h(t) = h_0(t) \exp(\beta_1 X)$ ($h(.)$：ハザード関数)	ハザード比 $= \exp(\beta_1)$

り群だとダミー変数は1のため，Yの平均は$\beta_0 + \beta_1$となる．説明変数が連続データの場合は，その効果は傾きの回帰係数（説明変数が1単位変化したときの結果変数の変化量）で評価されるが，説明変数がカテゴリカルデータの場合はダミー変数を代入した後の平均値の差で評価される．

4.3 交絡要因の調整

臨床研究において，交絡要因は回帰モデルによってどのように調整されるのであろうか．これまで紹介した回帰モデルは，2つの変数（曝露要因と結果）のみのモデルであった．回帰モデルの説明変数は1つだけではなく複数の変数を入れることができ，これを多変量回帰モデル（multivariable regression model）とよぶ（なお，説明変数が1つの回帰モデルは1変量回帰モデル〈univariate regression model〉とよぶ）．多変量回帰モデルでは，曝露要因以外の交絡要因と考えられる変数を調整変数として回帰モデルに含めることができる．結果変数を連続データ Y，曝露要因を示す変数を X，交絡要因を示す変数を $Z_1, \cdots Z_p$，e をランダム誤差とすると，多変量回帰モデルは以下のとおりである．

$$Y = \beta_0 + \beta_1 X + \gamma_1 Z_1 + \cdots + \gamma_p Z_p + e$$

ここで，曝露要因に対する傾きパラメータ β_1 は，p 個の交絡要因を調整したもとでの結果変数に対する効果を示す．

1変数モデルと交絡要因を調整した回帰モデルの実際の例を紹介する．**表6**は，アスピリンの効果を調べるため，心臓病が理由でエコーをとった患者6,174人について，生存時間をコックス回帰モデルにより評価した結果である[1]．結果変数は生存時間，曝露要因はアスピリン使用の有無であった．ランダム化臨床試験ではないため，アスピリン使用のある群とない群において，年齢など複数の要因が交絡要因になっていると考えられた．そのため，1変数モデル（**表6 モデル1**）

表6 多変量回帰モデルによる調整の例

モデル	コックス回帰モデルの数式	アスピリン使用による死亡リスク	
		ハザード比（95%信頼区間）	P値
モデル1	$h(t) = h_0(t)\exp[\beta_1 \text{アスピリン使用}]$	1.08 (0.85-1.39)	0.50
モデル2	$h(t) = h_0(t)\exp[\beta_1 \text{アスピリン使用}+\gamma_1 \text{性別}+\gamma_2 \text{年齢}]$	0.75 (0.58-0.96)	0.02
モデル3	$h(t) = h_0(t)\exp[\beta_1 \text{アスピリン使用}+\gamma_1 \text{性別}+\gamma_2 \text{年齢}+\gamma_3 \text{既往歴}]$	0.57 (0.44-0.74)	<0.001

(Gum PA, et al. Aspirin use and all-cause mortality among patients being evaluated for known or suspected coronary artery disease: A propensity analysis. JAMA 2001;286(10):1187-1194[1] より)

に加え，性別・年齢・既往歴などが説明変数に加えられた（**表6モデル2，3**）．交絡要因を調整したもとでのアスピリン使用に関するハザード比は**表6モデル2，3**ともにハザード比が1より小さく，有意に死亡リスクを下げることが示唆された．

4.4 回帰モデルの注意点

　回帰モデルは層別解析に比べて，交絡要因のパターンが多いときに有用な手法といえる．しかし，結果変数と説明変数に数理モデルを仮定しており，誤った確率分布や平均モデルを仮定してしまう「モデルの誤特定」が問題になることもある．たとえば，**表5**に示した回帰モデルでは，説明変数が一次関数（$\beta_0+\beta_1 X$）で表されている．一方で，二乗項を含む二次関数や非線形関数などが当てはまる状況もある．モデルの誤特定があった場合，曝露要因に対する回帰係数の推定値のバイアスが生じる．真のモデルが誰にもわからないため，モデルの誤特定を完全に防ぐことは不可能ともいえるが，実践的な対処法の一つとして，異なるモデルを用いて同じような結果が得られるかを調べることがある．これを感度解析（sensitivity analysis）とよぶ．

5 傾向スコアを用いた解析

　前述した層別解析では，交絡要因で層別することにより，層別された群の中では交絡要因が同じ，あるいはほぼ同じ値になり，交絡を制御できることを述べた．たとえば，性別が交絡要因であれば，男性ごと，女性ごとに曝露要因と結果を評価すれば，交絡は起こらない．一方で，交絡要因が一つではない場合，多くの交絡要因で層別を行うと，いくつかの層ではデータが少なくなり，曝露要因と結果の関連を推定する際に効率が悪くなる問題があった．ここで，交絡が起こるのは，結果と関連している要因が曝露要因と関連するときであり，もし，データをいくつかの層に分けたときに，多くの交絡要因が個々の層内でバランスがとれていれば交絡の調整には十分といえる．傾向スコア（propensity score）は回帰モデルと同様に交絡要因が複数ある場合に，交絡を調整する有用な解析方法である．

5.1 傾向スコアを用いた研究の事例

表7は，肝移植患者と肝切除術患者の予後（生存率，再発率）を評価した研究結果の一部である．この研究[4]では，ある病院で肝細胞がんに対して肝移植を施行した107人，肝切除を施行した628人が対象となった．また，ランダム化臨床試験ではなく観察研究であるため，表7に記載されている患者の背景因子は，肝移植か肝切除かの曝露要因に関連しており，結果変数である生存や再発に関連していることから交絡要因となっていることが考えられる．

5.2 傾向スコアの解析方法

傾向スコアとは，曝露要因を有している確率である．したがって傾向スコアの解析では，まず曝露要因を有している確率を回帰モデルで当てはめ，得られた予測確率を調整変数として，曝露要因と結果変数の効果を評価する．具体的な手順は，以下のとおりである．

① 測定しておいた数ある変数の中からどれを交絡要因として調整するのか選択する．
② 交絡要因を説明変数（$Z_1, \cdots, Z_p$），曝露の有無（$X=1$：曝露群，$X=0$：非曝露群）を結果変数としたロジスティック回帰モデルを当てはめて，回帰係数を推定する．

$$\mathrm{logit}\left[\frac{p}{1-p}\right] = \alpha_0 + \alpha_1 Z_1 + \cdots + \alpha_p Z_p \quad (p：曝露要因ありの確率)$$

③ 回帰係数の推定値とロジスティック回帰モデルをもとに，個人の曝露を受ける確率を予測する．この予測確率を傾向スコアとよぶ．
④ 傾向スコアが同じ，ないし近い値でマッチングを行い，マッチングを考慮した解析手法により，曝露要因と結果の関連を評価する．

以上の解析結果により，肝移植と肝切除を比較した場合，傾向スコア調整オッズ比は5年生存率では0.84倍，5年再発率では0.21倍であり，肝移植は肝切除よりも死亡率は高いものの，再発率は低くなっていることが示唆された．また，マッチング後の2群の背景因子を比較すると，表7と比較して2群間の差はみられなくなっており，傾向スコアでマッチングしたことにより，表中の交絡要因に関しては交絡を制御することができていると考えられる．

5.3 傾向スコアの問題点

表8の人数をみると，表7と比べて解析対象者人数が減っていることがわかる．これは患者背景が異なる場合，比較する曝露群間の傾向スコアが重ならずにマッチングによって患者が省かれてしまうためである．マッチングによって特定の患者のデータが除かれる場合，本来想定していた対象集団に対して比較の妥当性の

表7 肝移植と肝切除術の患者背景

	肝移植（107人）	肝切除（628人）	群間比較（P値）
年齢（歳）	57 (22-69)	67 (20-90)	< 0.001
男性/女性	140/64	576/156	0.004
Child-Pugh分類（A/B/C）	30/78/96	675/55/2	< 0.001
DCP (mAU/mL)	50 (5-20,600)	164 (6-355,000)	0.002
AFP (ng/mL)	33 (0.9-212,220)	21.9 (0.9-360,093)	0.660
腫瘍最大径（cm）	4.5 (0.5-10.0)	4.0 (0.7-25.0)	< 0.001
腫瘍数	2 (1-186)	1 (1-15)	< 0.001

連続変数は中央値（範囲）により記述している．
DCP：des-gamma-carboxy prothrombin（デス-γ-カルボキシプロトロンビン），AFP：alpha-fetoprotein（α-フェトプロテイン）．
(Kaido T, et al. Long-term outcomes of hepatic resection versus living donor liver transplantation for hepatocellular carcinoma：A propensity score-matching study. Dis Markers 2015；2015：425926[4]) より)

表8 傾向スコアによるマッチング後の患者背景とオッズ比推定結果

背景因子の集計	肝移植（40人）	肝切除（40人）	群間比較（P値）
年齢（歳）	57 (22-69)	67 (20-90)	< 0.001
男性/女性	140/64	576/156	0.004
Child-Pugh分類（A/B/C）	30/78/96	675/55/2	< 0.001
DCP (mAU/mL)	50 (5-20,600)	164 (6-355,000)	0.002
AFP (ng/mL)	33 (0.9-212,220)	21.9 (0.9-360,093)	0.660
腫瘍最大径（cm）	4.5 (0.5-10.0)	4.0 (0.7-25.0)	< 0.001
腫瘍数	2 (1-186)	1 (1-15)	< 0.001
傾向スコア法による解析	オッズ比		P値
結果変数：5年生存率	0.84	1（対照）	0.610
結果変数：5年再発率	0.21	1（対照）	0.001

(Kaido T, et al. Long-term outcomes of hepatic resection versus living donor liver transplantation for hepatocellular carcinoma：A propensity score-matching study. Dis Markers 2015；2015：425926[4]) より)

確保が難しくなる場合もある．傾向スコアは曝露要因と結果の関連の評価において調整すればよいものなので，マッチング以外にもさまざまな方法が提案されている[5]．

5.4 妥当な傾向スコアとするための必要条件

傾向スコアが妥当であるためには，①傾向スコアの分布が曝露群と非曝露群でオーバーラップしており，②測定されていない交絡要因はない，という2つの必要条件を満たす必要がある．観察研究においては，計画の段階では想定していない因子や測定が難しい因子など，さまざまな理由で，②の測定していない交絡要

因はないという条件は厳しいことがある．また，データからこの条件を検証することもできない．これらに対しては，できるだけ多くの変数を測定する研究デザインにすることや，条件を満たさない場合について状況を設定して感度解析を行って影響を調べることはできるかもしれない．

〔田中佐智子，田中司朗〕

● 引用文献

1) Gum PA, et al. Aspirin use and all-cause mortality among patients being evaluated for known or suspected coronary artery disease：A propensity analysis. JAMA 2001；286(10)：1187-1194.
2) Meinert CL, et al. A study of the effects of hypoglycemic agents on vascular complications in patients with adult-onset diabetes. II. Mortality results. Diabetes 1970；19：Suppl：789-830.
3) Kenneth J. Rothman. Epidemiology；An Introduction. 2nd edition. Oxford University Press；2012. 矢野栄二ほか監訳. ロスマンの疫学. 第2版. 篠原出版新社；2013. p.248-256, p.262-268.
4) Kaido T, et al. Long-term outcomes of hepatic resection versus living donor liver transplantation for hepatocellular carcinoma：A propensity score-matching study. Dis Markers 2015；2015：425926.
5) 佐藤俊哉, 松山 裕. 交絡という不思議な現象と交絡を取り除く解析. 計量生物学 2011；32：S35-S49.

確認問題

確認問題

問1 生命倫理に関する4つの原則の説明のうち，正しいものはどれか．

1. 患者の自律的な意思決定を尊重するために，医薬品情報の提供は控える．
2. 無危害原則に則り，がん患者に麻薬性鎮痛薬は投与しない．
3. 善行原則の基準となるQOLは，医師の客観的評価により定める．
4. 正義原則とは，法令遵守のことである．
5. 原則が対立する場合には，両者の比較考量により判断する．

解答・解説

正解▶5
解説▶1．患者の自律尊重のためには，患者の意思決定に必要な情報を提供しなくてはならない．2．がんの疼痛管理は，患者の死期を早めるものではなく，無危害原則に反しない．3．QOLの評価にあたっては，患者の主観的評価も考慮する必要がある．4．正義原則とは，社会的な利益と負担の配分の公正，公平性を求めるものである．

問2 ヘルシンキ宣言に関する記述のうち，正しいものはどれか．

1. 被験者の同意により，医師や医療専門職の被験者への保護責任は免責される．
2. 医学研究から除外されたグループには，研究参加の機会を提供してはならない．
3. インフォームドコンセントを与える能力がない人間を研究対象にしてはならない．
4. 社会的弱者グループを対象とする医学研究には特段の配慮が必要である．
5. 新しい治療の有効性を証明する目的でのプラセボの使用は認められない．

正解▶4
解説▶ヘルシンキ宣言（「付録2」〈p.269〉）の下記項目を参照のこと．1は9項，2は13項，3は28〜30項，4は19〜20項，5は33項．

問3 レギュラトリーサイエンスと医薬品規制調和国際会議（ICH）に関する記述のうち，誤っているのはどれか．2つ選べ．

1. レギュラトリーサイエンスとは，法規制に科学的な根拠をもたせるために使用される科学である．
2. レギュラトリーサイエンスとは，科学技術の成果を実用化する際に，その成果の使用者に及ぼす安全性等の問題を予測し，評価し，最適な使用状況に調整する科学である．
3. ICHは，より良い薬を全世界により早く届けるとの目標を掲げ，世界保健機構（WHO）が主催する国際会議である．
4. ICHは，当初，日本，米国，欧州の規制当局と製薬団体が組織し，

正解▶1，3
解説▶1．レギュラトリーサイエンスの正しい説明は2である．3．ICHは，日米欧の3極の規制当局と製薬団体が組織した国際会議で，WHOではない．

3極共通のガイドライン等を作成することにより，一度の試験結果を3極の承認申請資料として使用することができるようにしようとした国際会議である．
5. ICHの成果の一つは，複数の国，地域で実施される国際共同治験の増加である．

問4 薬害事件とその結果を教訓にして実施された法改正や新たな制度との関係に関する記述のうち，正しいものはどれか．2つ選べ．

1. サリドマイド事件を教訓に，GLPが法制化された．
2. スモン事件を教訓に，医薬品副作用被害救済制度がつくられた．
3. 非加熱血液製剤によるHIV感染事件を教訓に，GCPが法制化された．
4. ソリブジン事件を教訓に，生物由来製品に関する規制がつくられた．
5. 血液製剤によるC型肝炎ウイルス感染事件を教訓に，保健衛生上の危害の発生および拡大を防止するための関係者の責務が規定された．

正解▶ 2, 5
解説▶ 1. サリドマイド事件では，医薬品開発の基本方針が通知され，現在の品質試験，非臨床試験，臨床試験の要件が体系的に規定された．3. HIV感染事件では，生物由来製品の規制がつくられた．4. ソリブジン事件では，GLP，GCP（ICHで作成されたGCP）などが法制化された．

問5 GLPと非臨床安全性試験に関する記述のうち，正しいものはどれか．2つ選べ．

1. GLPは，動物愛護の精神を動物試験に適用するために作成され，動物を使用する非臨床試験のすべてに適用される．
2. GLPは，安全性に関する非臨床試験の信頼性を確保するために作成され，毒性試験および一部の安全性薬理試験に適用される．
3. 動物愛護の3Rsとは，Replacement（代替法の利用），Reduction（使用動物数の削減），Refinement（苦痛の軽減）である．
4. 反復投与毒性試験の投与期間は，当該薬剤の毒性の強さによって決められている．
5. がん原性試験の実施については，遺伝毒性試験の結果が陽性であるかどうかだけで決定されている．

正解▶ 2, 3
解説▶ 1. GLPの説明としては2が正しい．4. 反復投与毒性試験の投与期間は，臨床での使用期間に応じて決められている．5. がん原性試験を実施するのは，臨床で6か月以上長期に継続使用される場合，類似の化合物にがん原性が指摘されている場合，反復投与毒性試験で前がん病変などが認められる場合，などである．

問6 臨床試験（治験）とGCPに関する記述のうち，正しいのはどれか．2つ選べ．

1. 希少疾病用医薬品のような対象患者数が少なく，治験が困難な薬剤の場合，臨床試験を実施しないで製造販売承認の申請ができる．
2. 外国で人に対して使用実績が十分ある薬剤でも，日本で初めて治

正解▶ 2, 4
解説▶ 1. 対象患者数が少ない場合でも臨床試験（治験）の実施は必須である．3. GCPの倫理面の規定は，世

験を行う場合，治験届を医薬品医療機器総合機構（PMDA）に提出してから30日を経過した日以前に治験を開始してはならない．
3. GCPには，被験者の人権の保護など倫理面の確保と臨床試験の信頼性確保の2つの目的があり，倫理面の確保に関する規定は，世界医師会のジュネーブ宣言を遵守する内容になっている．
4. 医療機関での治験実施の妥当性を審議する治験審査委員会（IRB）は，当該医療機関の中で組織することは必須ではない．
5. 治験に関する記録は，当該薬剤が製造販売承認を受けた場合，再審査期間が終了するまで保存しなければならない．

界医師会のヘルシンキ宣言を遵守している．5. 治験に関する記録は，製造販売承認の日，または治験の中止・終了の日から3年後のいずれか遅い日まで保存しなければならない．

問7 医薬品の製造販売承認に関する記述のうち，正しいのはどれか．2つ選べ．
1. 医薬品の製造販売承認には，通常の承認のほかに，緊急時の対応として特例承認，開発に時間を要する場合に適用される条件及び期限付承認がある．
2. 医薬品の製造販売承認の可否にあたっては，当該医薬品が著しく有害な作用を有する場合は承認を与えないとされている．
3. 新医薬品の製造販売承認に関する審査は，まずPMDAが行い，その審査結果をもとに，厚生労働大臣が薬事・食品衛生審議会の意見を聴いて最終的に承認の可否を判断することとされている．
4. 審査対象の医薬品の製造所に対するGMP調査は，承認が確定した後に実施される．
5. PMDAの審査は，医学，薬学，獣医学，生物統計などの専門家のチームが，同じ薬効の医薬品を担当して行うチーム審査である．

正解▶ 3, 5
解説▶ 1. 医薬品の承認では，条件及び期限付承認はない．再生医療等製品にのみ存在する．2. 承認拒否事由は，その申請の効能・効果を有すると認められない場合，その効能・効果に比して著しく有害な作用を有することにより，医薬品としての使用価値がないと認められる場合，品質が保健衛生上著しく不適当な場合，などである．単に著しく有害な作用を有するだけでは拒否事由にならない．4. 製造所のGMP適合は承認の要件の一つである．承認までの時期に実施される．

問8 医薬品の安全対策と医薬品リスク管理計画（RMP）に関する記述のうち，正しいのはどれか．2つ選べ．
1. 医薬品は製造販売承認時点では，有効性および安全性に関する情報が十分得られているので，市販後の安全対策では，既知の重篤な副作用対策を臨床現場に周知することが主な業務となる．
2. 医薬品の製造販売後の安全対策の一義的な責任は，製造販売業者にある．医師，薬剤師は，製造販売業者の安全対策の実施に対して協力をしなければならない．

正解▶ 2, 4
解説▶ 1. 承認時点では安全性情報は十分ではない．市販後に副作用報告制度などにより新規の副作用把握に努める必要がある．3. 製造販売業者が実施する市販後の安全対策の責任者は，総括製造販

3. 製造販売業者は，製造販売後の医薬品の安全対策を実施するために，製造管理者を設置して，GVP および GQP の基準を満たさなければならない．
4. RMP とは，医薬品ごとに安全性および有効性に関して，とくに検討すべき事項を特定し，その事項に対する監視計画，リスク最小化計画を策定して実施することである．
5. 市販直後調査は，新たな副作用が発生する可能性の高い承認後の 2 年間に，医薬品の適正使用情報の周知徹底と副作用の迅速な把握を目的に実施される活動である．

売責任者である．5. 市販直後調査は，販売開始から 6 か月間実施する調査活動である．

問9 ある疾患について試験薬と対照薬の有効性を比較するために実施した，以下の研究における検定結果の解釈のうち，正しいものはどれか．ただし，いずれの研究においてもアルファレベル（有意水準）は事前に両側 5% と設定した．

1. ランダム化臨床試験で試験薬と対照薬の有効性を比較したところ，P 値は 0.20 であった．5% 水準で有意ではないので，試験薬と対照薬の有効性は同等である．
2. ランダム化臨床試験で試験薬と対照薬の有効性を比較したところ，P 値は 0.0001 以下であった．5% 水準よりも非常に小さかったので，試験薬の有効性も対照薬より非常に大きい．
3. ランダム化臨床試験で試験薬と対照薬の有効性を比較したところ，正確な片側 P 値は 0.04 であった．5% 水準で有意であり，試験薬のほうが対照薬よりも有効である．
4. ランダム化臨床試験で試験薬と対照薬の有効性を比較したところ，試験薬群の脱落者が多かったが，最後まで試験を継続した参加者では P 値が 0.03 であった．5% 水準で有意であるが結論は保留した．
5. 電子診療情報に基づいてデータベースを作成し，新規に導入された薬と従来から使用されている薬の有効性を比較したところ，P 値は 0.01 であった．5% 水準で有意であり，新規に導入された薬のほうが従来から使用されている薬よりも有効である．

正解▶4
解説▶ランダム化やランダムサンプリングが行われていない研究では検定は意味がない．またランダム化が行われていても，途中脱落が多いとランダム化の利点が崩れてしまう．検定の結果が有意でないからといって，有効性が同等であるとは結論できないし，検定の結果はサンプルサイズの影響を受けるため，有効性の大きさの指標とはならない．

問10 コホート研究とケース・コントロール研究に関する記述について，誤っているものはどれか．

1. コホート研究では医薬品などの曝露を受けた群と曝露を受けなかった群を追跡して，有害事象などの発生状況を比較する．
2. ケース・コントロール研究では有害事象などを発生したケース

正解▶4
解説▶コホート研究は原因から結果へ向けて，ケース・コントロール研究は結果から原因へ向けて，対象者を調べ

群と発生していないコントロール群の曝露状況を，過去にさかのぼって比較する．
3. コホート研究では有害事象などの発生割合や発生率を推定できる．
4. コホート研究ではオッズ比を推定できるが，ケース・コントロール研究のオッズ比とは異なっている．
5. ケース・コントロール研究ではオッズ比を推定できるが，コントロール群の選択を工夫することで発生割合の比や発生率の比も推定できる．

解答・解説

る研究デザインである．コホート研究では曝露群，非曝露群別の発生割合，発生率を推定できる．ケース・コントロール研究では通常はオッズ比しか推定できないが，ネステッド・ケース・コントロール研究やケース・コホート研究のように，コントロール群の選択を工夫することで発生割合の比や発生率の比も推定できる．またコホート研究のオッズ比とケース・コントロール研究のオッズ比は同じものである．

問11 リスク差，リスク比，オッズ比に関する記述について，正しいものはどれか．
1. オッズ比は常にリスク比の近似として解釈できる．
2. リスク差，リスク比，オッズ比は相対指標である．
3. 有害事象などのイベントの発生がまれでなくても，リスク比が1に近ければオッズ比も1に近くなる．
4. リスク差のとりうる値に制限はない．
5. リスク比，オッズ比は必ず1以上となる．

正解 ▶ 3
解説 ▶ リスク差は2群の割合の差，リスク比は割合の比，オッズ比は2群のオッズ（割合/(1-割合)）の比である．リスク差は絶対指標，リスク比，オッズ比は相対指標となる．オッズ比がリスク比の近似として解釈できるのは，有害事象などのイベントの発生がまれな場合か，2群の割合がほぼ等しい場合，つまりリスク比が1に近い場合である．リスク差は割合の差なので $-1 \sim +1$ の範囲しかとりえないし，リスク比，オッズ比は0以上の値をとる．

問12 交絡に関する記述のうち，正しいものはどれか．

1. 交絡が問題となるのは疫学研究のような観察研究のみであり，ランダム化臨床試験のようにランダム化を伴う実験研究では交絡は起こらない．
2. 解析で交絡を調整する方法は多数提案されているが，デザインで交絡に対処する方法はランダム化だけである．
3. 測定可能な交絡要因をすべて解析で考慮できれば，理論的には解析で交絡を調整することが可能である．
4. 交絡は，曝露群が曝露を受けなかった場合でも，非曝露群とイベントの発生状況が異なることで起きる．
5. 観察研究では因果関係を妨げる交絡によるバイアスが最も重大であり，交絡に比べると，そのほかのバイアスの影響は無視できる．

解答・解説

正解 ▶ 4

解説 ▶ 曝露群が曝露を受けなかった場合のイベント発生状況が非曝露群のイベント発生状況と異なると，曝露群と非曝露群のイベント発生状況が異なっても，曝露によるものなのか，曝露群と非曝露群の特徴の違いによるものか区別がつかなくなる．これが交絡である．デザインで交絡に対処する方法としては，ランダム化・限定・マッチングがある．ランダム化は未知・未測定の要因による交絡も防ぐことができる強力な方法であるが，「同じ研究を何回も繰り返した場合」の平均的な性質であり，1回の研究ではたまたま偶然に結果に影響する要因が一方の群に偏ってしまうことも起こりうる．解析で交絡を調整する方法ではすべての交絡要因が測定されている必要があるが，未知の交絡要因が存在するため，測定可能な交絡要因だけでは解析で交絡を完全に調整することはできない．交絡以外にも対象者の選択に由来する選択バイアス，測定誤差に由来する情報バイアスなど，さまざまなバイアスがあり，いずれも研究の妥当性に重大な影響を及ぼす．

付録

ニュルンベルク綱領[1]

1. 研究対象となる人間の自発的承認が絶対に重要である．これはその人が承諾を与えるだけの法的能力をもっていなくてはならないこと，暴力，詐欺，虚偽，強要，出し抜き，あるいはその他の形での圧迫，強制がなく，自由に選択できる条件下でなければならないし，理解した上でまちがいのない決定を下すだけの十分な知識と，当該問題の諸要素についての理解を被験者がもっていなくてはならないことを意味する．そのためには試験対象者が承諾を決意する前に，研究の性格・期間・目的・方法・起こりうべき不快事・偶発事・その実験に参加したために起こるかも知れない健康や容姿への影響について知らされていなくてはならない．同意が正しいものであるかどうかを確かめる責任は，実験を開始，監督，あるいは実施する各個人に帰する．これは巧みに他人に押しつけることのできない［研究者自身の］個人的義務であり責任である．
2. 実験は他の研究方法，研究手段では得られない，社会的善のための豊かな結果をもたらすべきものであって，気まぐれな，不必要な性質のものであってはならない．
3. 実験は動物実験の成績と病気の自然史や研究項目などについての知識とを踏まえ，期待される結果がその実験の遂行を正当化するようなものでなくてはならない．
4. 実験はすべての不必要な身体的・精神的苦痛や傷害を避けるようにして行われなくてはならない
5. あらかじめ死亡や機能的障害を引き起こすことが予想される実験を行ってはならない．実験する医師自身も被験者となる実験の場合は多分例外だが．
6. 犯すべきリスクの程度は，その実験で解決されるべき問題の人道的重要性を上回ってはならない
7. 被験者を損傷，障害，死亡のきわめて小さい可能性さえからも守るため適切な準備をし，適当な設備を整えなくてはならない．
8. 実験は科学的な資格をそなえた人によって行われなくてはならない．実験を指揮し実施する人には，実験のすべての段階を通じて最高の技術と用心深さが要求される．
9. 実験の進行の途中，被験者が実験の続行が自分にとって不可能な身体的，精神的状態に達したと認めた時は中止を求める自由を持っていなくてはならない．
10. 自分に求められる誠実さ，すぐれた技術，注意深い判断をもってしても実験の継続が被検者へ損傷，障害，死亡をもたらすだろうと推測するに足る理由がある時は，担当科学者は実験の途中でいつでも中止する心構えでなくてはならない．

●引用文献
1) 水野 肇 インフォームド・コンセント 中公新書 中央公論社；1990．p.19-21．

付録2 ヘルシンキ宣言（日本医師会訳）[1)]

WORLD MEDICAL ASSOCIATION
ヘルシンキ宣言
人間を対象とする医学研究の倫理的原則

1964年 6月　第18回WMA総会（ヘルシンキ，フィンランド）で採択
1975年10月　第29回WMA総会（東京，日本）で修正
1983年10月　第35回WMA総会（ベニス，イタリア）で修正
1989年 9月　第41回WMA総会（九龍，香港）で修正
1996年10月　第48回WMA総会（サマーセットウェスト，南アフリカ）で修正
2000年10月　第52回WMA総会（エジンバラ，スコットランド）で修正
2002年10月　WMAワシントン総会（米国）で修正（第29項目明確化のため注釈追加）
2004年10月　WMA東京総会（日本）で修正（第30項目明確化のため注釈追加）
2008年10月　WMAソウル総会（韓国）で修正
2013年10月　WMAフォルタレザ総会（ブラジル）で修正

序文

1. 世界医師会（WMA）は，特定できる人間由来の試料およびデータの研究を含む，人間を対象とする医学研究の倫理的原則の文書としてヘルシンキ宣言を改訂してきた．
本宣言は全体として解釈されることを意図したものであり，各項目は他のすべての関連項目を考慮に入れて適用されるべきである．
2. WMAの使命の一環として，本宣言は主に医師に対して表明されたものである．WMAは人間を対象とする医学研究に関与する医師以外の人々に対してもこれらの諸原則の採用を推奨する．

一般原則

3. WMAジュネーブ宣言は，「私の患者の健康を私の第一の関心事とする」ことを医師に義務づけ，また医の国際倫理綱領は，「医師は，医療の提供に際して，患者の最善の利益のために行動すべきである」と宣言している．
4. 医学研究の対象とされる人々を含め，患者の健康，福利，権利を向上させ守ることは医師の責務である．医師の知識と良心はこの責務達成のために捧げられる．
5. 医学の進歩は人間を対象とする諸試験を要する研究に根本的に基づくものである．
6. 人間を対象とする医学研究の第一の目的は，疾病の原因，発症および影響を理解し，予防，診断ならびに治療（手法，手順，処置）を改善することである．最善と証明された治療であっても，安

全性，有効性，効率性，利用可能性および質に関する研究を通じて継続的に評価されなければならない．

7. 医学研究はすべての被験者に対する配慮を推進かつ保証し，その健康と権利を擁護するための倫理基準に従わなければならない．

8. 医学研究の主な目的は新しい知識を得ることであるが，この目標は個々の被験者の権利および利益に優先することがあってはならない．

9. 被験者の生命，健康，尊厳，全体性，自己決定権，プライバシーおよび個人情報の秘密を守ることは医学研究に関与する医師の責務である．被験者の保護責任は常に医師またはその他の医療専門職にあり，被験者が同意を与えた場合でも，決してその被験者に移ることはない．

10. 医師は，適用される国際的規範および基準はもとより人間を対象とする研究に関する自国の倫理，法律，規制上の規範ならびに基準を考慮しなければならない．国内的または国際的倫理，法律，規制上の要請がこの宣言に示されている被験者の保護を減じあるいは排除してはならない．

11. 医学研究は，環境に害を及ぼす可能性を最小限にするよう実施されなければならない．

12. 人間を対象とする医学研究は，適切な倫理的および科学的な教育と訓練を受けた有資格者によってのみ行われなければならない．患者あるいは健康なボランティアを対象とする研究は，能力と十分な資格を有する医師またはその他の医療専門職の監督を必要とする．

13. 医学研究から除外されたグループには研究参加への機会が適切に提供されるべきである．

14. 臨床研究を行う医師は，研究が予防，診断または治療する価値があるとして正当化できる範囲内にあり，かつその研究への参加が被験者としての患者の健康に悪影響を及ぼさないことを確信する十分な理由がある場合に限り，その患者を研究に参加させるべきである．

15. 研究参加の結果として損害を受けた被験者に対する適切な補償と治療が保証されなければならない．

リスク，負担，利益

16. 医療および医学研究においてはほとんどの治療にリスクと負担が伴う．

人間を対象とする医学研究は，その目的の重要性が被験者のリスクおよび負担を上まわる場合に限り行うことができる．

17. 人間を対象とするすべての医学研究は，研究の対象となる個人とグループに対する予想し得るリスクおよび負担と被験者およびその研究によって影響を受けるその他の個人またはグループに対する予見可能な利益とを比較して，慎重な評価を先行させなければならない．
リスクを最小化させるための措置が講じられなければならない．リスクは研究者によって継続的に監視，評価，文書化されるべきである．

18. リスクが適切に評価されかつそのリスクを十分に管理できるとの確信を持てない限り，医師は人間を対象とする研究に関与してはならない．
潜在的な利益よりもリスクが高いと判断される場合または明確な成果の確証が得られた場合，医師は研究を継続，変更あるいは直ちに中止すべきかを判断しなければならない．

社会的弱者グループおよび個人

19. あるグループおよび個人は特に社会的な弱者であり不適切な扱いを受けたり副次的な被害を受けやすい．
すべての社会的弱者グループおよび個人は個別の状況を考慮したうえで保護を受けるべきである．

20. 研究がそのグループの健康上の必要性または優先事項に応えるものであり，かつその研究が社会的弱者でないグループを対象として実施できない場合に限り，社会的弱者グループを対象とする医学研究は正当化される．さらに，そのグループは研究から得られた知識，実践または治療からの恩恵を受けるべきである．

科学的要件と研究計画書

21. 人間を対象とする医学研究は，科学的文献の十分な知識，その他関連する情報源および適切な研究室での実験ならびに必要に応じた動物実験に基づき，一般に認知された科学的諸原則に従わなければならない．研究に使用される動物の福

祉は尊重されなければならない．

22. 人間を対象とする各研究の計画と実施内容は，研究計画書に明示され正当化されていなければならない．

    研究計画書には関連する倫理的配慮について明記され，また本宣言の原則がどのように取り入れられてきたかを示すべきである．計画書は，資金提供，スポンサー，研究組織との関わり，起こり得る利益相反，被験者に対する報奨ならびに研究参加の結果として損害を受けた被験者の治療および／または補償の条項に関する情報を含むべきである．

    臨床試験の場合，この計画書には研究終了後条項についての必要な取り決めも記載されなければならない．

研究倫理委員会

23. 研究計画書は，検討，意見，指導および承認を得るため研究開始前に関連する研究倫理委員会に提出されなければならない．この委員会は，その機能において透明性がなければならず，研究者，スポンサーおよびその他いかなる不適切な影響も受けず適切に運営されなければならない．委員会は，適用される国際的規範および基準はもとより，研究が実施される国または複数の国の法律と規制も考慮しなければならない．しかし，そのために本宣言が示す被験者に対する保護を減じあるいは排除することを許してはならない．

    研究倫理委員会は，進行中の研究をモニターする権利を持たなければならない．研究者は，委員会に対してモニタリング情報とくに重篤な有害事象に関する情報を提供しなければならない．委員会の審議と承認を得ずに計画書を修正してはならない．研究終了後，研究者は研究知見と結論の要約を含む最終報告書を委員会に提出しなければならない．

プライバシーと秘密保持

24. 被験者のプライバシーおよび個人情報の秘密保持を厳守するためあらゆる予防策を講じなければならない．

インフォームド・コンセント

25. 医学研究の被験者としてインフォームド・コンセントを与える能力がある個人の参加は自発的でなければならない．家族または地域社会のリーダーに助言を求めることが適切な場合もあるが，インフォームド・コンセントを与える能力がある個人を本人の自主的な承諾なしに研究に参加させてはならない．

26. インフォームド・コンセントを与える能力がある人間を対象とする医学研究において，それぞれの被験者候補は，目的，方法，資金源，起こり得る利益相反，研究者の施設内での所属，研究から期待される利益と予測されるリスクならびに起こり得る不快感，研究終了後条項，その他研究に関するすべての面について十分に説明されなければならない．被験者候補は，いつでも不利益を受けることなしに研究参加を拒否する権利または参加の同意を撤回する権利があることを知らされなければならない．個々の被験者候補の具体的情報の必要性のみならずその情報の伝達方法についても特別な配慮をしなければならない．

    被験者候補がその情報を理解したことを確認したうえで，医師またはその他ふさわしい有資格者は被験者候補の自主的なインフォームド・コンセントをできれば書面で求めなければならない．同意が書面で表明されない場合，その書面によらない同意は立会人のもとで正式に文書化されなければならない．

    医学研究のすべての被験者は，研究の全体的成果について報告を受ける権利を与えられるべきである．

27. 研究参加へのインフォームド・コンセントを求める場合，医師は，被験者候補が医師に依存した関係にあるかまたは同意を強要されているおそれがあるかについて特別な注意を払わなければならない．そのような状況下では，インフォームド・コンセントはこうした関係とは完全に独立したふさわしい有資格者によって求められなければならない．

28. インフォームド・コンセントを与える能力がない被験者候補のために，医師は，法的代理人から

インフォームド・コンセントを求めなければならない。これらの人々は、被験者候補に代表されるグループの健康増進を試みるための研究、インフォームド・コンセントを与える能力がある人々では代替して行うことができない研究、そして最小限のリスクと負担のみ伴う研究以外には、被験者候補の利益になる可能性のないような研究対象に含まれてはならない。

29. インフォームド・コンセントを与える能力がないと思われる被験者候補が研究参加についての決定に賛意を表することができる場合、医師は法的代理人からの同意に加えて本人の賛意を求めなければならない。被験者候補の不賛意は、尊重されるべきである。

30. 例えば、意識不明の患者のように、肉体的、精神的にインフォームド・コンセントを与える能力がない被験者を対象とした研究は、インフォームド・コンセントを与えることを妨げる肉体的・精神的状態がその研究対象グループに固有の症状となっている場合に限って行うことができる。このような状況では、医師は法的代理人からインフォームド・コンセントを求めなければならない。そのような代理人が得られず研究延期もできない場合、この研究はインフォームド・コンセントを与えられない状態にある被験者を対象とする特別な理由が研究計画書で述べられ、研究倫理委員会で承認されていることを条件として、インフォームド・コンセントなしに開始することができる。研究に引き続き留まる同意はできるかぎり早く被験者または法的代理人から取得しなければならない。

31. 医師は、治療のどの部分が研究に関連しているかを患者に十分に説明しなければならない。患者の研究への参加拒否または研究離脱の決定が患者・医師関係に決して悪影響を及ぼしてはならない。

32. バイオバンクまたは類似の貯蔵場所に保管されている試料やデータに関する研究など、個人の特定が可能な人間由来の試料またはデータを使用する医学研究のためには、医師は収集・保存および／または再利用に対するインフォームド・コンセントを求めなければならない。このような研究に関しては、同意を得ることが不可能か実行できない例外的な場合があり得る。このような状況では研究倫理委員会の審議と承認を得た後に限り研究が行われ得る。

プラセボの使用

33. 新しい治療の利益、リスク、負担および有効性は、以下の場合を除き、最善と証明されている治療と比較考量されなければならない：
証明された治療が存在しない場合、プラセボの使用または無治療が認められる；あるいは、
説得力があり科学的に健全な方法論的理由に基づき、最善と証明されたものより効果が劣る治療、プラセボの使用または無治療が、その治療の有効性あるいは安全性を決定するために必要な場合、
そして、最善と証明されたものより効果が劣る治療、プラセボの使用または無治療の患者が、最善と証明された治療を受けなかった結果として重篤または回復不能な損害の付加的リスクを被ることがないと予想される場合。
この選択肢の乱用を避けるため徹底した配慮がなされなければならない。

研究終了後条項

34. 臨床試験の前に、スポンサー、研究者および主催国政府は、試験の中で有益であると証明された治療を未だ必要とするあらゆる研究参加者のために試験終了後のアクセスに関する条項を策定すべきである。また、この情報はインフォームド・コンセントの手続きの間に研究参加者に開示されなければならない

研究登録と結果の刊行および普及

35. 人間を対象とするすべての研究は、最初の被験者を募集する前に一般的にアクセス可能なデータベースに登録されなければならない。

36. すべての研究者、著者、スポンサー、編集者および発行者は、研究結果の刊行と普及に倫理的責務を負っている。研究者は、人間を対象とする研究の結果を一般的に公表する義務を有し報告書の完全性と正確性に説明責任を負う。すべての当事者は、倫理的報告に関する容認されたガ

イドラインを遵守すべきである．否定的結果および結論に達しない結果も肯定的結果と同様に，刊行または他の方法で公表されなりればならない．資金源，組織との関わりおよび利益相反が，刊行物の中には明示されなければならない．この宣言の原則に反する研究報告は，刊行のために受理されるべきではない．

臨床における未実証の治療

37. 個々の患者の処置において証明された治療が存在しないかまたはその他の既知の治療が有効でなかった場合，患者または法的代理人からのインフォームド・コンセントがあり，専門家の助言を求めたうえ，医師の判断において，その治療で生命を救う，健康を回復するまたは苦痛を緩和する望みがあるのであれば，証明されていない治療を実施することができる．この治療は，引き続き安全性と有効性を評価するために計画された研究の対象とされるべきである．すべての事例において新しい情報は記録され，適切な場合には公表されなければならない．

● 引用文献
1) 日本医師会，ヘルシンキ宣言．http://www.med.or.jp/wma/helsinki.html

ジュネーブ宣言[1]
（日本医師会訳）

1994年9月　17.A
WMA ジュネーブ宣言

1948年 9月，スイス，ジュネーブにおける第2回WMA総会で採択
1968年 8月，オーストラリア，シドニーにおける第22回WMA総会で修正
1983年10月，イタリア，ベニスにおける第35回WMA総会で修正
1994年 9月，スウェーデン，ストックホルムにおける第46回WMA総会で修正
2005年 5月，ディボンヌ・レ・バンにおける第170回理事会および
2006年 5月，ディボンヌ・レ・バンにおける第173回理事会で編集上修正

医師の一人として参加するに際し，
- 私は，人類への奉仕に自分の人生を捧げることを厳粛に誓う．
- 私は，私の教師に，当然受けるべきである尊敬と感謝の念を捧げる．
- 私は，良心と尊厳をもって私の専門職を実践する．
- 私の患者の健康を私の第一の関心事とする．
- 私は，私への信頼のゆえに知り得た患者の秘密を，たとえその死後においても尊重する．
- 私は，全力を尽くして医師専門職の名誉と高貴なる伝統を保持する．
- 私の同僚は，私の兄弟姉妹である．
- 私は，私の医師としての職責と患者との間に，年齢，疾病もしくは障害，信条，民族的起源，ジェンダー，国籍，所属政治団体，人種，性的志向，社会的地位あるいはその他どのような要因でも，そのようなことに対する配慮が介在することを容認しない．
- 私は，人命を最大限に尊重し続ける．
- 私は，たとえ脅迫の下であっても，人権や国民の自由を犯すために，自分の医学的知識を利用することはしない．
- 私は，自由に名誉にかけてこれらのことを厳粛に誓う．

● 引用文献
1) 日本医師会．ジュネーブ宣言．http://www.med.or.jp/wma/geneva.html

付録4 リスボン宣言（日本医師会訳）

2005年10月 患者の権利に関するWMAリスボン宣言

17. H

1981年9月/10月, ポルトガル, リスボンにおける第34回WMA総会で採択
1995年9月, インドネシア, バリ島における第47回WMA総会で修正
2005年10月, チリ, サンティアゴにおける第171回WMA理事会で編集上修正

序文

医師，患者およびより広い意味での社会との関係は，近年著しく変化してきた．医師は，常に自らの良心に従い，また常に患者の最善の利益のために行動すべきであると同時に，それと同等の努力を患者の自律性と正義を保証するために払わねばならない．以下に掲げる宣言は，医師が是認し推進する患者の主要な権利のいくつかを述べたものである．医師および医療従事者，または医療組織は，この権利を認識し，擁護していくうえで共同の責任を担っている．法律，政府の措置，あるいは他のいかなる行政や慣例であろうとも，患者の権利を否定する場合には，医師はこの権利を保障ないし回復させる適切な手段を講じるべきである．

原則

1. 良質の医療を受ける権利

a. すべての人は，差別なしに適切な医療を受ける権利を有する．
b. すべての患者は，いかなる外部干渉も受けずに自由に臨床上および倫理上の判断を行うことを認識している医師から治療を受ける権利を有する．
c. 患者は，常にその最善の利益に即して治療を受けるものとする．患者が受ける治療は，一般的に受け入れられた医学的原則に沿って行われるものと

する．
d. 質の保証は，常に医療のひとつの要素でなければならない．特に医師は，医療の質の擁護者たる責任を担うべきである．
e. 供給を限られた特定の治療に関して，それを必要とする患者間で選定を行わなければならない場合は，そのような患者はすべて治療を受けるための公平な選択手続きを受ける権利がある．その選択は，医学的基準に基づき，かつ差別なく行われなければならない．
f. 患者は，医療を継続して受ける権利を有する．医師は，医学的に必要とされる治療を行うにあたり，同じ患者の治療にあたっている他の医療提供者と協力する責務を有する．医師は，現在と異なる治療を行うために患者に対して適切な援助と十分な機会を与えることができないならば，今までの治療が医学的に引き続き必要とされる限り，患者の治療を中断してはならない．

2. 選択の自由の権利

a. 患者は，民間，公的部門を問わず，担当の医師，病院，あるいは保健サービス機関を自由に選択し，また変更する権利を有する．
b. 患者はいかなる治療段階においても，他の医師の意見を求める権利を有する．

3. 自己決定の権利

a. 患者は，自分自身に関わる自由な決定を行うため

の自己決定の権利を有する．医師は，患者に対してその決定のもたらす結果を知らせるものとする．

b. 精神的に判断能力のある成人患者は，いかなる診断上の手続きないし治療に対しても，同意を与えるかまたは差し控える権利を有する．患者は自分自身の決定を行ううえで必要とされる情報を得る権利を有する．患者は，検査ないし治療の目的，その結果が意味すること，そして同意を差し控えることの意味について明確に理解するべきである．

c. 患者は医学研究あるいは医学教育に参加することを拒絶する権利を有する．

4. 意識のない患者

a. 患者が意識不明かその他の理由で意思を表明できない場合は，法律上の権限を有する代理人から，可能な限りインフォームド・コンセントを得なければならない．

b. 法律上の権限を有する代理人がおらず，患者に対する医学的侵襲が緊急に必要とされる場合は，患者の同意があるものと推定する．ただし，その患者の事前の確固たる意思表示あるいは信念に基づいて，その状況における医学的侵襲に対し同意を拒絶することが明白かつ疑いのない場合を除く．

c. しかしながら，医師は自殺企図により意識を失っている患者の生命を救うよう常に努力すべきである．

5. 法的無能力の患者

a. 患者が未成年者あるいは法的無能力者の場合，法域によっては，法律上の権限を有する代理人の同意が必要とされる．それでもなお，患者の能力が許す限り，患者は意思決定に関与しなければならない．

b. 法的無能力の患者が合理的な判断をしうる場合，その意思決定は尊重されねばならず，かつ患者は法律上の権限を有する代理人に対する情報の開示を禁止する権利を有する．

c. 患者の代理人で法律上の権限を有する者，あるいは患者から権限を与えられた者が，医師の立場から見て，患者の最善の利益となる治療を禁止する場合，医師はその決定に対して，関係する法的あるいはその他慣例に基づき，異議を申し立てるべきである．救急を要する場合，医師は患者の最善の利益に即して行動することを要する．

6. 患者の意思に反する処置

患者の意思に反する診断上の処置あるいは治療は，特別に法律が認めるか医の倫理の諸原則に合致する場合には，例外的な事例としてのみ行うことができる．

7. 情報に対する権利

a. 患者は，いかなる医療上の記録であろうと，そこに記載されている自己の情報を受ける権利を有し，また症状についての医学的事実を含む健康状態に関して十分な説明を受ける権利を有する．しかしながら，患者の記録に含まれる第三者についての機密情報は，その者の同意なくしては患者に与えてはならない．

b. 例外的に，情報が患者自身の生命あるいは健康に著しい危険をもたらす恐れがあると信ずるべき十分な理由がある場合は，その情報を患者に対して与えなくともよい．

c. 情報は，その患者の文化に適した方法で，かつ患者が理解できる方法で与えられなければならない．

d. 患者は，他人の生命の保護に必要とされていない場合に限り，その明確な要求に基づき情報を知らされない権利を有する．

e. 患者は，必要があれば自分に代わって情報を受ける人を選択する権利を有する．

8. 守秘義務に対する権利

a. 患者の健康状態，症状，診断，予後および治療について個人を特定しうるあらゆる情報，ならびにその他個人のすべての情報は，患者の死後も秘密が守られなければならない．ただし，患者の子孫には，自らの健康上のリスクに関わる情報を得る権利もありうる．

b. 秘密情報は，患者が明確な同意を与えるか，あるいは法律に明確に規定されている場合に限り開示することができる．情報は，患者が明らかに同意を与えていない場合は，厳密に「知る必要性」に基づいてのみ，他の医療提供者に開示することができる．

c. 個人を特定しうるあらゆる患者のデータは保護されねばならない．データの保護のために，その保管形態は適切になされなければならない．個人を特定しうるデータが導き出せるようなその人の人体を形成する物質も同様に保護されねばならない．

9. 健康教育を受ける権利

すべての人は，個人の健康と保健サービスの利用について，情報を与えられたうえでの選択が可能となるような健康教育を受ける権利がある．この教育には，健康的なライフスタイルや，疾病の予防および早期発見についての手法に関する情報が含まれていなければならない．健康に対するすべての人の自己責任が強調されるべきである．医師は教育的努力に積極的に関わっていく義務がある．

10. 尊厳に対する権利

a. 患者は，その文化および価値観を尊重されるように，その尊厳とプライバシーを守る権利は，医療と医学教育の場において常に尊重されるものとする．

b. 患者は，最新の医学知識に基づき苦痛を緩和される権利を有する．

c. 患者は，人間的な終末期ケアを受ける権利を有し，またできる限り尊厳を保ち，かつ安楽に死を迎えるためのあらゆる可能な助力を与えられる権利を有する．

11. 宗教的支援に対する権利

患者は，信仰する宗教の聖職者による支援を含む，精神的，道徳的慰問を受けるか受けないかを決める権利を有する．

●引用文献
1) 日本医師会，患者の権利に関するリスボン宣言．
http://www.med.or.jp/wma/lisbon.html

付録5 医の倫理綱領（日本医師会）

医の倫理綱領　　2000. 4. 1.

　医学および医療は，病める人の治療はもとより，人びとの健康の維持もしくは増進を図るもので，医師は責任の重大性を認識し，人類愛を基にすべての人に奉仕するものである．

1. 医師は生涯学習の精神を保ち，つねに医学の知識と技術の習得に努めるとともに，その進歩・発展に尽くす．
2. 医師はこの職業の尊厳と責任を自覚し，教養を深め，人格を高めるように心掛ける．
3. 医師は医療を受ける人びとの人格を尊重し，やさしい心で接するとともに，医療内容についてよく説明し，信頼を得るように努める．
4. 医師は互いに尊敬し，医療関係者と協力して医療に尽くす．
5. 医師は医療の公共性を重んじ，医療を通じて社会の発展に尽くすとともに，法規範の遵守および法秩序の形成に努める．
6. 医師は医業にあたって営利を目的としない．

● 引用文献
1) 日本医師会，医の倫理綱領．http://www.med.or.jp/doctor/member/000967.html

付録6 薬剤師倫理規定

社団法人　日本薬剤師会
薬剤師倫理規定
平成9年10月24日　理事会制定承認

前文

薬剤師は，国民の信託により，憲法及び法令に基づき，医療の担い手の一員として，人権の中で最も基本的な生命・健康の保持増進に寄与する責務を担っている．この責務の根底には生命への畏敬に発する倫理が存在するが，さらに，調剤をはじめ，医薬品の創製から供給，適正な使用に至るまで，確固たる薬の倫理が求められる．

薬剤師が人々の信頼に応え，医療の向上及び公共の福祉の増進に貢献し，薬剤師職能を全うするため，ここに薬剤師倫理規定を制定する．

（任務）

第1条　薬剤師は，個人の尊厳の保持と生命の尊重を旨とし，調剤をはじめ，医薬品の供給，その他薬事衛生をつかさどることによって公衆衛生の向上及び増進に寄与し，もって人々の健康な生活の確保に努める．

（良心と自律）

第2条　薬剤師は，常に自らを律し，良心と愛情をもって職能の発揮に努める．

（法令等の遵守）

第3条　薬剤師は，薬剤師法，薬事法，医療法，健康保険法，その他関連法規に精通し，これら法令等を遵守する．

（生涯研鑽）

第4条　薬剤師は，生涯にわたり高い知識と技能の水準を維持するよう積極的に研鑽するとともに，先人の業績を顕彰し，後進の育成に努める．

（最善尽力義務）

第5条　薬剤師は，医療の担い手として，常に同僚及び他の医療関係者と協力し，医療及び保健，福祉の向上に努め，患者の利益のため職能の最善を尽くす．

（医薬品の安全性等の確保）

第6条　薬剤師は，常に医薬品の品質，有効性及び安全性の確保に努める．また，医薬品が適正に使用されるよう，調剤及び医薬品の供給に当たり患者等に十分な説明を行う．

（地域医療への貢献）

第7条　薬剤師は，地域医療向上のための施策について，常に率先してその推進に努める．

（職能間の協調）

第8条　薬剤師は，広範にわたる薬剤師職能間の相互協調に努めるとともに，他の関係職能をもつ人々と協力して社会に貢献する．

（秘密の保持）

第9条　薬剤師は，職務上知り得た患者等の秘密を，正当な理由なく漏らさない．

（品位・信用等の維持）

第10条　薬剤師は，その職務遂行にあたって，品位と信用を損なう行為，信義にもとる行為及び医薬品の誤用を招き濫用を助長する行為をしない．

以上

● 引用文献

1）日本薬剤師会，薬剤師倫理規定．http://www.nichiyaku.or.jp/contents/info_97/n971031.html

索引

和文

あ

アウィケンナ	141
アウトカム	16, 209, 231
亜急性・慢性毒性試験	86
アクテムラ®	227
アゴニスト	31
アッセイ開発	31, 36
アメリカ生命倫理諮問委員会	152
アメリカ統計協会	197
アルファエラー	199
アルファレベル	199
安全管理業務	118
安全係数	90
安全性	83
安全性速報	120
安全性薬理試験	58
安全性薬理試験ガイドライン	58
安全性（非臨床）領域	26
安全対策と医薬品リスク管理計画	117
アンタゴニスト	31
安定性	43, 48
安定性試験	40, 42
安定同位元素標識体	72
アンテドラッグ	129

い

イエローレター	120
医学研究のCOIマネージメントに関するガイドライン	11
医学典範	141
医学統計学	195
育薬	29
医師法	3
意匠権	33
一次スクリーニング	31
一般化可能性の検討	181, 182
一般薬理試験ガイドライン	58
一般用医薬品	24, 126, 133

遺伝子改変動物	95
遺伝子組換え製剤	221
遺伝子変異	91
遺伝毒性試験	89
医の倫理	13
医の倫理綱領	15, 278
イベント	233
イベント数	236
イベントの発生確率	218
イベントまでの時間	241
医薬品	21, 24
医薬品，医薬部外品，化粧品，医療機器及び再生医療等製品の製造販売後安全管理の基準に関する省令	115, 118, 153
医薬品，医薬部外品，化粧品及び再生医療等製品の品質管理の基準に関する省令	115, 118
医薬品医療機器情報配信サービス	121
医薬品医療機器総合機構	84, 109
医薬品及び医薬部外品の製造管理及び品質管理の基準に関する省令	49, 109, 115
医薬品開発	79
医薬品規制調和国際会議	25
医薬品の安全性に関する非臨床試験の実施の基準に関する省令	21, 60, 83, 102
医薬品の価格表	113
医薬品の効果・影響	168
医薬品の審査業務	112
医薬品の製造販売後の調査及び試験の実施の基準に関する省令	122, 153
医薬品の品目表	113
医薬品の分類	133
医薬品の臨床試験の実施に関する基準	102, 143
医薬品の臨床試験の実施の基準に関する省令	21, 102
医薬品リスク管理計画	119
医療	2
医療統計学	194, 195

医療法	3
医療用医薬品	24, 133
インフォームドコンセント	14, 147, 148
インフォームドコンセントの在り方に関する検討会	15

う

ウイルス学的効果	208
ウォッシュアウト期	137
後ろ向き研究デザイン	246
打ち切り	235

え

エームス試験	92
エビデンス	194
エビデンスベースドヘルスケア	194
エビデンスレベル	195
円形鍵	52
エンドポイント	209, 231

お

欧州臨床試験基盤ネットワーク	141
横断研究	175
オープン・イノベーション	34
オタワ声明	150
追っかけ新薬	24
オッズ比	214, 216, 217, 237, 239, 241
オッズ比推定結果	257
オマリグリプチン	62
重み付き平均	184
オルニチントランスカルバミラーゼ欠損症	151
卸売販売業	116

か

回帰分析	252
回帰モデル	251, 253, 255
壊血病	141
外国製造医薬品等特例承認	111
改ざん	6, 8

解析	231
解析対象集団	228
外的妥当性	181
ガイドライン	25
カイ二乗検定	201
介入研究	157, 247
開発業務受託機関	101, 104
開発候補品	32
概略の致死量	85
化学合成	128
科学者の行動規範	7
科学的根拠	194
科学的な正当性	162
核酸医薬	37
拡大治験開始前相談	101
化合物ライブラリー	38
苛酷試験	44
仮説検定	198
仮説の構造	207
加速試験	45
片側 P 値	199
片側検定	200
片側同等性試験	224
偏り	158
画期性加算	113
滑沢剤	52
カプラン・マイヤープロット	234, 236
肝がん	197
がん原性試験	93, 94
監査	104, 150
監査担当者	104
観察研究	157, 168, 169, 247
乾式造粒法	51
患者の権利	14
患者の権利章典	14
患者の権利に関する世界医師会リスボン宣言	14
感染症報告	121
感染症報告制度	119
感度解析	255

き

キーフォーバー・ハリス修正法	143
規格	46
規格試験方法	40
企業報告	120, 121
技術移転機関	34

記述的研究	175
希少疾病	163
期待イベント数	215
喫煙と肺がん論争	248
キノホルム	174
気密容器	55
帰無仮説	199, 221, 222, 239
キャンディデート	32
旧 GCP	102, 143
吸収	69
吸収改善	127
吸収試験	75
急性毒性試験	85
業許可	115
共通リスク差	251
共通リスク比	251
局所刺激性試験	96
緊急安全性情報	120

く

区間推定	214, 238
薬の倫理	15
苦痛の軽減	84
クリアランス	74
クロスオーバー試験	137, 164
群逐次デザイン	166

け

計画剖検	88
経口固形製剤	137
傾向スコア	255, 256
経口投与型徐放性製剤	131
傾向分析	174
経済的な正当性	162
計数データ	254
経皮治療システム	100, 131
刑法	16
ケース・コホート研究	176
ケース・コントロール研究	171
結果	231
結果変数	232, 252, 253
結合剤	52
血中濃度	74, 88
血中濃度-時間曲線下面積	137
血中薬物濃度推移	137
血中薬物濃度を比較した試験	135
血糖降下薬	154
ゲノム編集	37

ゲルシンガー事件	10, 151
研究活動における不正行為への対応等に関するガイドライン	7
研究公正	6
研究公正局	6
研究デザイン	246
研究不正	6
研究倫理	6
研究倫理審査委員会	143, 149
検出力	162, 249
検証的試験	101
原資料	104
検定	197, 222
限定	247
検定統計量	198
原薬特性	135
原薬の規格に設定すべき試験方法と判定基準	42

こ

コアバッテリー試験	59
抗ウイルス薬	148
効果安全性評価委員会	105
効果指標	211, 216, 217
抗がん剤	64, 90
後期第Ⅱ相試験開始前相談	101
口腔内崩壊錠	54
交互作用の検定	189
厚生労働科学研究における利益相反の管理に関する指針	11
抗体	37
抗体医薬品	66
工程内試験	41
光毒性	97
後発医薬品	32, 35, 133, 134, 220
公表バイアス	186
高分子ミセル	131
交絡	245, 247
交絡要因	246
効力を裏付ける薬理試験	57
国際出願	35
国際臨床試験の日	141
コクランセンター	179, 190
コクランライブラリー	179, 194
コクリスタル	50
誤差の分布	198
個人情報保護に関する法律	16
個人情報保護法	16

固体分散技術	53
固体分散粒	54
国家研究法	9, 142
コックス回帰	254
コックス回帰モデル	253, 255
固定効果モデル	184
固定順検定	207, 224
五毒五薬	82
個別化医療	30
個別飼育	87
個包装	55
コホート	175
コホート研究	169, 211, 245
コモン・テクニカル・ドキュメント	61
根拠に基づく医療	194
コントロール	161
コントロールドリリース	126
コンパニオン診断	30

さ

催奇形性	96
最高血中濃度	137
最高用量	86, 94
最小影響量	97
最小化法	160
最小試験期間	45
最小毒性量	97
再審査	122, 133
再審査期間	123
最大推奨初回投与量	97
最大耐用量	85, 97
最大無影響量	86, 97
最大無毒性量	86, 97
再評価	122, 123
催眠剤	143
最尤法	185
サブグループ解析	182, 249
サブコホート	176
作用メカニズム研究	39
サリドマイド	22, 143, 174
サルゴ判決	14
サロゲートエンドポイント	211
産学連携	10
産業財産権	33
サンシャイン法	152
サンプル	225
サンプルサイズ	249

し

ジェームズ・リンド	141
ジェットミル粉砕法	53
ジェネリック医薬品	32, 133, 220
識別性	48
試験系	73
試験統計家	195
試験目的	210
四肢欠損	143
市場性加算	113
システマティックレビュー	178
疾患ターゲット	28, 29
実験研究	247
実現値	214
実験動物	77
実施可能性	162
湿式造粒法	51, 53
実勢価格	113
質的な交互作用	251
実用新案権	33
市販後調査	29
市販直後調査	119
ジペプチジルペプチダーゼ4阻害剤	62
シミュレーション	70
社会的なリスク	148
集団飼育	87
周礼	82
ジュネーブ宣言	13, 147, 247
守秘義務	16
主要評価項目	209
主要変数	209
小核試験	93
条件及び期限付承認	111
錠剤印刷	53
使用性	48
使用成績調査	122
小児加算	113
承認拒否事由	109
承認審査	109
承認申請資料	60
承認の条件	109
商標権	33
症例集積	174
症例対照研究	171
症例報告	173
症例報告書	104

初回通過効果	75
初回投与量	89
初代培養ヒト末梢血リンパ球	92
徐放性錠	54
徐放性注射製剤	131
自律尊重原則	5
新医薬品の規格及び試験方法の設定	41, 42
新剤形医薬品	125, 126, 129, 130
新生児マウス発がん試験	95
申請前相談	101
身体上のリスク	148
人道的治験	101
新投与経路医薬品	126
真の評価項目	123
真の評価変数	211
新有効成分含有医薬品	126
信頼区間	212, 214, 215, 216, 222, 242, 243
信頼限界	214
心理的なリスク	148

す

スイッチOTC	24
スイッチ直後品目等	126
推定最小薬理作用量	97
推定精度	203
推定値	214
推定量 NNT	216
推定量 OR	215
推定量 RD	212
推定量 RR	213
水溶性高分子	53
スクリーニング	31
スクリーニング自動化装置	38
スケールアップ	86
ストレプトマイシン	142
スモン	22, 174

せ

正規近似	185
正義原則	5
正規分布	198
製剤技術	129
製剤機能	48
製剤設計	48
製剤(経口固形製剤)の規格に設定すべき試験方法と判定基準	42

製剤の分類	49	
製剤品質	48	
生殖試験オプション	96	
生殖毒性	96	
生殖発生毒性試験	95	
製造業	116	
製造スケール	86	
製造販売	115	
製造販売後安全管理業務	118	
製造販売後安全対策	117, 118	
製造販売後調査等	122	
製造販売後臨床試験	123	
製造販売承認申請	23	
生存曲線	189	
生存権	3	
生存時間データ	254	
生態学的研究	174	
静的割付	159	
精度の確保	180	
生物医学・行動研究における被検者保護のための国家委員会	9	
生物学的同等性	133	
生物学的同等性試験	135	
生物学的利用能	50	
生物薬剤学的特性	50	
生命倫理	5	
生理活性物質	37	
責任ある研究行動	6	
責任遺伝子	37	
絶対(的)バイオアベイラビリティ	73	
絶対リスク	212	
絶対リスク減少(率)	212	
説明変数	252, 253	
ゼロ仮説	222	
前期第Ⅱ相試験開始前相談	101	
先駆導入加算	113	
線形回帰	254	
線形回帰モデル	252, 253	
線形性	75	
善行原則	5	
先行バイオ医薬品	134	
染色体異常	91	
染色体異常試験	92	
全身クリアランス	74	
全身麻酔薬	146	
選任外国製造医薬品等製造販売業者	111	
先発医薬品	133, 220	

専用実施権	33	

そ

相関係数	251	
総説論文	178	
相対危険度	216	
相対リスク	216	
層別解析	249	
層別置換ブロック法	160	
層別ランダム化	159	
創薬化学	28	
創薬シーズ	29, 35	
造粒打錠法	51	
造粒法	51	
阻害定数	63	
速溶性カプセル剤	51	
速溶性錠剤	51	
ソフトウエアの出力	242	
ソリブジン	22, 148	

た

ターゲティング	127	
第Ⅰ相試験開始前相談	101	
第Ⅱ相試験終了後相談	101	
第Ⅳ相試験	29	
第一種製造販売業者	118	
第一種の過誤	199	
胎児毒性	96	
代謝	69	
代謝活性化系	92	
代謝経路研究	39	
代謝酵素誘導剤	91	
代謝試験	77	
代謝物評価	75	
体重変化	87	
対象者の選択	146	
対照治療	226	
帯状疱疹	148	
対照薬	104	
対数オッズ比	215	
代替	84	
代替評価項目	211	
代替変数	211	
代諾者	104	
大腸菌	92	
第二種の過誤	203	
胎盤移行性	97	
対面相談	101	

第4期科学技術基本計画	20	
ダイレクトOTC	24	
多重性	206	
タスキギー研究	9, 142	
ダブルダミー	161	
多変量回帰モデル	254, 255	
ダミー変数	253	
単一群介入試験	162	
単回投与	85	
単回投与毒性試験	85	
探索研究	28	
探索的試験	101	
単純ランダム化	159	
タンパク質	37	
断面研究	175	
単盲検	160	

ち

チーム審査	110	
置換ブロック法	159	
蓄積性	75	
治験	11, 100, 157	
治験活性化計画	102	
治験協力者	104	
治験計画届出制度	107	
治験コーディネーター	102	
治験施設支援機関	101, 104	
治験実施計画	107	
治験時の安全対策	105	
治験時の副作用報告	108	
治験審査委員会	106	
治験責任医師	104	
治験における開発の相	156, 158	
治験の管理に関する基準	103	
治験分担医師	104	
治験薬	104	
治験薬管理者	104	
治験薬の表示規定	105	
治験を行う基準	105	
知的財産権	33	
チャイニーズハムスター細胞株	92	
中央値	199	
中間解析	165	
中間的試験の保存条件	45	
長期毒性試験	94	
長期保存試験	45	
腸溶錠	54	
直接打錠法	51	

著作権 33
治療係数 129
治療的使用 102
治療必要数 215, 217
治療標的 57
治療薬物モニタリング 132

つ

追跡期間 171
通仙散 146

て

定量分析法 73
データ解析 195
データクリーニング 195
データチェック 195
添加剤 51, 52
点推定 214, 238
添付資料 21, 23, 25
添付文書届出制 21

と

同意説明文書 106
同位体生存比 73
同意能力 147
統計的検定 200
統計的推測 238
統計的推定 238
統計的に有意 199
統計的有意性とP値に関する声明 203
統計量 185, 214
統合効果 184
同質性 134
動的割付 159
同等性 134, 220, 224, 240
同等性試験 221, 224
同等マージン 224
動物愛護 84
動物試験 84
動物数の削減 84
盗用 6, 8
投与可能最大量 97
投与間隔 73
投与期間 73
投与経路 73
投与薬の品質保持 146
投与量 73

トキシコキネティクス 78
トキシコキネティクス（毒性試験における全身的暴露の評価）に関するガイダンス 78
毒性 82
毒性試験 85
毒性判断基準 89
毒性量 86
特定使用成績調査 123
特定不正行為 8
毒物 82
独立データモニタリング委員会 150, 166
特例承認 111
特許権 32, 33
特許権維持 33, 35
特許出願 33, 35
突然変異 91
ドットプロット 234, 235
ドラッグデリバリーシステム 125
トルサード・ド・ポワント 59
トログリタゾン 154

な

内的妥当性 181
難水溶性薬物 53

に

二項分布 212
二次スクリーニング 32
二重マスク 160
二重盲検 160
二段階発がんモデル 95
二値 232, 241
二値カテゴリカルデータ 252, 254
ニボルマブ 64, 67
日本国憲法 3
乳汁移行 96
ニュルンベルク綱領 8, 102, 142, 268
人間を対象とする医学研究の倫理的原則 102

ね

ネステッド・ケース・コントロール研究 175
ネズミチフス菌 92
捏造 6, 8

は

パーソナライズド・メディシン 30
バイ・ドール法 10
バイアス 158, 198, 201
バイオ・ベンチャー企業 38
バイオアベイラビリティ 50, 73, 75, 135
バイオクリープ 229
バイオ後続品 134
バイオテクノロジー応用医薬品 134
バイオマーカー 30
排泄 69
排泄試験 77
梅毒 9
ハイブリッドデザイン 175
パイロットスケール 43
パイロットプラント 46
曝露 79, 169
箱ひげ図 234
ハザード 237
ハザード比 189, 190, 237, 243
ハザード評価 83
バッカル錠 131
発がん性試験結果 96
バックアップ化合物 39
発生率 96
発生頻度 169
発生率 170
発生率比 216, 239
発生割合 170
華岡青洲 146
パラケルスス 82
ばらつき 201
パラメータ 214
半数動物致死量 85
反復投与期間 87
反復投与毒性試験 86

ひ

ピア・レビュー 149
非遺伝毒性物質 95
比較可能性の保証 181
比較考量 147
ひげ 234
被検者 104
被験物質 72
被験薬 104

非晶質	53
ヒストグラム	199, 234
ヒストリカルコントロール	161
ヒト型 IgG 抗体	65
ヒトゲノム・遺伝子解析研究に関する倫理指針	144
人−時間	234, 236
ヒト初回投与試験	71
ヒト相当量	97
人−月	234
ヒト等価用量	89
人−年	234
ヒト用医薬品の心室再分極遅延（QT間隔延長）の潜在的可能性に関する非臨床的評価	59
人を対象とする医学系研究に関する倫理指針	12, 144
比のモデル	253
比放射能	72
ヒポクラテスの誓い	13, 147
非盲検	160
評価項目	231
評価指標	209
評価変数	209, 232
標準化	251
標準誤差	199
標準正規分布	198, 200
標準偏差	199, 234
標的指向化	127
標本の大きさ	234
標本の観測値	214
微粒子キャリア	129
非臨床安全性試験	82
非臨床試験	21
非臨床試験成績	134
非臨床薬物動態試験	70
非臨床薬物動態試験ガイドライン	71
非劣性	220, 224, 240
非劣性試験	221, 224, 225
非劣性マージン	222
瀕死	88
品質試験	21, 40, 41
品質領域	26

ふ

フィルムコーティング	52
フォレストプロット	189
フォローアップ試験	59
副作用	104
副作用報告制度	119, 121, 174
副次的薬理試験	57
副次評価項目	209, 232
複合領域	26
服薬コンプライアンス	54
賦形剤	52
不審な研究行動	6
復帰突然変異試験	92
物理化学的特性	50
不定期 DNA 合成	93
不定期 DNA 合成（UDS）試験	93
プラセボ対照試験	226
ブランド医薬品	220
ブルーレター	120
プレフォーミュレーション研究	49
プロドラッグ	128
粉砕技術	53
分析感度	225, 226
分析的研究	175
分析的コホート研究	169
分析能パラメータ	43
分析能パラメータの定義	44
分析法バリデーション	41, 42
分布	69
分布試験	76

へ

平均値	199, 234
平均値の差	237, 239, 242
並行群間比較試験	163
ベータエラー	203
ヘルシンキ宣言	8, 102, 142, 269
ベルモント・レポート	9, 143
変量効果モデル	185

ほ

ポアソン回帰	254
ポアソン回帰モデル	253
ポイント	213
崩壊剤	52
剖検	88
放射化学的純度	73
放射性同位元素標識体	72
放出制御	126
包装設計	55
ホールセルボルテージクランプ法	64
母集団	238
ほ乳類培養細胞	92
ボンフェローニの方法	206

ま

マイクロサンプリング	78
マウスリンフォーマ TK 試験	92
マウスリンフォーマアッセイ	92
前向き研究デザイン	246
前向きのコホート研究	250
マスク化	160
マスク化試験	227
マッチング	247, 257
マンテル・ヘンツェル	251
マンテル・ヘンツェル検定	251
マンテル・ヘンツェル推定量	251

み

ミクロソーム分画	91
未知の母数	214
民間薬	37

む

無危害原則	5
無作為化	159
無作為抽出	182

め

メタアナリシス	178
メタ回帰分析	186
メディシナルケミストリー	28
免疫グロブリン	37
免疫療法	65

も

盲検化	160
モーメント法	185
目標変数	209
持ち越し効果	165
モデリング	70
モデルの誤特定	255
モニター	104
モニタリング	104, 150

や

薬害事件	16, 21, 22
薬学	2
薬剤疫学	168
薬剤師法	3, 16

薬剤師倫理規定	16, 279
薬事・食品衛生審議会	110
薬事規制	21, 22
薬物動態	69
薬物動態試験	70
薬物動態パラメータ	78
薬力学	70
薬力学的試験	135
薬力学的薬物相互作用試験	58
薬理試験	56
薬価基準収載	109, 113
薬局方検討会議	40
薬効分野別の臨床評価ガイドライン	26

ゆ

有意	204
有意水準	165, 199
有意性検定	185
有意となる確率	205
優越性	220, 224, 240
優越性仮説	224
優越性試験	221, 224
有害事象	104
有効性	220
有効性（臨床）領域	26
有効率	208
有効率の差	213
優先順位	113
有病割合	175
有用性加算	113
優良試験所基準	83

よ

要指導医薬品	126
溶出試験	136
溶媒乾燥法	53
要約指標	237
溶融法	54
用量（投与）制限毒性	97
四大公害	83

ら

ランダム・スクリーニング	36
ランダム化	159, 181, 247
ランダム化コントロール	161
ランダム化二重盲検化試験	227

ランダム化臨床試験での有効性解析	228
ランダムサンプリング	181
ランダム割付	181, 247
ランダム割付による比較試験	142

り

利益	147
利益相反	10, 152
リガンド	31
リコンビナント製剤	221
リサーチ・クエスチョン	144
リスク	147
リスク因子	172
リスク差	170, 212, 237, 241, 245
リスク集合	235, 236
リスク比	170, 212, 213, 216, 237, 239, 241, 245
リスク評価	83
リスボン宣言	14, 275
リポソーム	131
流通経路	115
リュープロレリン酢酸塩の徐放性注射製剤	131
両側検定	200
臨床研究	11, 157
臨床研究コーディネーター	141
臨床研究の利益相反ポリシー策定に関するガイドライン	11
臨床最大一日量	97
臨床試験	11, 21, 101, 135, 140, 157
臨床試験成績	134
臨床試験における対照群の選択とそれに関連する諸問題	163, 226
臨床試験のための統計的原則	159, 195, 209
臨床試験のデザイン	156, 157
臨床試験報告に関する統合基準	218
臨床統計学	195
臨床薬物動態試験	70
臨床薬理試験	101
倫理	4
倫理的な正当性	162

る

類似薬効比較方式	113

れ

レギュラトリーサイエンス	20
錬金術師	82
連続値	232, 241
連続データ	254

ろ

ログランク検定	240, 244
ロジスティック回帰	241, 254
ロジスティック回帰モデル	215, 253
ロジスティック関数	215
ロジスティック曲線	215
ロット	43

わ

割合の差	212, 217, 237, 239, 245
割合の差の検定	201
割合の比	212, 213, 217, 237, 245
割合の分母	235
割付調整因子	160

数字

1秒率	136
1変数モデル	254
1変量回帰モデル	254
2標本 t 検定	242
3Rs	84
30日調査	71, 107

欧文

A

ACR20％改善割合	221
ADME	69
Ames 試験	92
ASA	197
ASA 声明	197, 203
AUC_t	137

B

Berkson のパラドックス	218
biosimilar	134
B細胞	37

C

CEBM	195
CI	189
CITI	8
CITI Japan	8
C_{max}	51, 137
COI	10
CONSORT 声明	218
CRC	102, 141
CRO	101, 104
CTD	61
C 型肝炎ウイルス感染	22

D

DDS	125
DDS 製剤の対象	130
density-based sampling	175
DerSimonian and Laird 法	186
DLT	97
DPP-4	62

E

EBHC	194
EBM	194
ECRIN	141

F

FDA	152
FFP	6
FIH 試験	71
Fisher	248

G

GCP	21, 100
GCP 遵守の規定	101
GCP 省令	102
GLP	21, 60, 82, 83, 102
GMP	49, 109, 115
GPSP	122, 153
GQP	115, 118
GVP	115, 118, 153

H

HED	89, 97
HIV 感染	22

I

IC_{50}	63
ICH	25
ICH-GCP	102, 143
ICH 統計ガイドライン	195, 209
IDMC	150, 166
in silico	70
in vitro	31, 70, 76, 77
in vitro ほ乳類培養細胞	91
in vivo	32, 70
in vivo 小核試験	93
intention-to-treat	228
IRB	143

K

Ki	63

L

LD_{50} 値	85
LOAEL	97
LOEL	97

M

M & S アプローチ	70
MABEL	97
meta	187
MFD	97
MRD	97
MRSD	90, 97
MTD	85, 97

N

NBAC	152
NOAEL	86, 97
NOEL	86, 97

O

O'Brien & Fleming の方法	166
OD 錠	54
OTC	133

P

PCT	35
PD	69
PDG	40
PHARMACEUTICAL DEVELOPMENT（製剤開発に関するガイドライン）	49
PK	69
PMDA	84, 106, 110, 121
PMDA メディナビ	121
PMS	29
Pocock の方法	166
PT 間隔	59
P 値	199, 240

Q

QCR	6
QOL	5

R

RCR	6
Reduction	84
Refinement	84
Replacement	84
risk set	176
risk set sampling	176
RMP	117, 119

S

S9mix	91
SD	199
SE	199
Simon	178
SMO	102, 104
SMON	174

T

TDM	132
TK	78
TLO	34
Torsade de pointes	59
TTS	131
t 検定	163
T 細胞	65

U

UDS	93
UFT	187
UGDP	249
U 検定	188

W

Wilcoxon 検定 188

記号

α 消費関数法 166

中山書店の出版物に関する情報は，小社サポートページを御覧ください．
https://www.nakayamashoten.jp/support.html

臨床薬学テキストシリーズ
薬学倫理・医薬品開発・臨床研究・医療統計学

2017年4月20日　初版第1刷発行 ©　　〔検印省略〕

監修────乾　賢一

担当編集──安原眞人

ゲスト編集─佐藤俊哉

　　　　　　平山佳伸

発行者───平田　直

発行所───株式会社 中山書店
　　　　　〒112-0006　東京都文京区小日向4-2-6
　　　　　TEL 03-3813-1100（代表）　振替 00130-5-196565
　　　　　https://www.nakayamashoten.jp/

装丁────花本浩一（麒麟三隻館）

印刷・製本──三松堂株式会社

Published by Nakayama Shoten Co., Ltd.　　　　Printed in Japan
ISBN 978-4-521-74447-6
落丁・乱丁の場合はお取り替えいたします

・本書の複製権・上映権・譲渡権・公衆送信権（送信可能化権を含む）は株式会社中山書店が保有します．

・ JCOPY ＜（社）出版者著作権管理機構　委託出版物＞
本書の無断複写は著作権法上での例外を除き禁じられています．複写される場合は，そのつど事前に，（社）出版者著作権管理機構（電話 03-3513-6969, FAX 03-3513-6979, e-mail: info@jcopy.or.jp）の許諾を得てください．

本書をスキャン・デジタルデータ化するなどの複製を無許諾で行う行為は，著作権法上での限られた例外（「私的使用のための複製」など）を除き著作権法違反となります．なお，大学・病院・企業などにおいて，内部的に業務上使用する目的で上記の行為を行うことは，私的使用には該当せず違法です．また私的使用のためであっても，代行業者等の第三者に依頼して使用する本人以外の者が上記の行為を行うことは違法です．

臨床薬学テキストシリーズ

監修◎乾　賢一（京都薬科大学名誉教授）
編集◎赤池昭紀（京都大学名誉教授）
　　　伊藤貞嘉（東北大学教授）
　　　望月眞弓（慶應義塾大学教授）
　　　安原眞人（帝京大学特任教授）

B5判／2色（一部4色）刷／並製／約300頁／予価4,800円

全巻の構成と編集

◆**薬学倫理・医薬品開発・臨床研究・医療統計学**
担 当 編 集：安原眞人（帝京大学）
ゲスト編集：佐藤俊哉（京都大学），平山佳伸（立命館大学）

◆**薬学と社会──医療経済・多職種連携とチーム医療・地域医療・在宅医療**
担 当 編 集：望月眞弓（慶應義塾大学）
ゲスト編集：武居光雄（諏訪の杜病院），狭間研至（ファルメディコ）

◆**バイオ医薬品と再生医療**
担 当 編 集：赤池昭紀（京都大学）
ゲスト編集：長船健二（京都大学），直江知樹（国立病院機構名古屋医療センター）
　　　　　　濱田哲暢（国立がん研究センター）

[薬理・病態・薬物治療]

◆**薬物治療総論／症候・臨床検査／個別化医療**
担 当 編 集：赤池昭紀（京都大学）
ゲスト編集：河野武幸（摂南大学），福井次矢（聖路加国際病院）

◆**神経・筋／精神／麻酔・鎮痛**
担 当 編 集：赤池昭紀（京都大学）
ゲスト編集：高橋良輔（京都大学），武田弘志（国際医療福祉大学）

◆**循環器／腎・泌尿器／代謝・内分泌**
担 当 編 集：赤池昭紀（京都大学），伊藤貞嘉（東北大学）
ゲスト編集：上野和行（新潟薬科大学）

◆**呼吸器／免疫・炎症・アレルギー／骨・関節**
担 当 編 集：赤池昭紀（京都大学）
ゲスト編集：稲垣直樹（岐阜薬科大学），川合眞一（東邦大学医療センター大森病院）

◆**消化器／感覚器・皮膚／生殖器・産婦人科**
担 当 編 集：安原眞人（帝京大学）
ゲスト編集：木内祐二（昭和大学），服部尚樹（立命館大学）

◆**血液・造血器／感染症／がん**
担 当 編 集：望月眞弓（慶應義塾大学）
ゲスト編集：加藤裕久（昭和大学），服部　豊（慶應義塾大学）

◆**漢方薬，一般用医薬品，セルフメディケーション（未病，機能性食品）**
担 当 編 集：望月眞弓（慶應義塾大学）
ゲスト編集：渡辺謹三（東京薬科大学）

※タイトルは諸事情により変更する場合がございます

- 新しい薬学教育モデル・コアカリキュラム（平成25年度改訂版），薬剤師国家試験出題基準に準拠
- 薬学と医学のコラボレーションにより，従来のテキストにない医療・臨床的な視点，記述が充実
- 学習内容，理解度の確認のために，国家試験問題の出題傾向をもとに作成した確認問題を掲載

中山書店　〒112-0006　東京都文京区小日向4-2-6　TEL 03-3813-1100　FAX 03-3816-1015
https://www.nakayamashoten.jp/